刘茂才

脑病学术思想与临证经验集

◎ 主　审　刘茂才

◎ 主　编　黄　燕　华　荣　郑春叶

◎ 副主编　王立新　卢　明　雒晓东

◎ 编　委

翁銮坤　李国铭　杨伟林
张佛明　卢鸿基　曾　茜
文灼彬　丘宇慧　侯紫君
黄婉怡

U0391780

人民卫生出版社

图书在版编目（CIP）数据

刘茂才脑病学术思想与临证经验集 / 黄燕，华荣，郑春叶主编 . —北京：人民卫生出版社，2017
ISBN 978-7-117-24725-2

Ⅰ . ①刘… Ⅱ . ①黄…②华…③郑… Ⅲ . ①脑病 –中医临床 – 经验 – 中国 – 现代 Ⅳ . ①R277.72

中国版本图书馆 CIP 数据核字（2017）第 314176 号

人卫智网	**www.ipmph.com**	医学教育、学术、考试、健康，购书智慧智能综合服务平台
人卫官网	**www.pmph.com**	人卫官方资讯发布平台

刘茂才脑病学术思想与临证经验集

主　　编：黄　燕　华　荣　郑春叶
出版发行：人民卫生出版社（中继线 010-59780011）
地　　址：北京市朝阳区潘家园南里 19 号
邮　　编：100021
E - mail：pmph @ pmph.com
购书热线：010-59787592　010-59787584　010-65264830
印　　刷：河北新华第一印刷有限责任公司
经　　销：新华书店
开　　本：710×1000　1/16　　**印张**：18　　**插页**：8
字　　数：258 千字
版　　次：2018 年 2 月第 1 版　2018 年 2 月第 1 版第 1 次印刷
标准书号：ISBN 978-7-117-24725-2/R・24726
定　　价：68.00 元

打击盗版举报电话：010-59787491　E-mail：WQ @ pmph.com
（凡属印装质量问题请与本社市场营销中心联系退换）

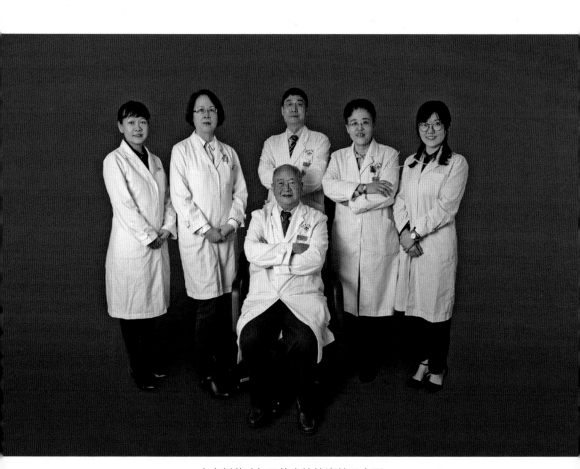

主审刘茂才与三位主编等诸弟子合影

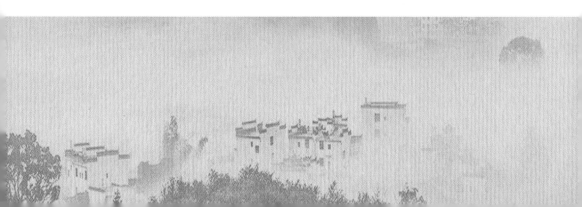

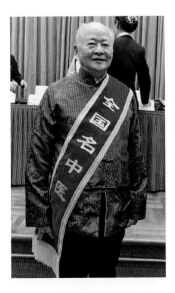

刘茂才，男，广东省兴宁市人，汉族，1937年10月生，教授、主任医师、博士生导师，是人事部、原卫生部、国家中医药管理局确定的第二批全国老中医药专家学术经验继承工作指导老师，广东省名中医，曾任广州中医药大学第二临床医学院（广东省中医院）老年脑病研究所所长、广东省中医院副院长；兼任中华中医药学会脑病专业委员会终身主任委员，广东省中医药学会脑病专业委员会名誉主任委员，广东省中医药学会终身理事，广州市越秀区第十一届、第十二届人民代表大会代表。

享受国务院特殊津贴待遇，获得"广东省卫生系统白求恩式先进工作者""广东省优秀中医药科技工作者""广东省中医药学会突出贡献奖""广东省中医药学会先进兼职干部""广州中医药大学科技突出贡献奖""211工程"重点学科建设优秀学科带头人、优秀博士后合作教授、杰出贡献奖（医院）、成就奖（中华中医药学会）、首届邓铁涛中医医学奖、世界中医药学会联合会（王定一杯）"中医药国际贡献奖"等荣誉和称号。

招收、培养硕士生4人、博士生19人，指导博士后研究人员5人。师带徒4人。

于1963年从广州中医学院（现为广州中医药大学）医疗系毕业后，入广东省中医院从事临床医疗、教学、科研工作至今。于1970年至1971年在中山医学院附属一院内科进修学习,1972 年至 1973 年师从广东省名老中医林夏泉先生,1978 年至 1979 年在广州中山医学院附属一院神经内科进修深造。先后任广东省中医院内科副主任、主任,广州中医学院(现为广州中医药大学)医疗二系内科教研室副主任、主任,广东省中医院副院长。

他深受导师"广东省名中医"、广东省中医院历史上九大名医之一林夏泉先生学术思想的影响与启发,于 1985 年参加以天津市何世英老中医为主主持召开的全国首届中医脑病学术会议之后,以及在后来共同为筹建全国中医脑病专业委员会工作中,结合现代(医学)科学知识,运用中西两套手段,开展临床诊疗与研究工作,并对中医脑病进行深入探索,是国内知名的中医脑病学者之一。

对中医脑病,重视"脑为元神之府"说,主张创立新的中医脑病学,以代替传统的"以心代脑"论,认为较之现代脑神经科学的发展,中医脑的认识及临床诊疗方面仍然存在许多难题,要敢于正视自己,要有危机感与紧迫感,努力寻求中医脑科学的发展。力倡构建完整的中医脑髓理论体系,敢于打破旧框架、旧观念,建立全新的诊疗体系,指导临床、解决证治中的难题,提高临床疗效。这项多学科的综合工程,要有多学科的参与,共同攻关方能完成。

刘茂才主任医师从 20 世纪 70 年代开始进行中风病研究,主张坚持辨证施治之原则,采用综合治疗措施;重视气血之失调,痰瘀之为患;在采用辨证施治综合治疗的同时,强调早期的活血化瘀、痰瘀同治、通腑醒神之治则,急性期后则重视益气活血与肝肾同治;自拟脑脉 1 号,脑脉 2 号,通腑醒神胶囊等中风病治疗系列院内制剂,在广东省中医院广泛应用几十年,收到较好的治疗效果。对内伤头痛,试图以气血不通、元神受干扰作为内伤头痛的实质,采用通其气血为主要治则,辅以宁心安神之法,通治各种类型的内伤头痛之证,收到较好的效果。对于癫痫病,他在学习已故名老林夏泉和何世英经验基础上,重用养血活血、息风涤痰通络为主,自拟"益脑安"制剂,治疗癫痫收到较好的效果。

刘教授 1979 年带头创立中医脑病(中风)专科,在各级领导的关心和支持下,通过他和全体医护人员的努力,目前专科已经成为广东省重点中医专科、国家中医药管理局中医脑病重点学科建设单位,是中华中医药学会内科脑病专业委员会主任委员单位、广东省中医药学会脑病专业委员会主任委员单位,以中风病研究为突破口的中药药理实验室是国家中医药管理局"中医药科研实验室(三级)";专科以中风病、帕金森病、癫痫、痴呆为主攻方向,设有专科门诊十多个、病区 8 个,专科顺应医疗市场的变革,不断在学术上继承、创新,坚持发挥中医特色、中西医结合的原则,专科设备、人才和综合实力在全国中医系统处于前列地位,脑病中心全体人员充分发扬团结协作精神,为开展中医脑病的医疗、教学、科研工作,构筑了一个较好的平台,已经逐步形成优势明显、医教研并举、人才结构合理的中医脑病专科,是高高飘扬在珠三角的一面旗帜,已经成为全国中医脑病(中风)研究的领头兵。

刘茂才教授发表论文 100 多篇,代表性论文有《关于中风病治疗的难点与突破口的思考》《中医药干预中、大量高血压脑出血围手术期的思考》等,学术专著有《专科专病中医临床诊治丛书》(人民卫生出版社,总主编)、《神经科专病中医临床诊治》(人民卫生出版社,主编)、《现代疑难病中医治疗精粹》(广东科技出版社,主编)、《名中医系列丛书·刘茂才教授学术经验集——中医脑病临证证治》(广东人民出版社,副总主编);代表性的高等院校教材有《中西医结合内科学》(科学出版社,主编,高等医学院校教材)、《中西医结合治疗内科常见病》(广东人民出版社,副主编)。

刘茂才教授参与研制"金佛止痛丸"等药物及临床研究,主持国家"九五"科技重点攻关专题,进行了高血压性中大量脑出血的中西医结合内外科综合救治方案的研究,成果充分体现中医药整体调控优势和特色,被国家科技部、财政部、国家卫计委、国家经贸委评为"九五"国家重点科技攻关计划"优秀科技成果",荣获广州中医药大学科技进步一等奖,并荣获中华中医药学会应用科技进步一等奖,获得其他科技成果奖励 6 项。

为传承和发扬刘茂才教授学术经验,2013 年国家中医药管理局批准立项成立了"国家中医药管理局刘茂才全国中医药专家传承工作室"。同年在

7

广东省中医院建院 80 周年之际,随着国家中医流派基地的发展,广东省中医院为更深入地传承中医学术成立了包括"岭南林夏泉学术流派工作室"在内的院内流派工作室,刘茂才是该流派代表性传承人,以不断加强学术创新,扩大学术影响力。

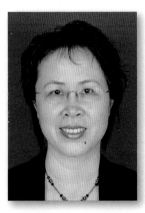

黄燕,教授、主任医师,博士生导师,广东省名中医,现任广东省中医院副院长,国家中医药管理局中医脑病重点学科、重点专科学科带头人,兼任中国中医科学院首批客座研究员,中华中医药学会脑病分会主任委员。1984年毕业于广州中医学院中医医疗专业,师从全国著名中医脑病学专家任继学、刘茂才教授,擅长中西医结合诊治神经内科疾病,主攻脑血管病。

围绕中风研究主要负责完成了国家科技部"九五"国家科技攻关课题。主持完成"十五"攻关重大"急性缺血中风辨证规范和疗效评价的示范研究"课题、"十一五"国家科技支撑计划"缺血中风综合防治方案和疗效评价的示范研究"课题、国家自然科学基金项目3项、GCP项目4项,获国家科技重点攻关优秀科技成果奖1项、中华中医药学会科学技术一等奖2项及其他省部级以上奖励5项,获得厅局级成果奖5项。发表专业论文70多篇,著有十多部专业著作。独立培养了博士后6名、博士生26名、硕士生36名,协助指导博士后4人,师承4名。

荣获广东省高教厅"南粤教坛新秀"、首届"无限极中国中医药十大杰出青年"提名奖、全国首届杰出女中医师、全国首届中医药传承高徒奖、中华中医药学会科技之星、国家卫生计生委脑卒中筛查与防治专家突出贡献奖等荣誉称号。

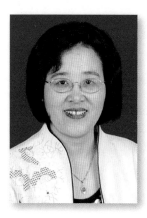

华荣,硕士研究生导师,广东省中医院脑病中心内科主任医师,名医与流派工作室研究员。1983年考入陕西中医学院医疗系,1991年硕士毕业(师从张学文教授)。毕业后先在陕西省人民医院工作。2000年调入广东省中医院从事内科医教研工作至今。2007年晋升为主任医师。曾在南方医院、广医二院进修神经科。现任中华中医药学会脑病分会委员、广东省中医药学会脑病专业委员会常委、中国中西医结合学会眩晕病分会常委。广东省健康科普专家。是国医大师张学文、国医大师李振华教授的学术经验继承人及入室弟子。师承全国名中医刘茂才教授。从事中医急诊学,中医内科学临床,教学,科研工作近30年,擅长从调理脾胃,调和肝脾气血阴阳论治内科疾病,尤其在治疗脾胃病、头痛、眩晕、失眠、中风、癫痫及内科疑难杂症等有丰富的经验。参与编著《中医脑病学》《李振华医案医论集》(副主编)等专著10部,参与国家自然基金课题3项,主持省局级课题6项,获省科技进步一等奖1项,广州中医药大学教学成果1等奖,培养硕士生17人,发表眩晕,偏头痛,中风临床研究等代表性论文50余篇。2003年6月获得广东省政府授予"抗击非典"三等功,同时获广州市抗击非典先进个人称号。2017年广东省科协等授予"羊城好医生(神经内科)"称号。

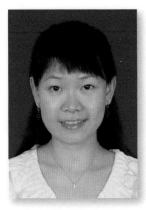

郑春叶,博士副主任医师,现任广东省中西医结合学会帕金森病及运动障碍专业委员会常务委员,广东省中西医结合学会神经科专业委员会青年委员,中国中医药研究促进会青年医师分会委员。2008年毕业于广州中医药大学中医内科学专业,获博士学位,导师为全国著名中医脑病学专家刘茂才教授。擅长中西医结合诊治神经内科疾病,主攻帕金森病、脑血管病。

围绕帕金森病、脑血管病的研究,参与国家自然科学基金项目1项,GCP项目2项,主持并参与多项广东省科技计划项目、广东省中医药局项目、广东省中医院朝阳人才专项等。发表专业论文20多篇,参与多部专业著作。为广东省中医院"朝阳人才"、广东省中医药局广东省名中医师承人才。

刘茂才教授是全国老中医药专家学术经验继承工作指导老师,享受国务院特殊津贴专家;中华中医药学会脑病分会终身名誉主委;广东省名中医,广州中医药大学教授,广东省中医院脑病学科学术带头人。2017年荣获首届"全国名老中医"称号。刘老自1979年创建广东省中医院脑病科以来,伴随着改革开放前沿广东地区的迅猛发展和日益复杂的疾病谱,如何让传统的中医药学始终屹立在为人民健康保驾护航的最前线,焕发出蓬勃的生命力?作为新中国培养的第一代中医人才,刘茂才毅然瞄准了脑血管疾病这一危害人类健康的头号杀手,半个多世纪不懈探索,刘老带领的脑病科在医教研方面努力传承发展中医学术理论,成为岭南中医脑病学科的开拓者和奠基人之一。

　　刘教授从事中医临床、教学、科研50余年,致力于中医脑病尤其是中风病研究,学验俱丰,勇于探索,于脑病理论求真务实,力主"脑为元神之府"。从上世纪80年代,提出"气血失调,痰瘀为患"的中风病防治理论,历时30载创立"中风病阴阳类证"体系,确立了"清热平肝/益气活血、破瘀涤痰、通腑醒神"的治则,创新了出血性中风中医治疗方法。执简驭繁,简明实用,得到了国内数百家中西医院的临床应用。鉴于刘教授在中医脑病领域的杰出贡献,2013年国家中医药管理局成立"刘茂才名医工作室",同年我院建院80周年之际,以刘茂才为代表性传承人的"岭南林夏泉流派工作室"成立。工作室在刘教授直接指导下,众弟子系统总结了刘老诊治中医脑病经验,对于传承刘老中医脑病的学术思想与临证经验有一定临床实用价值。

　　全书共分为医论和临证两篇,其中医论分为脑病医论和中风医论两章,医论选取了刘老关于脑病和中风的代表性讲稿、医论共 20 篇。下篇临证经验论述了刘老诊治眩晕、头痛、不寐、癫痫、痴呆等常见中医脑病经验,医案包括中医脑病的常见病及疑难重症医案,进一步还原刘老的临证诊治思路以及独特的用药经验。

限于笔者理论水平和临床经验有限,在编写中难免有不足之处,希冀读者予以斧正,以期今后加以提高。

黄燕　华荣

2017 年 11 月

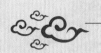

目 录

上篇 医论及学术思想

下篇　临证经验、医案、用药篇

上篇 医论及学术思想

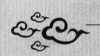

第一章 脑病医论

第一节 对中医脑髓理论的研究
——神明归属问题的思考

一、现状

(一)"神"与"神明"的概念仍然缺乏共识

"神"与"神明"的内涵丰富,从不同角度理解,有不同的内涵。纵观有关"神明"争论的文章,大都对"神"或"神明"的内涵做了阐述,但各有说法,显然存在差异,未能达成共识。谈及神,神本来就是很玄妙的,非常广泛而复杂的。宗教神话中所谓神,乃神灵、鬼神之谓。中医学中对神的论述亦很多。如:《素问·八正神明论》:"帝曰:何谓神? 岐伯曰:请言神,神乎神,耳不闻,目明,心开而志先,慧然独悟,口弗能言,俱视独见,适若昏,昭然独明,若风吹云,故曰神。"《素问·八正神明论》又曰:"血气者,人之神,不可不谨养。"《灵枢·本神》:"两精相抟谓之神。"《灵枢·平人绝谷》:"故神者,水谷之精气也。"《简明中医辞典》"神":广义指人体生命活动的总称,包括生理性或病理性外露的征象;狭义指思维意识活动。《辞海》"神":"一指人或物的精灵怪异,一指人的精神"。《实用中医脑病学》:中医学中的神明,就广义而言,是泛指统率一切功能活动的能力和生命活动的外在象征。凡具有"藏精气而不泻"功能的脏都具有藏神的作用。也就是说,五脏具有藏神作用,故有"五神脏"之称。

李向东等:"神的特点是自由自在,不可测度。《素问·天元纪大论》云:

阴阳不测谓之神。"道出了神的特性。由于神自由变化的本性,用肉眼是看不到的,所以有心藏神之说,藏字恰好道出了神的隐蔽性。生命活动的外在活动表现是清晰可测的,此为"明"义。"志"通"识",是"标志"之义。因此"志"与"明"是同一含义的不同说法。两者都是生命活动的外在表现。

李会义等认为:中医基础理论定义神的含义有三:一是按自然界物质运动变化的功能和规律;二是人体生命活动的外在表现,即广义的神;三是精神意识思维活动,即狭义的神。认为:神又可分为先天的"元神"与后天的"识神",而且心脑各主其神,即脑主元神,心主识神。脑主元神为"元始神",是人体发展变化的内在因素和规律。心主之识神为生命活动的外在表现及精神意识思维活动的总和。

刘保和认为:李时珍所说"元神"是命门与脑存在的生命初始本原物质,并且这种物质决定了一切生物体生长壮老已。六版教材将"元神"作为神志精神的同义词对待,是一种基本概念的错误。脑为元神之府,即脑与命门连属而成一物,内藏"元神"。

区永欣:神的概念定位为"生命之神"。

贾耿:神分元神与识神,元神是指生命发展变化的内在因素及规律,它不以人的意志为转移;识神是指人的精神、意识、思维活动,它以人的意志为转移。神明之争主要是指"识神"而言。

(二)当前谁主"神明"的主要学派

据我所理解今天所争论的谁主神明的"神"或"神明",主要是指人的精神意识思维等高级神经中枢功能而言。作为一个学术研究,其内涵应该做出明确的界定,世上乃至在中医界内,见仁见智,可以有诸多的不同见解,但在中医脑科学研究系统内,对其内涵则要有所共识。这个"神门"的内涵界定有待大家讨论定夺,取得共识。

张效霞等:新中国成立以来特别是近10年(2006年发表),关于"孰主神明"争论十分激烈。仅在中医期刊中就发表了上百篇论文,形成了"心主神明""脑主神明""心脑共主神明"三足鼎立的格局。

1."心主神明"派 "心主神明"观念的产生与当时的历史文化社会背

景息息相关。如：

从心的部位或位置来说，古人认为人之心脏位于人体之正中，《说文解字》释"心"字时曰："在身之中"，段玉裁注云："中者，别于外之辞也，别于偏之辞也。"说明"中"乃"正中"之意，并有"中心""内心"之称。

从君臣制来说，"君者中心，臣者外体"，正中者为君主。所以"心"为君主，为君主之官，为人体之主宰、为人体之统帅、为心君、为天君。神是自然界之主宰、人之主宰；而心脏又居人体正中，亦为人之主宰，那么心脏与神也就很自然地结合在一起，而成为主神之官。再加上从忌讳的角度说：君说东，臣不能说西；君说能，臣不能说不能；与君主所称用的字、词、名称等皆不能相重。因而，"心主神明"的理论，在封建君臣制社会中就比较稳固地延续至今，并被世人所接受，人们将专门研究人的精神意识思维活动的学科称为"心理学"。就连今天，无论在文字抑或语言上仍保留了这种"心主神明"的认识形象，凡与神志活动有关的文字或词汇，大多从"心主神明乃是由心之于身，犹君主之于社稷国家的观念推论而来"（在如此背景和条件下所构建的"心神论"不免有其不足和片面性。越来越受到质疑）。如李向东等认为："心主神明"并非《黄帝内经》原旨。

有学者指出：当今学术的基本观点是：心主血脉，神有赖于血以充养。解剖知识告诉人们：心主血脉，血足者神旺，失血者神少，亡血脱血者神昏或失神。这与古希腊的哲学家的看法类似，如亚里士多德（Aristotle）坚持说，精神位于心脏之中，其理由是：温热意味着活力；血液是温热的，心脏泵出血液，因此，它是精神、思想之源。

一些学者认为：神明之心调控全身的各个环节。

五脏神缺乏具体规定，临床指导性隐晦，应用价值受限。五脏神与五志交叉，运用上有一定的随机性而缺乏规范等。这就给精神科的临床辨证论治带来了一定的困难。

当西医学发现心脏分泌心钠素，可以通过神经体液调节系统对思维等高级神经活动有所影响；有报道心脏移植的受体出现了与其供体相同的行为改变时，中医界有多少人为之兴奋和欢呼，并把它作为论证"心主神明"

是"科学"的证据。由此看出"以西医学的理论作为衡量和评价中医是否科学",这一自"西学东渐"以来所形成的社会价值的影响之巨大和深远。这一发现仅说明心脏器官对大脑有某种形式的作用,与中医的"心"无涉,更无关"心主神明"。即便是有所质疑,但总体上"心主神明"仍然统治着中医学理论与临床。

2. "脑主神明"派 由于历史条件的限制,在藏象学说中,《黄帝内经》把"脑"归入"奇恒之腑"行列。而中医对奇恒之腑的认识,基本上仍停留在古代解剖学的认知水平上,奇恒之腑游离于五脏各个子系统之外,其功能的正常与否直接由五脏主控,处于被支配地位。

正如有学者指出:脑连属于脏腑的"资格"都不具备,更谈不上将主神明的功能赋于脑。故"脑主神明""纵然能说必不能行"(清末王清任《医林改错·脑髓说》开篇即云:"灵机记性不在心在脑一段,本不当说,纵然能说必不能行")。

然而,中医脑病工作者仍在不断努力寻求构建和完善新的脑病学说,力求贯穿脑主神明之观点:如:

(1)中国中医科学院广安门医院阎孝诚主编《实用中医脑病学》。对中医脑髓理论做了较系统的论述,增加了许多与脑相关的名词,有如:醒脑开窍、清脑息风、宁神安脑、填精益髓补脑、培元益脑、风邪犯脑、寒中于脑、暑扰神明、湿蒙清窍、疫毒犯脑、祛风定脑、解郁安脑、开窍醒脑,避开了心字或心包。

(2)许沛虎主编的《中医脑病学》,亦较系统地阐述了中医脑病学的基础理论,又较全面地介绍了临床常见脑病之诊治。

(3)王永炎、张伯礼两院士主编的《中医脑病学》,对中医脑病理论的发展史、脑的生成、功能、与人体各方面的联系、病因、病理病机、诊法辨证治则等,乃至现代研究进展都作了系统阐述。

(4)虢周科等主编的《中西医临床脑髓病学》从临床实际出发,以中医为主,中西医结合,使脑髓病学具有时代气息。

(5)程昭寰引经据典,参古验今,归纳出脑的生理特点为中清之脏,纯阳之脏,喜静恶扰;具有主精神思维、感觉、运动、记忆和情志的功能。

（6）周文献复习相关文献后也指出,脑为中清之脏,宁静之器,内持为贵,在人的生命中占中心地位。

然而:"脑主神明"说古医籍中虽多有提及,今人亦做了诸多努力,发表了大量论述,但远未能形成完整的体系以有效地指导临床,使得中医脑髓理论目前确实滞后于临床需要和现代科学发展。

3. 心脑共主神明派　近代医家张锡纯首倡"心脑共主神明"之说,后人多有附和。如:许国振纵观《黄帝内经》全篇,发现《黄帝内经》中"心主神明"和"脑主神明"两种理论共存,上述两种学说各有所长,各有所短,是一个问题的两个方面,"心主神明"是从脏腑功能调节立论,"脑主神明"是物质场所立论,引用现代神经生理学的研究成果和对心脏磁场、大脑磁场及"心激素"的研究成果,证明"心脑共主神明",心调神,脑生神,心在神明的产生和变化中作用更重要。

张立认为"心主神明"虽然是一个较为完整的系统学说,但随着时代的发展,已越来越不能满足临床实践,应用价值有限,五脏神与五志交叉,运用上有一定随机性而缺乏客观性。"脑主神明"学说的出现是中医学的进步,但立脑斥心,以脑代心是不妥当的。中医的脏腑不能与西医的脏器划等号,两种学说互有缺憾,心脑共主神明,体在脑,用在心,与现代医学提倡的生物—心理—社会疾病模式有吻合之处,应予以提倡。

李向东等:心神说和脑神说可在"神经—内分泌—免疫网络"理论中获得完美的结合。

4. 附说　现代脑科学,以知己知彼。

20世纪六七十年代以来,脑科学呈现了爆炸性发展,同时展现出广阔的前景。美国科学家倡议"脑的十年",于1989年6—7月,美国国会参众两院通过了自1990年1月1日开始的今后10年为"脑的十年"提案。

"脑的十年"的提案首先提出了神经系统疾患对人类产生的严重影响。说明了脑科学研究的紧迫性。并进一步论述了脑科学对改善人类健康的重要性。

国际脑研究组织（IBRO）在 20 世纪 90 年代初，即表示对"脑的十年"活动的支持，使"脑的十年"成为全球性行动。

欧共体在 1991 年成立了"欧洲脑的十年"委员会。为了加强欧洲和美国脑科学研究的联系和合作，1996 年 2 月在瑞士"世界经济论坛"上，正式宣布成立脑研究联盟。

日本于 1996 年推出了"脑科学时代"庞大计划纲要。从"认识脑""保护脑""创造脑"三个方面来推动脑科学。在"认识脑"领域，战略目标是：阐明实施认知、情感、意识的脑区的结构和功能，以及脑的通信功能。在"保护脑"的领域中，目标是控制脑发育和脑老化的进程，及神经性和精神性疾病的康复、预防。在"创造脑"领域中，目标是设计和开发仿脑型计算机和信息处理系统。

1992 年我国亦将"脑功能及其细胞和分子基础"正式列入国家科委"攀登计划"之中。

（三）究竟谁主神明争论不休

许多学者已深入论证认为不存在争论的焦点，争论是无谓的。

我个人亦认为经过漫长的激烈的争论，该说的相信已说，再争论下去也的确是无谓的。关键是要各自完善自己的学说。

二、对中医脑髓理论研究的思考

（一）正视现实

正如前述，由于历史的原因，脑连脏腑的资格都不具备，当然谈不上将主神明的功能赋予脑。虽然，古医籍中多有提及，但仅仅是只言片语。即使加入今人努力的成果，仍远未能形成完整的中医脑髓理论体系以有效地指导临床，使得中医脑髓理论目前确实滞后于临床需要和现代科学的发展。

（二）构建与完善中医脑髓理论体系的迫切性

向德鸿："脑主神明"论是发展中医脑病学的基础，是中医学发展的突破口。

《中医脑髓理论说略》作者指出：随着现代生命科学对大脑的认识日益

深入和中医脑病学的逐渐成熟,临床实践对中医脑髓理论的需要愈加迫切。

张俊龙指出:用两千年前的学术理论一成不变地指导后世不断积累、不断丰富、不断深化的实践活动,很难摆脱守株待兔式的困局。况且,医学科学是具体的,用一种即便是正确的自然哲学观或是古代的理法方药,来应付无限复杂的现实问题,实难避免"捉襟见肘"的困境。

有学者指出:随着人类社会的发展和当前"心身医学"的兴起,精神(心理)因素作为一个极其重要的病因而被人们日益重视,因此,按照中医自身发展规律和中医基础理论、结合中医当代临床实际,进一步发掘中医学中理论体系的精华,借鉴现代最新科技成果,不断深入研究脑主神明与人体的生理病理关系,不断充实完善元神论,使之形成相对独立的、系统的新的中医脑科学,就显得更加迫切与需要。

(三)艰巨性

要改变几千年的传统观念,构建一个完整的新的理论体系,并非是容易之事。必须要经过几代学者的努力。

(四)方法与形式可以多种多样

如:可以在原有脏腑学说上深化而不影响中医的理论大局:

陈奕梁:以现有的学说为基础,对它们进行补充、发扬。如《黄帝内经》提出"五脏"学说,后人张介宾认为肾虽为阴,但其内藏火,故而提出"命门学说",对肾的功能进行补充,但他并没有反对《黄帝内经》中所提肾的作用。同样,温病四大家创立温病学对伤寒学说进行补充,他们也没有否定伤寒学说。

同样,中医脑科学的发展也可以是自成体系,对现有的学说进行补充、发扬,如温病的卫气营血辨证、伤寒的六经辨证等而与中医脏腑学说共存。我个人认为这是最为理想的一种。

亦可以分步探索。如当今大多学者,首先把"心主神明"改称"脑主神明",神志疾病的"痰迷心窍"改称痰迷脑(清)窍,以逐渐养成习惯,然后再不断深化。

但值得提出的是,不管什么方式、方法,必须以中医辨证思维为指导,运用中医传统研究方法,遵循中医独特的理论体系并不断取得创新成果,以能推动临床疗效的提高为前提。切不可以西医观点套中医,跟着西医跑。

(五)中医脑病学者要勇往直前

正如王新陆指出:"旗帜鲜明地深化'脑主神明'理论,是在尊重中医自身发展规律、符合中医理论体系的前提下思考问题的。时代在发展,科学在进步,我们应该在我们时代的条件下重新认识和构建藏象学说,把"脑主神明"理论作为中医藏象学说最复杂、最核心的问题去研究,才能适应社会发展的需求,继往开来,完成中医学理论体系的升华,引导中医药理论与实践的现代化发展。"

三、后语

今天重新提起神明归属问题,并不是说要求大家再去争论谁主神明,我亦觉得再去争论实属无谓。

重提神明归属问题,是因为"脑主神明"是中医脑髓科学的理论基础,是因为当前中医脑科学理论建设滞后,已经制约了中医脑科学术和事业发展。正如美国"脑的十年"的提案首先提出了神经系统疾患对人类产生的严重影响,说明了脑科学研究的紧迫性,并进一步论述了脑科学对改善人类健康的重要性一样,人类健康企盼着我们中医脑病工作者,我们要勇于承担历史赋予我们的重要使命。

时代在发展,科学在进步,要与时俱进。中医药要现代化,要走上世界;当然中医脑科也要现代化,同样也要走上世界。神明功能,是脑的功能,要归还于脑,这是前提。中医脑科,寄人篱下,被支配和从属的地位,必然有碍其自身的发展。

中医脑科学工作者,应当不管风吹浪打,踏踏实实地,研究中医脑髓脑神的生理病理,探索和发掘中医学史上元神理论指导下丰富的临床实践经验,并发扬光大,以不断地为构建和完善中医脑科学理论,造福人类。

（刘茂才　中华中医药学会脑病分会第二届全国学术会议讲稿）

第二节　"脑为元神之府"，对中医脑病学的构想

中医学对"神"极为重视，把神视为生命之本，谓"失神者死，得神者生也"（《灵枢·天年》）。然而，几千年来，人们一直在研究、讨论神及其脏腑所属的问题，即是心神、元神之争，认为神在心者则有"心主神明"论，而"元神"论者则认为"脑为元神之府"。脑在中医学中为奇恒之腑，其病变从五脏六腑之异常辨证。刘茂才教授长期从事中医脑病的临床医疗、教学与科研工作，在师从广东省名老中医林夏泉、与天津市何世英名老中医的多次交往和合作中，深受二老学术思想的影响和启发，极力注重"脑为元神之府"说，主张创立新的中医脑病学。

一、"脑为元神之府"的渊源

中医有关"脑为元神之府""脑主神明"等的论述较多，《黄庭内景经·至道章》云："泥丸百节皆有神"（注云："泥丸者，脑之象也"，"脑中丹田，百神之主"）。《素问·脉要精微论》指出："头者，精明之府。"《备急千金要方》云："头者人之元首，人神之所注。"喻昌在《寓意草》中说："头中有泥丸宫，主一身之神明。"李时珍在《本草纲目》中亦指出："脑为元神之府"，开辟了脑神学说之先河。而更为明确地提出脑主神明，并以详论者为清代王清任，指出"灵性记忆不在心在脑"。并通过小儿为例说明言语归于脑，以痫证及小儿抽风等例说明精神意识归于脑，王氏将思维、记忆、精神意识、语言及视、听、嗅等感觉功能皆归于脑，并驳斥了"灵机发于心"的传统理论。清末医家张锡纯溯源《黄帝内经》，勤求古训，认为"讵知神明在脑之说，吾中华早西人数千百年而发明之，且其所发明者较西人尤为精奥，而于神明之体用，又能详细之鉴别，各其实际也。"这些认识有待于进一步完善，亦正是建立新的中医脑病学所努力之处。

二、对中医脑病学的构想

创立新的中医脑病学,完善"脑为元神之府"学说,是发展中医脑病学术的艰巨任务,新的中医脑病学必须建立在古人论述的基础上,要去发掘它,完善它,并非标新立异。在深入研究脑主神明与人体生理病理关系时,不可脱离中医脑神论的理论,关键在于对脑的生理、病理理论的继续深化、系统和完善,从而形成相对独立的,系统的中医脑病的辨证体系。脑为元神之府,元神是人体生命活动的体现,是精神、意识、知觉运动的最高统帅,就其广义而言,元神是指统率一切功能活动的能力和生命活动的外在象征。

(一)脑以其气血阴阳为生理基础

《黄帝内经》有"人始生,先成精,精成而脑髓生""脑为髓之海""头为精明之府"(《灵枢·经脉》)等解剖生理的论述;从其功能上认识到"髓海有余,则轻劲多力""头倾视深,精神将夺"等脑主神志、统调全身之功能,由此就产生了"或以脑为脏"(《素问·五脏别论》)之观点。

精是人体生命活动的物质基础,精包括了精髓、气血津液。《黄帝内经》将精髓、气血、津液归属于五脏,各脏均有气血阴阳,唯脑独无,这种看法是基于以心代脑之说所致,脑主神明、感知、神思、语言及运动,脑当为脏,应有气血阴阳作为其生理活动之基础。

脑为真气之所聚,真气所受于天,与五谷并而充身。脑之精气为气血津液化生之源泉和动力,脑气为精髓所化,但中焦脾胃化生的气血津液,通过心脉的温运而资充濡养于脑,成为脑气的另一来源,故脑气来源于肾气肾精和脾胃中气。阳升阴降,脑气的功能特点总是以下降为主,通过脑气的下降,对五脏六腑的阴阳气血起着调节控制的作用。脑气为人身之大主,故王清任谓"脑不可一刻无气",脑气如果不足则易使脑之精血津液运行失畅而成中风等脑病,一旦气脱则脑神失主,生命垂危。

脑之血液是精神活动之主要物质基础,脑血源于先天之精气,但又化生于后天水谷之精微。津液也是脑神活动的物质基础,都来源于后天水谷之精微,化生于先天之精气。津液具有濡润四肢九窍、五脏六腑、补益脑髓之作用,脑髓得其充才能灵机聪明。

脑之功能与物质可以阴阳概之,则脑之精髓为阴,脑神为阳;脑内藏精髓,化生津血为其体,喜静恶扰为至清之脏,为脑阴;头为诸阳之会,真气所聚,以神气为用,统一身之阳气,神气为脑阳。故《医宗必读》谓:"头为天象,六腑清阳之气、五脏精华之血皆会于此。"如此阴阳相配、气血相濡养,使之阴平阳秘、精神乃治,主神明、统十二官。

(二)脑为五脏六腑、十二经脉之大主

脑为元神之府,脑藏精髓,脑主神志,脑主五脏六腑、五官九窍、四肢百骸。

1. **脑主神志** 脑是人体活动的主宰,一切精神、意识、思维、情感、记忆等活动都受脑的支配。

2. **脑主五脏** 脑为五脏(六腑)正常功能活动的统帅,对五脏六腑起着统一、支配、协调的作用,为五脏六腑之本,为脏中之脏。五脏六腑的功能,只有通过脑的正常调控,才能达到气血调畅,阴平阳秘。正如《灵枢·海论》说:"髓海有余,则轻劲多力,自过其度。"而脑的正常功能的发挥,得靠五脏六腑的濡养,正如《灵枢·大惑论》:"五脏六腑之精气……裹撷筋、骨、血气之精而与脉并为系,上属于脑……"

3. **脑主情志** 七情(喜、怒、忧、思、悲、恐、惊)五志(喜、怒、思、恐、惊)均由脑所主。《素问·天元纪大论》云:"天有五行御五位,以生寒暑燥湿风;人有五脏化五气,以生喜怒悲忧恐。"由于脑位头而象天,主五脏之神而统五志。《素问·宣明五气》说:"五脏所藏,心藏神,肺藏魄,肝藏魂,脾藏意,肾藏志,是谓五脏所藏。"五脏所藏之神称为五脏神。五脏神上归于脑,脑是元首,统率五脏之神,是众神之长,只有脑主五志正常,五脏才能安和而发挥正常生理功能。

4. **脑主五官九窍、四肢百骸** 五官九窍是反映神态最重要的外在窗口,其正常与否最能直接反映脑的生理病理变化。四肢百骸通过督脉、诸阳经和肝经与脑密切联系,经脉的贯通对脑功能的正常实施起着决定性的作用。

三、脑病辨证体系

（一）辨证体系的基础

新的中医脑病学必须建立在古人对脑的理论、实践认识的基础上，深入研究脑主神明与人体生理病理关系的文献，不脱离中医脑神论的理论，对脑的生理、病理理论的继续深化、系统和完善，密切联系中医脑病的临床实际，阐述中医脑病的生理病理，从而形成相对独立的，系统的中医脑病的辨证体系。

（二）脑病从脑气血阴阳辨证

中医传统理论体系是以五脏为中心，六腑、奇恒之腑、五官九窍以及经络，皆分属于五脏，故脑的生理、病理分属五脏，脑病亦按五脏体系进行辨证沦治。近代一些临床工作者虽反复辨明诸多脑病病位在脑，但在论述具体的病机所属时，却常常含混不清，治疗上并非直接治脑，仍从脏腑经络入手，采用镇肝息风、滋阴潜阳、涤痰通腑、补气活血、通经宣络诸法。

脑病乃因脑之阴精阳气的失调、气血津液运行的失常，且又与五脏之气血阴阳相关，故其辨证可从脑的阴阳虚实、气血津液的病理表现入手，同时不可完全否定脏腑辨证的地位和作用。其辨证体系可建立如脑气、血、阴、阳亏虚证，脑髓瘀滞证，脑阳亢逆证，脑神失用证等，指导遣方用药。如出血中风一病，无论其病因病机如何，其关键病机和主要矛盾在于脑髓瘀滞、脑神失用，则治疗上寻找主要作用于脑的破血逐瘀、醒神开窍之品是方药对证的，近年对脑出血的临床试验、动物模型试验以及中风病临床药理、药效学等方面的研究已经无形之中向这一方面发展；又如许多疼痛及其所能忍受程度之差异不同，除气血之不通外，尚有清灵脑髓参与，必须是脑之元神受扰而产生，如临证中以气血不通、元神受扰作为内伤头痛的实质，治疗上辨以通其气血、舒脑安神之法，收到较好的效果。

（三）脑病辨证体系与五脏六腑辨证的关系

脑为元神之府，脑主神志，为五脏六腑、十二经脉之大主，主运动、语言、五官九窍、四肢百骸，故五脏六腑之病变可从脑之气血阴阳辨证；同时五脏六腑的功能直接影响脑的生理病理，故脑病亦从五脏六腑辨证，脑病辨证体系与五脏六腑辨证不矛盾、不对立,只是务必寻求脑病之具体病因病机,何者为主,何者为从,再进行辨证论治。

四、结语

任何一种医学体系,唯有有效服务于临床,才能有其真正的意义和价值,刘教授认为,倡导"脑为元神之府""脑主神明",其生命力要在临床上体现出来。"得神者昌,失神者亡",神与临床关系极为密切,医者通过对病人机体的形态、神采气色、情感反应、语言、视听技巧性动作及复杂反应等,与外界保持联系的机敏力,审察病人的精神、意识、记忆、思维、定向力等,从而判断其精神意识状态及神之存亡、兴衰,以作为临床诊断、治疗、预防、调摄的重要依据。在辨证与诊断上,察神以明正气之盛衰,察神以定病之所在、性质;在治疗上,人的精神状态、情绪变化,既成为致病的重要因素之一,亦是战胜疾病的关键之一;预防与调摄方面,古人素来重视从精神情志方面的调养,以达到防病延年益寿之目的。

在倡导"脑为元神之府",主张创立新的中医脑病学说中,刘教授强调,脑主神明论应遵循中医自身发展规律和中医基础理论,结合中医当代临床实践,综合脑的生理、病理、诊断、治疗特点,借鉴现代最新科技成果,不断完善充实,建立一套系统的中医脑病学说。大胆设想,小心求证。对脑病辨证的脑气血阴阳体系能够指导临证,比如脑气来源于脾肾之气,刘老健脾补肾辨治脑气虚损的眩晕,头痛,中风等,脑清阳之气舒展,就是要祛痰化瘀通血脉,醒脑开窍,醒神通腑,顺从脑为清灵之府,时时防犯"浊害空窍"。对于脑病辨证的构想需要不断修订,更多地应用于脑病临床。

(刘茂才)

第三节　辨证论治六要
——中医临床必须注意的几个问题

辨证论治是中医学的精髓,中医临床诊治疾病,主要从辨证着手,只有辨证正确，指导遣方用药，才能取得较好的疗效。但临床症状变化万千，错综复杂，往往给临床辨证带来困难，尤其是初习中医或刚从事中医工作者，面对繁杂的现象，往往感到矛盾重重，不知所措。刘教授在长期的临床实践中，认为临床辨证必须注意思路专一、开拓思维、排除干扰、重视病程、结合实践、全面分析等问题，以减少临床辨证的困难，避免不必要的误诊。

一、思路专一，力避西医观点的影响

中医与西医，其理论体系各异，在目前情况下，还不能融会贯通。因此，对疾病的分析认识，只能各循其道。中医辨证要使之能顺利进行和避免错误的发生，重要的一条，就是要对四诊资料的采取与分析，做到思路专一，要遵循中医理论体系，而力避西医观点的影响。如不要因高血压便产生肝阳上亢的先入为主之见，不要因测温正常，便抛弃五心烦热的阳性资料不顾；不要因肝可触及，便贸然做出"癥积"的诊断；不要不管什么炎症，脑里总是从"热毒"方面去考虑等。否则，往往会导致辨证的困难，或错误的产生。有人把"高血压病史"和"血压偏低"分别作为中风后遗症肝阳上亢型和心肾阳虚型的定型依据之一，按此推理，血压偏低和血压较高者就分别不可能有肝阳上亢和心肾阳虚的存在，事实上并非如此。有人亦指出影响中医临床思维的原因是多方面的，但是在没有长期的、大量的中医实践中形成正确的固定思路情况下，从教育心理角度讲，西医对中医临床思维的负迁移，也是其中的一个原因，负迁移作用表现为：①中医的概念被偷换；②中医诊断注意的范围被局限；③中医的技术被干扰；④中医的临床思路被阻断；⑤中医的论治被简化等；值得我们临床注意。

二、开拓思维，注意一般资料，思考不局限于专科

（一）注意一般资料

一般资料通常包含性别、年龄、职业、季节、气候、地理环境等，其记录并非流于形式，实与临床辨证有密切的关系，必须给予应有的注意。

如在性别上，由于男女生理的差异，必然带来机体病变时的临床差异，

通常认为男主气虚,女多血病、又易气郁。仲景《金匮要略》"妇人杂病"所立 14 方中,具有活血化瘀之血分方就占一半之多。临床所见气虚头痛以男性居多,而血虚头痛则以女性为主。《名医类案》中有医案"中年妇人久病头痛,此属血虚也"。诚然,单凭性别判证似嫌亏欠,但临床辨证却必须考虑男女之差异性。西医学亦肯定男女在疾病方面的某些差异性,如红斑狼疮多见于女性,肝硬化则以男性居多。妇科病,顾名思义,只能以女性所独有,而男性亦有其专有疾病。

年龄的不同,临床亦有很大的差异。儿童脏腑娇嫩,形气未充,稚阴稚阳之体,易寒易热,易虚易实,变化迅速。壮年多实,老年则多虚。近年对老年医学的研究表明老年人免疫功能低下、内分泌功能减退,各个脏器功能衰弱等,都说明与中医谓老年多虚证相一致。

春夏秋冬不同的季节气候,东南西北不同的地理环境,以及职业等的不同,产生着各自的多发病和不同的病变性质。所有这些因素,在辨证时都必须给予应有的注意,甚至对某些病证来说,或者对一些病证在其他四诊资料的辨证依据不足时,这些资料便成为辨证的主要依据。

(二)辨证分析,不要局限于专科

只按专科辨证,也常是使辨证困难的原因之一。现在是分科门诊与分科住院,并且分科将越来越细。但由于种种原因,不可能所有病者都能按科就诊,或者同一病者而同时患有多科疾病,若对此注意不够,以致采集病史四诊资料欠全,在辨证分析时又未加考虑,便会使辨证发生困难和错误。如某医院公开的一个典型示范病历,按病历的西医部分介绍,诊断为腘窝脓疡合并败血症,执笔者在"内科"言"内",完全撇开他科,将这一病例辨证为"伏暑温病、邪犯营血",其实病人高热、神识障碍、出现黄疸,局部见脓疡,旧灶未愈,完全可下外科病——"疔疮走黄"之类的诊断。由于思维局限于内科,所以该文笔者辨证便发生困难,竟鉴于"中西结合",把发生在夏天的腘窝部感染病灶当作暑邪入伏,像是对伏气温病有所发挥了,但是,这种理论在目前难以为中医同道所接受。

三、排除干扰,注意非原病因素的影响

非原病因素,往往影响四诊资料的真实性,出现某些伪象。要特别注意排除生活因素与药物等对四诊资料的干扰。

生活因素如进食有色素的食品,能使舌苔染色;吃醋后喝茶,可见黑苔;长期抽烟或饮用浓茶,可见黄苔;餐后或喝热水后,可使舌质偏红;晚间吃甜品,凌晨可觉口苦;老人睡眠张口,醒后亦常感口干;大量进食蔬菜或肉类,可见尿浊如米泔等。

病人就诊前应用过药物,亦往往改变疾病的本象。中药几乎都会影响粪便或小便的颜色,如服用大黄、栀子,可使尿色变黄。部分西药则更明显,如口服复合维生素 B,必然出现小便黄;用过退热剂,可表现肌肤润湿或汗多,甚至出现低温肢凉;使用阿托品,能出现口干,脉数,或面色潮红,亦可使寒性腹痛表现为热病。如此等等,皆非原病之本色,为非原病因素对四诊资料的干扰,在辨证分析时务必加以注意。

四、重视病程,掌握"久病属虚"和"久病致瘀"

(一) 久病属虚

"邪之所凑,其气必虚",疾病缠绵不愈,表明正不能胜邪,故中医学向来强调久病属虚。有资料显示,一般杂病在发展过程中,出现脾虚证者达87.9%,用补中益气汤就能治疗 30 种病证。高血压由肝阳上亢——阴虚阳亢——阴阳两虚的证型转变,亦表明是个由实转虚的过程。一些资料亦表明,许多慢性疾病均有免疫功能的低下,即使是实证明显的癌病,亦属如此,所以近年用扶正固本法为主治疗癌病,日益受到重视,如上海龙华医院用扶正法治疗原发性肺鳞状上皮癌,北京广安门医院用健脾益肾法对晚期胃癌术后治疗,对延长生存期、改善症状、提高免疫功能等均取得一定成绩,因而从扶正治疗印证了久病属虚。华山医院在 100 例输尿管结石合并肾积水的病例中,发现有阳虚证者 59 例,而无特殊见证者竟达 40 例之多,对无特殊见证的病例,同样按温阳利水法给药,结果亦同样取得疗效,这些都可作为

久病属虚的佐证。

（二）久病致瘀

《黄帝内经》云："病久入深，营卫之行涩，经络时疏，故不通"，首为久病成瘀立论。及后叶天士外感温病的卫气营血学说和杂病的"初为气结在络，久则血伤入络"，均为久病成瘀理论所引申。病久则正虚，只因气血亏虚，运行不利，血瘀自成，张仲景就是虚劳致瘀的首创者，创订大黄䗪虫丸以治五劳虚极，内有干血。另外，邪实也能致瘀，内外各种病邪，只要在体内滞留较久，则窍、脉、管道将为之阻塞而成瘀。由此可见，不论虚实或外感内伤杂病，只要病程一久，便有血瘀可能。叶天士在医案中就以"久病已入血络"，以病程作为辨瘀血的依据。许多慢性疾病，包括呼吸、循环、消化等各系统，以及内外妇儿各科的多种慢性疾病，均常有血瘀之见证，并通过微循环、血流动力学、血液流变学等得到证实，并运用活血化瘀药得到改善，这都可作为血瘀存在的佐证。

久病属虚和久病致瘀论，在指导临床实际工作的重要意义，主要在于对病程较长，或宿疾新发，在虚证或瘀证的见证缺少，甚至并无外表见证之情况下，或采用他法而不见效之时，在辨证施治时就要考虑有虚或瘀的可能，从而给予相应的治疗。

五、结合实践，考虑病人平素耐受与诊前用药效应

临床辨证，必须了解病者的素质，包括对饮食与药物的耐受与反应。中医向来重视内因在疾病过程中的主导作用。不同的病邪能引起机体不同的反应，但病变的反应很大程度上则取决于机体的素质（内因）。同受外邪侵袭，有的生病，有的健康如常，就是机体素质不同的缘故。人们平素对药物与食物的耐受和反应亦有所差异，有人喜爱辛辣，有人则不受温补，有临老也日饮凉茶，有壮年便畏生冷，有人日进参茸，有人虚不受补，这都是病者亲身实践的反映。实践是检验真理的标准，因而是辨别寒热虚实最客观、最确实的根据。病者诊前对服用过中药的反应情况更是如此。我们必须掌握或了解，这对帮助辨证的意义是重大的。有如《张石顽医话》一案说："老僧伯

庵心悸善恐,遍服补养心血之药不应,乃求治于石顽,遂以导痰汤,稍加参、桂通其阳气,数服而悸恐悉除"。张氏之所以投导痰汤加味,其原因之一就是参考前医"遍服补养心血之药不应"之经验。叶天士对"肝气"的辨证与治疗亦极重视用药的反应,以"疏肝理气之药不效"而推断其"此系营气痹塞,脉络瘀阻",从而定出"治宜荣通血浆……所谓治经不愈,当治其络"的治法,对"肝气胀甚"以"疏之不应或更甚",从而再立"柔肝之法",这都是根据前药的反应来辨证立法的。辨证必须结合实践,并以实践为准绳,才不致耽误病情。

六、全面分析,综合测断

在分析四诊资料时,要解决正确对待四诊资料的问题。必须明白:①任何一项四诊资料的所主所属,都是相对的,仅表示其倾向性,而不是绝对的。②有些四诊资料所主所属是多项的而非单一的。③有些传统主张,不一定与临床相吻合,尚待商榷。如舌象,仲景时代对舌象是不很重视的,直至温病学说兴起,舌象才在四诊中占有重要位置,这当然是个进步,但临床医家都明白,舌象在温病中的确有较大意义,而在杂病中,则意义便少得多了。前贤陆定圃更大胆提出:"淡白苔亦有热证,黄厚苔亦有寒证,舌绛无苔亦有痰证,当以脉证便溺参看",临床亦确实如此。在脉象方面就更为复杂,浮沉定表里,迟数分寒热,都不能一概而论,往往有相反的结果。其他四诊资料如痰色黄白分寒热,痢疾赤白分寒热,自汗盗汗分阴阳等,都不能绝对化。

所以临床辨证时,对具体病例中的四诊资料,必须全面地综合分析,既不可把那些阳性四诊资料绝对化,思想上被框框所束缚,又不可单凭一两个四诊所见,便轻率做判断,否则辨证就会遭受困难,感到资料间矛盾重重,无法统一,甚至做出错误的诊断。

(刘茂才　原载 1986 年《广州中医学院学报》)

第四节　继承不泥古，发扬不离宗
——临床辨证方法发挥

中医学以阴阳五行学说作为理论基础，辨证论治是其精华，将全面的、动态的、系统的观点贯穿在中医理论的各个方面和临床各科中，使中医学建立和发展成为独特医学体系。由于历史条件、社会环境的限制，不少认识是朴素的、自发的，且停留在宏观观察、直观性、猜测性上面，很难摆脱或然性、含混性。随着现代科学技术的发展和人类对疾病的认识，辨证论治出现了一些不适应性和不协调性，刘教授认为，当代中医应继承发扬、大胆革新，临证中重视辨证特长，去粗存精，勇于创新，以不断完善、充实中医辨证论治体系。他认为在有些情况下，应无"证"求"证"，有"证"舍"证"，进行微观辨证。

一、无"证"求"证"

在临床工作中，医生往往碰到"无证可辨"，或辨证无效、少效甚反效时，或一些新发现的疾病如发育异常、遗传病及一些新的理论、生物因子引起的病如 HBsAg（+）等，作为医者，这时如何"辨证施治"？应开拓思维，注意一般资料，并结合实践，参考病人平素耐受与诊前用药效应，于无证中求证。

一般资料之记录并非流于形式，实与临床辨证有密切关系，临证须应予注意。如通常认为壮年多实，老年多虚，四十以上多肝肾不足等，临床病证各有特点；春夏秋冬不同的季节气候或瞬时天气变化，不同地域环境，甚至职业、性格之差异，产生各自的多发病和不同病变性质，其他尚有病程（如病久多虚、久病必瘀等）、胃纳情况等，在无证可辨时，这些资料便成为辨证的主要依据。

临床辨证，必须了解患者的素质，包括对饮食与药物的耐受与反应之不同，如有人喜爱辛辣，有人不受温补，有人日进参茸，有人虚不受补；病者诊前对服用过中药的反应情况更是如此，临床辨证必须掌握和了解，对辨证遣方用药意义较大。如刘教授曾遇一壮年患者,症见咳嗽、面赤气粗、咯痰黄稠、舌苔黄腻、脉沉滑,一派"痰热"之象,但患者诉述平素不耐受寒凉,依意给予温剂,果然获效,此为无(寒)证而求(寒)证。

二、有"证"舍"证"

临床辨证时,对具体病例中的四诊资料,必须全面综合分析,不可把阳性四诊资料绝对化,更不可单凭一两个四诊所见,便轻率诊断,或由此感到四诊资料间矛盾重重,无法统一,甚至做出错误的辨治;况且有些传统理论或主张,不一定与当今临床相吻合,尚有待商榷。在有些情况下,判断准确时,当有"是证"而舍"是证"。临床中许多症状、脉象或相对客观的舌象都不能绝对化,有时甚至可以是相反的结果,尤其在临床杂病之辨证中更当注意。在临床辨证中,须注意由饮食因素或医源因素等所致之非原病因素所致之"病证",如各种染苔、老人睡眠张口醒后常感口干、口服复合维生素 B 出现尿黄、服退热剂或使用阿托品所致全身"反应"、鼻咽癌放疗后见鼻咽干燥舌光红无苔等,均非原病之本色,通过判断后,均查有"证"而舍"证",以免延误病情。

三、微观辨证

中医学强调"有诸内而形诸外",但在临床实践中,也暴露出其不全面性,有些疾患在外没有具体体现抑或靠医者本身无法发现其"形诸外",此时,就应以微观辨证去充实、补充传统的宏观辨证。如各种先进的技术在医学领域中的广泛应用,尤其是影像学、病理学、基因诊断等的采用,对于揭示疾病的本质发挥了一定作用,这些微观认识手段不仅拓宽和加深了传统"四诊"视野,应用得当必然提高中医辨治的水平。如临床脑出血者,在传统中医四诊中无法得知其为出血,从西医学水平,通过"望诊"可以认识到这是出血,是"离经之血","离经之血则为瘀血",刘教授主张早期使用活血化瘀药物,近十年来活血化瘀药物在脑出血中的应用及所取得的成绩,就充分肯定了这种微观辨证充实到传统辨证体系中的必要性和正确性。又如一些梅尼埃病之眩晕患者，临床表现无痰、水之征，但其病理改变是膜迷路积水，而"痰、饮、水本同而标异"，可以认为这是古人所谓"无形之痰"，结合其他情况，辨以风痰上扰，治之常获良效。

总之，刘教授强调，我们临证时，在坚持中医基础理论为指导、重视中医辨证为特长条件下，还应开拓思维，排除干扰，进行微观辨证、无"证"求"证"、有"证"舍"证"，抓住辨证之关键，灵活运用中医辨证。

（黄燕，卢明）

第五节 "血行"刍议
——当归治痫的联想

一、"风痰"在脑病临床治疗中的地位

已故广东省中医院名老中医林夏泉善用当归作为主药治疗癫痫病取得显著疗效，"除痫散"是一例证。当归乃为中医血之圣药，具有补血调经、活血止痛等功效，用之者治血也。痫之为病，风痰是要素，痫病之发，风之动也。当归治痫，治血而达息风也。古云："治风先治血，血行风自灭"也（此语目前多认为出自：宋·陈自明《妇人大全良方》；明·李中梓《医宗必读卷十·痹》）。究其本意：宋·陈自明《妇人大全良方·妇人贼风偏枯方论第八》记载："论曰：贼风偏枯者，是体偏虚受风，风客于半身也。人有劳伤血气，半身偏虚者，风乘虚入，客于半体，名为偏风也。其风邪入深，真气去，邪气留，发为偏枯。此由血气衰损，为风所客，令血气不相周荣于肌，故令偏枯也。"论曰："夫偏枯者，其状半身不遂，肌肉枯瘦，骨间疼痛，神智如常，名曰偏枯。仆原疾之由，皆由阴阳偏亏，脏腑怯弱，经络空虚，血气不足，当风冲坐，风邪乘虚而入，疾从斯作。"《黄帝内经》云："汗出偏沮，使人偏枯。"详其义理，如树木或有一边津液不能浸润而先枯槁，然后被风所害。人之身体，或有一边血气不能荣养而先枯槁，然后被风所苦，其理显然。王子亨有云：舟行于水，人处于风。水能泛舟而亦能覆舟；风能养体而亦能害体。盖谓船漏水入，体

漏风伤。古人有云:"医风先医血,血行风自灭是也。治之先宜养血,然后驱风,无不愈者。宜用大八风汤、增损茵芋酒、续断汤。"

大八风汤治中风偏枯、失喑、半身不遂,时复恍惚。组成:当归、杏仁(去皮尖,麸炒黄)、甘草、桂心、干姜(各二两,炮)、五味子、升麻(各两半)、川乌(炮,去皮尖)、黄芩、芍药、独活、防风、川芎、麻黄(去节)、秦艽、石斛(去根,切,酒蒸,炒)、人参、茯神、石膏、黄芪、紫菀(各一两)、大豆(三两,去皮,炒),上为粗末,每服五钱。水二盏,酒一合,煎至一盏,去滓温服。恍惚者,不用酒煎。此所言"偏枯"之因,在于人有劳伤血气,血气不足,一侧肢体血气不能荣养,而风邪乘虚而入,客于半体,发为偏枯(先有血虚,后被风客)。其之治,先宜养血,然后驱风(实际上综合用药,风血同治)。

明·李中梓在《医宗必读卷十·痹》阐述行痹的治法时说:"治行痹者,散风为主,御寒利湿仍不可废。大抵参以补血之剂,盖治风先治血,血行风灭也。"此"行痹"者,乃痹病中其风气胜者为行痹。行痹之治,除祛邪外(驱风、寒、湿邪)尚须参以补血之剂。治血以灭风也。两家之说,一字之别,但意义相同,均指明了治风与治血的关系。后世医家却多有拓展,广泛用于治疗以风邪为主要病理因素的疾病。

二、中医学对"风"的含义和风的特性的认识

风的含义:中医的风是指"天地之间空中转运之大气"。"风、寒、暑、湿、燥、火"六气,是自然界六种不同气候变化,在正常情况下,六气不会使人患病,但其变化超越人体的适应能力或人体的正气不足,不能抵抗或适应气候变化之时,六气就成为"六淫"(或"六邪")。《素问·至真要大论》:"五气更主,各有所先,当其位则正",风"当其位则正"称为"实风",即春夏秋冬的正常气候更替,风"非其位则邪",谓为"虚风、邪风",伤人者也。伤人之风则有内外之别。风邪从外感所致,称之为"外风";风邪非外感所致,而是在机体疾病过程中所出现的震颤、摇摆、抽搐、眩晕等一系列具有风邪之"动"的特性的一类病证,则称之为"内风"。叶天士《临证指南医案》:"内风乃身中阳气之变动。"

风之特性,风为阳邪,轻扬、主动、善行、数变,通于肝,为百病之长,这是风邪的基本特点。风为阳邪,其性开泄,善动不居,变化无定,有向上、向外及主动的特点。风为百病之长,寒、暑、湿、燥、火(热)诸邪,多依附于风而侵入人体,所以风为外感六淫的先导,《素问·骨空论》说:"风者,百病之始也。"

风之特性善行数变,"善行",指风邪可移行于人体的任何部位,风邪致病多具有病位游移、行无定处的特点;"数变",指风邪为病具有使病情变化迅速、病机复杂的特点,以风邪为先导的疾病无论是外感还是内伤,一般都具有发病急、变化多、传变快等特征。

风之特性:主动;天地之间的大气流动,令自然界的草木物体摇动、劲急,此乃风之性动也。临床所现震颤、摇摆、动掉、抽搐、角弓反张、口眼歪斜、手足搐搦、眩晕、筋惕、肉跳等征象,亦具有"动"之特性,古人责之于风邪。如外感热病中的"热极生风",内伤杂病中的"肝阳化风"或"血虚生风"等证,均有风邪动摇的表现。《素问·金匮真言论》:"风胜则动。"《素问·至真要大论》:"诸暴强直,皆属于风。"

风之特性:风为阳邪,轻扬善升;风主于春,"其性为暄""其用为动",故属阳邪。而风之伤人,常先病阳位,故《素问·太阴阳明论》:"故阳受风气,阴受湿气……故伤于风者,上先受之;伤于湿者,下先受之。"风与湿相对以阴阳上下来区分受病部位的不同。风既为阳邪,其性善升,头乃诸阳之会,因此头部的病症多与风邪有关。"巅高之上,唯风可到"。风客巅顶头面,则常见头痛、眩晕等症。

风之特性:风气通于肝;《素问·阴阳应象大论》曰:"东方生风,风生木,木生酸,酸生肝,肝生筋。"《素问·阴阳应象大论》:"在天为风,在地为木,在体为筋,在藏为肝",《素问·至真要大论》曰:"风木受邪,肝病生焉"。《素问·至真要大论》:"诸风掉眩,皆属于肝。"(内风就是肝风,肝居胁部,它的生理功能是藏血,主疏泄,主筋,其华在爪,开窍于目,与胆相表里。)

风之特性:风为百病之长:风邪是外感病因的先导,寒、湿、燥、热等邪,往往都依附于风而侵袭人体。如风寒、风热、风湿、暑风、风燥、风火等。临床上风邪为患较多,居六淫之首,并易与六淫诸邪相合而为病。

三、肝脏的生理功能

肝主疏泄：泛指肝脏具有疏通、条达、升发、畅泄全身气机作用，调节精神情志：人的精神活动除由心所主外，还与肝的疏泄功能有关。包括促进精血津液的运行输布、脾胃之气的升降、胆汁的分泌排泄以及情志的舒畅等功能。

调节气血津液运行：血液的运行和津液的输布代谢，有赖于气机的调畅。气能运血，气行则血行，故说肝气的疏泄作用能促进血液的运行；气能行津，气行则津布，故说肝的疏泄作用能促进津液的输布代谢，使之无聚湿成水生痰化饮之患。

促进脾胃的运化功能和胆汁分泌排泄：脾气以升为健，胃气以降为和。脾胃的运化功能，体现在脾胃之气的升降相因，平衡协调，这与肝气的疏泄功能有密切的关系。另一方面，饮食物的消化吸收还要借助于胆汁的分泌和排泄，因为胆汁是参与饮食物消化和吸收的"精汁"。胆汁乃肝之余气所化，其分泌和排泄受肝气疏泄功能的影响。

调节生殖功能：女子的排卵与月经来潮，男子的排精等，与肝气的疏泄功能有密切的关系。肝气的疏泄功能正常，则精液排泄通畅有度；肝失疏泄，则排精不畅。肝气的疏泄功能正常，则月经周期正常，经行通畅；若肝失疏泄，气机失调，则见月经周期紊乱，经行不畅，甚或痛经。由于肝气的疏泄功能对女子的生殖功能尤为重要，故有"女子以肝为先天"之说。

肝脏主藏血：肝脏具有贮藏血液、调节血量和防止出血的功能。贮藏血液：肝贮藏一定血液于肝内及冲脉之中，以供机体各部分生活活动所需。肝又称"血海"。调节血量：肝根据生理需要调节人体各部分血量的分配。

肝脏的生理功能：防止出血：肝主凝血以防止出血。气有固摄血液之能，肝气充足，则能固摄肝血而不致出血；又因阴气主凝，肝阴充足，肝阳被涵，阴阳协调，则能发挥凝血功能而防止出血。故明代章潢《图书编》说："肝者，凝血之本。"肝藏血功能失职，可引起各种出血。其病机大致有三：一是肝气虚弱，收摄无力。二是肝阴不足，肝阳偏亢，血不得凝而出血不止。三是肝火亢盛,灼伤脉络,迫血妄行。

肝脏气血阴阳平衡失调,演变为病理性的肝风内动证。肝风内动证是指肝血不足,肝失所养引起的以眩晕欲扑、抽搐、震颤等具有动摇特点一类症状的证候。常见四种证候类型,即肝阳化风、热极生风、阴虚动风、血虚生风。

肝阳化风证,是指肝阳亢逆无制而表现动风的证候。多因肝肾之阴久亏,肝阳失潜而暴发。

热极生风证,是指热邪亢盛引动肝风所表现的证候。多由邪热亢盛,燔灼肝经,热闭心神而发病。

阴虚动风证,是指阴液亏虚引动肝风表现的证候。多因外感热病后期阴液耗损,或内伤久病,阴液亏虚而发病。

血虚生风证,是指血虚筋脉失养所表现的动风证候。多由急慢性出血过多,或久病血虚所引起。

四、"血行"刍议——"血行"与"风自灭"

"血行"的内涵是什么?"血行"有三要素(血液正常循环必须具备三个条件):其一,血液旺盛;其二,脉道(血之隧道)畅通;其三,足够的推动力。"治风先治血,血行风自灭",要达到风邪自灭,其"治血"的内涵就不只是血虚的问题,而应该从"血行"的角度去治血,以建立有效的血液循环。

(一)血液旺盛

血要充而旺,使之注之于脉,灌溉一身,目得之而能视,耳得之而能听,手得之而能摄,掌得之而能握,足得之而能步,脏得之而能液,腑得之而能气(脏腑得到血液滋养以后,脏能发挥其藏精气的功能,腑能发挥其传化物的功能),诸经能恃其长养,为生命活动提供营养物质,发挥营养和滋润作用。血自形成之后,贮藏在肝中,称为"肝藏血",再通过心的推动,流动于全身脉中,称为"心主血脉",脾能控制血的运行,防止血溢出脉外,称为"脾统血"。血就这样循环往复地运行在脉中,内至脏腑,外达肢节,灌溉一身。临床血气旺盛,则使得人脸色红润,肌肉丰满壮实,肌肤毛发光滑亮泽,显得有精神。"治风先治血,血行风自灭。"所指所治之"血"应当要有此效能方能使风自灭。

血之注之于脉,充则实,少则涩,生旺则诸经恃其长养,衰竭则百脉由此空虚,血盛则形盛,血弱则形衰。血病种种,归类不一。《顾氏医镜》把血病归三类:血虚、血热、血郁,故治血有三法:一曰补血,血虚宜滋之、补之;二曰凉血,血热宜清之、凉之;三曰和血、行血,血郁宜通之、下之。

《神农本草经疏》亦分三类:血虚、血热、血瘀,治血虚宜补之,血热宜清之、凉之,血瘀宜通之。《景岳全书》在关于血病的辨证施治中,内容广泛,列出15种之多,提及血滞、血寒、血热、血陷、血燥、血滑、血涩、血畜等。《医述》引《医学六要》血证有四:曰虚、曰瘀、曰热、曰寒。治法有五:曰补、曰下、曰破、曰凉、曰温。

赵金铎主编《中医证候鉴别诊断学》血证证候有:血虚、血脱、血瘀、血热、血燥、血寒六种。邓铁涛主编《实用中医诊断学》血病辨证中有:血虚证、血瘀证、血热证、出血证。

临床所见血病种种:

1. 血虚证 体内血液不足,肢体脏腑百脉失于濡养而出现的全身性衰弱证候的总称。若果血虚而筋脉失养出现动风证候,则可谓之为"血虚生风"。因失血过多或病久正虚,化源不足,使筋脉、爪甲、肌肤、头面失于濡养,除临床易见面色苍白、嘴唇、指甲的颜色黯淡、失眠乏力等表现外,临床亦容易出现眩晕、手足震颤、瘛疭、筋脉拘挛、肌肤麻木等虚风内动的证候,通常谓之"血虚生风"。

2. 血瘀证 指血行不畅,甚至停滞凝聚,或离经之血积于体内,影响气血运行所产生的各种临床表现的概称。瘀阻部位不同,症状不同。血瘀气滞证,动脉粥样硬化(AS)是一个多因素参与、多基因异常调控的复杂病理过程。中医认为AS的病因病机为本虚标实,标实为痰和瘀。"瘀"的本质研究认为"瘀"实质包括动脉粥样硬化斑块、血栓形成、高血凝及高脂血症的病理解剖及病理生化的有形变化。

血瘀证诊断标准——实验室依据:微循环障碍;血液流变学异常;血液

凝固性增高或纤溶活性降低;血小板聚集增高或释放功能亢进;血流动力学障碍;病理切片示有瘀血表现等;特异性新技术显示血管阻塞。

3. 血热证 指血分有热,或热邪侵犯血分而出现的伤阴、动血、热扰神明等临床表现的统称。血属阴,热在血分,故入夜则身热较甚;血热扰于心神,故心烦躁扰如狂,甚则昏迷;邪热迫血妄行,则有出血等证。

4. 血热血瘀证 亦称血热搏结证,多因感受外邪,或情志内伤,或脏腑功能失调,或瘀血留滞,郁而化热,以致血热搏结而成。临床一般常见头痛如刺,发热,或见出血,既有血瘀证,又有血热证表现者(高血压脑出血患者可见之)。

5. 血寒证 阴寒之邪侵犯血分或气虚失其温煦,而出现血脉凝滞、收引等临床表现的概称。

6. 血寒血瘀证 血寒证与血瘀证两者都有血脉凝滞症状,在病因病机上密切相关,但有一定区别。从病因而论,血寒证多由素体阳虚,寒邪客于血脉之中,而致气血运行迟缓。血寒是形成血瘀的病因之一,血瘀证却是血寒证进一步发展的结果。

7. 血燥证 又称内燥。体内精血亏夺而出现机体失于滋润的临床表现的概称。多由失血过多或温病后期,久病精血内夺,年高精血衰少,或吐泻、多汗、伤津及血,或瘀血内阻,新血不生所致。《景岳全书》:"血有燥者,宜润之,以奶酪、酥油、蜂蜜、天门冬、柏子仁、苁蓉、当归、百合、胡桃肉之属。"

8. 血蓄证 离经之血积于体内,如脑出血血肿停留或大面积梗死之类,产生水肿压迫周围组织出现相关症状。《景岳全书》:"血有蓄而结者,宜破之逐之,以桃仁、红花、苏木、玄胡、三棱、莪术、五灵脂、大黄、芒硝之属。"

9. 血脱证 又名脱血。是由于突然大量失血或长期出血,去血过多所致,属于严重阴血亏耗,阳气衰少的证候。

10. 血滞证 血滞证与血瘀证密切相关,可以理解为血瘀证的轻症或前期,血瘀证则是血滞证发展的结果。瘀血的形成除外伤原因外,必然有一个血液运行变化即血液运行缓慢或血质变浓变黏的过程,这一过程所产生的病变则称为血滞证。《景岳全书》:"血有虚而滞者,宜补之活之,以当归、牛膝、川芎、熟地、醇酒之属。""血有寒滞不化及火不归原者,宜温之,以肉桂、附子、干姜、姜汁之属。"

11. 血涩证 是因元气亏虚,无力推动血液运行,使血液运行缓慢而出现血流涩滞的证候。常表现为身倦乏力,少气懒言,面色无华,舌淡紫,脉涩无力。(滞与涩两者有一定差别,"滞",壅滞、浓、黏、凝、聚,突出缓慢;"涩",不流利,不光滑、粗糙,突出不流利)《景岳全书》:"血有涩者,宜利之,以牛膝、车前、茯苓、泽泻、木通、瞿麦、益母草、滑石之属。"

12. 血滑证 与血涩证相反,因脏腑怯弱,水谷精微物质失衡,致营液中浓黏凝聚度下降,血液运行加快的证候。若加之火热或气逆抟击,或气虚失摄,将致生各种血证。《景岳全书》:"血有滑者,宜涩之止之,以棕灰、发灰、白及、人中白、蒲黄、松花、百草霜、百药煎、诃子、五味子、乌梅、地榆、文蛤、川续断、椿白皮之属。"("气温则血滑","而血动之由,惟火惟气耳!")。

宋代陈自明所言偏枯乃血虚而后风气所客而成;从临床过程说,由于血虚而出现了风证,可谓之血虚而生风证,即谓之"血虚生风"。《通俗伤寒论·六经方药》载:血虚生风,非真风也。实因血不养筋,筋脉拘挛,伸缩不能自如,故手足瘫痪,类似风动,故曰内虚暗风,通称肝风。"明·李中梓只言"行瘀"治疗要"参以补血之剂"并未阐述风从何生,但两人皆明言"治风先治血"。

翻阅了一些古代文献,只见有"血虚生风"之说,是否其他血病皆可生风? 一些近代文献则谓:无论血虚、血热、血寒、血瘀、血燥皆可引起风证。种种血病,我认为只要能引起肝血不足,肝之疏泄、藏血功能失职,筋脉失于濡养滋润,就说明有肝风内动的病理基础。

(二)脉道(血之隧道)**畅通**

要有完整而通畅的脉管系统。脉是血液运行的管道,又称"血府"。脉具有运行血液的作用,血液在脉中循环于全身,内至脏腑,外达肢节,为生命活动提供营养物质,发挥营养和滋润作用。

动脉粥样硬化(AS)斑块的钙化和溃疡、血栓形成及出血等复合性病变,引起血管弹性减弱、血管狭窄及血液流变学改变而发生瘀滞或缺血的状态,必然影响脉道的畅通与完整,为肝风内动构成了病理基础。脉道畅通与否或畅通的程度仅从中医角度能够把握的信息不多,动脉硬化、血管狭窄、斑块形成、血管畸形、动脉瘤、肿瘤压迫等,须借助现代科技检测。

动脉粥样硬化(AS)是一个多因素参与、多基因异常调控的复杂病理过程。中医认为 AS 的病因病机为本虚标实,标实为痰和瘀。"瘀"的本质研究认为"瘀"实质包括 AS 斑块、血栓形成、高血凝及高脂血症的病理解剖及病理生化的有形变化。

(三)足够的推动力

血随气行,周流不停,有赖于气的推动(具体表现在心气的推动、肺气的敷布、肝气的疏泄等方面);亦有赖脾气对血液的统摄,使其正常运行于脉内。"盖气者血之帅也,气行则血,气止则血止,气温则血滑,气寒则血凝,气有一息之不运,则血有一息之不行。"从动力角度说,其障碍常见有几种情况:

1. 气虚证　机体脏腑功能衰退,元气不足而出现的全身性虚弱症状的总称。

2. 气陷证　先天不足、后天失调造成元气亏损,气机升降失常,出现以中气下陷,升举无力为特征的一系列症状的总称。(中风重症)

3. 气脱证　机体正气虚怯,元气衰惫,气随血脱,阴阳欲离而出现的多种危急症状的总称。

4. 气滞证　机体某一部分,某一脏腑,某一经络的气机流通发生障碍,出现"气行不畅""不通则痛"等一系列症状的总称。(中风)

5. 气逆证　肺、胃、肝等气机升降出入失常,出现元气当降不降,当入不入,升举无度,气行不顺而反逆上的各种症状的总称。血之与气并走上,(脑出血)

6. 气闭证　因邪气壅盛,气机逆乱,阴阳乖戾,而导致九窍闭塞不通所出现的危急症状的总称。(中风闭症)

7. 气虚血瘀证　是气虚运血无力,血行瘀滞而表现的症候。常由病久气虚,渐致瘀血内停而引起。多为虚中夹实,以气虚和血瘀的症候表现为辨证要点。

8. 气滞血瘀　是指气滞和血瘀同时存在。是气机郁滞而致血行瘀阻所出现的征候,一般多先由气的运行不畅,然后引起血液的运行瘀滞,是先有气滞,由气滞而导致血瘀;也可由离经之血等瘀血阻滞,影响气的运行,这就先有瘀血,由瘀血导致气滞;也可因闪挫等损伤而气滞与血瘀同时形成。气滞、血瘀常常同时存在,因此有"气滞血则瘀"之说。由于肝主疏泄,主条达,又主藏血,所以肝失疏泄,肝气郁结而致气滞血瘀者为多见。

具备了这三个良好的要素(条件)(血液旺盛、血脉流畅完整、良好的动力),这样的"血行",应该说绝大多数的"风证"是可以祛除或预防发生的,达到其风自灭的。

但是我们也要看到或想到,临床上确实有一些"风证"是不能仅靠这三要素熄灭的,更不能仅以"治血"就把风证消除。

临床上对中风病全方位的防与治,在某种意义上说,是对动脉硬化的防与治,其根本在于对血与脉的呵护。完整而通畅的脉管系统,无疑将大大减少中风病的发生。《灵枢·平人绝谷》:"血脉和利,精神乃居",因而对血与脉的呵护之最终目的在于追求人的健康长寿!

(刘茂才)

第六节　试谈痰与脑病临床

有云:"百病皆因痰作祟"。百病未必尽都有痰,但脑病诸多疾病中,确与痰密切相关。在临床中,若能引起重视,并能给予恰当的防治,将对临床产生重要意义。

一、痰的概念

《辞海》言痰是"肺支气管黏膜急性和慢性发炎时的分泌物"。《黄帝内经》有"饮"而无"痰",但描述痰症痰病的记载则多处提及。如《素问·评热病论》有"使人强上冥视,唾出若涕","咳出青黄涕,其状如脓"等。汉代张仲景首创痰饮病名,至杨仁斋《仁斋直指方》首先将痰、饮分为二门。严用和、张子和、朱丹溪等都有痰病专论。

中医学认为痰是由于外感六淫、内伤七情、饮食劳倦等因素，导致肺脾肾为主的功能失常，三焦气化失司而致水液调节代谢失常，津液不从正化而凝聚成的一种病理产物。目前多认为痰既是一种病理产物，又是一种致病因子。

痰的表象，分狭义与广义两大类。狭义之痰主要指肺系疾病的分泌物，多数可随呼吸发出鸣响而闻及，或可随咳嗽而咯出，视之或见。广义之痰是人体肺系之外其他部位之痰的总称。其在胃者，多可随呕吐而出而见之；在肠者，多可随大便而出而见之；在浅表的肌肤经络筋骨者，因局部肿块、结节而触及，皆有形可见；在头颅、椎管及深在的经络、筋骨、脏腑等深在部位之痰，则不能只凭简单的望、闻、切见之，而只能借助证候的分析，病机的推导及有关辅助的理化检查（四诊的延伸）作出判断。

二、痰的临床表现

（一）痰的一般临床表现

痰的临床表现极为复杂，变幻百端，甚至离奇古怪，有如"无端弄鬼，似祟非祟"（《医述》引王隐君论）。痰的病证"痰之为物，随气升降，无处不到，为喘、为嗽、为呕、为泻、为眩晕心嘈、为怔忡惊悸、为寒热肿痛、为痞满隔塞、或胸胁漉漉如雷鸣，或浑身习习如虫行，或身中结核不红不肿，或颈项成块似疬非疬，或塞于咽喉状若梅核，或出于咯出形若桃胶，或胸臆间如有二气交纽，或背心常作一点冰冷，或皮间赤肿如火，或心下寒痛如冰，或一肢肿硬麻仁，或胁梢癖积成形，或骨节刺痛无常，或腰腿酸刺无力，或吐冷涎绿水墨汁，或梦烟火剑戟丛生，或大小便脓，或关格不通，或走马喉痹，或齿痛耳鸣，以至劳瘵、癫痫、失音、瘫痪、妇人经闭、带下，小儿惊风搐搦，甚或无端见鬼，似祟非祟，悉属痰候"。

王维治主编《神经病学》人民卫生出版社2010年4月第1版在"血栓形成性脑梗死"中就基底动脉尖综合征（TOBS）中指出脑干首端网状受损者"常在黄昏时出现，以形象、生动、具体的视幻觉为主，如看到活动的人和动物,丰富多彩的画面和景色,复杂的曲线等";而"脑桥幻觉看到墙壁弯曲、扭曲或倒塌感,有时仿佛隔墙看见邻室的对象,甚至见人经墙进入邻室"(脑梗死—痰瘀痹阻脑脉),其临床表现涉及精神、情志、意识、记忆、睡眠、言语、瘫痪、不随意运动、共济失调、感觉障碍、眩晕、头痛等。在脑系疾病之痰所出现的症状体征表现,可责之于痰蒙清窍、痰火上扰神明、痰瘀痹阻脑脉、痰浊流窜痹阻脑脉、风痰上扰清窍、胆郁痰扰、风痰入络、痰注经络、痰热腑实、痰瘀闭阻清窍、风痰瘀血闭阻脉络、毒伤脑络、颅脑水瘀等。诚然,痰邪为害可致上述诸多脑病(神经、精神)症状,但此等症状并非痰邪为害所独有,临症必须综合辨证判断。

(二)脑病临床中痰的表现特点

1. 缺乏具体确切的痰的有形可见表象 脑病之痰不似在肺(呼吸系疾病)之咳嗽、咯痰、气喘,有痰黄、痰白、痰稀、痰黏、唾出痰涎等表象可见;亦无肿块、结节等有形可及;亦不能以舌体弛纵胖大、舌面津液润滑或形体肥胖等象而断之为脑病之痰;

2. 脑病临床中痰的表现 需靠证候分析、病机推导来判断;借助四诊的延伸所得(血脂升高、脑动脉硬化、斑块形成、颅内肿块、脑水肿等);多与风、火、虚、瘀等因素合并而为病;所主症候并非痰病所专有。

三、痰致脑病

痰这一病理产物,一旦产生,就必将影响机体脏腑气机的升降和气血的运行,又总是作为一种致病因子与原始病因或其他因素共同参与机体病理过程,从而形成新的病症。表明痰一旦产生,就可由一种病理产物转化为一种致病因子,由标转化为致病之本,只是非本中之本而已。痰致脑病可直接或间接而成。

如肺系痰邪致发脑病,以间接而成,主要通过脏腑功能的失调,气血、经络运行的障碍而产生脑病。如温病之痰热壅肺(各类重症肺炎等),可因邪热炽盛、痰热交阻、内陷心包、蒙蔽神明而现高热神昏(感染性中毒性脑病之类;或痰热交阻,正不胜邪,致元气败脱而厥脱神昏(感染性休克等);或正虚邪实,痰液黏稠,排咯困难,而痰液阻塞气道而致阳气暴绝,脑髓元神失养,病人突然抽搐昏迷(窒息)等。

狭义痰邪亦可直接致生脑病,如风温、肺胀、肺痨、咳喘、咯血诸病,皆可因痰邪流窜直冲犯脑而出现头痛、高热神昏、抽搐等脑病证候(败血症、转移性脑脓肿等)。

广义之痰致生脑病亦是如此。如心痹或心瘅(类风心病或细菌性心内膜炎)之痰瘀浊毒流窜脑脉,致成中风,或致毒邪侵犯脑髓,而高热神昏;风痰瘀血痹阻脉络、痰热腑实、风痰上扰、痰湿蒙蔽清窍、痰热内闭心窍之中风症、痰浊中阻之眩晕、痰浊上蒙之头痛、痰热动风之颤证、痰热内扰之失眠、真心痛之痰瘀痹阻心脉(心梗)而出现的厥脱(心源性休克)等,都是痰(或痰与其他因素)作为致病因子而致生脑病的。

痰致生的脑病,又可产生新的痰症。脑的生理功能失常,必然影响五脏六腑之功能,以及气血、经络之运行,从而导致新的津液不从正化,产生新的痰症。

如中风暴厥,喉间痰涎壅盛,这种痰涎乃为中风病而产生的新的痰症;中风病发之后,由于脑脉之痹阻,或脑脉气血之郁积,致清阳之气不得舒展,津液渗泄,为痰为饮(脑水肿),此亦为新生之痰;中风病发,脑脉痹阻,或血溢脑脉之外,致津凝血败,亦化为痰(脑软化)。这种痰之产生与存在,在一定条件下,可互为因果,甚至造成恶性循环,为害无穷。

从痰的含义上说,痰乃津液不从正化的一种病理产物。清·李用粹《证治汇补》云:"营卫不清,气血浊败,熏蒸津液,痰乃生焉。"因而可以认为西医学之高脂血症,类似中医痰浊是也;动脉内膜深层的脂肪变性,胆固醇的沉积,所形成的粥样硬化斑块可视为痰浊之积聚产物。

痰浊可以阻滞脉道或沉积血府而促发高血压、动脉硬化,两者并可造成恶性循环,而高血压、动脉硬化是脑血管病最重要的原因之一。痰浊或因痰浊沉积血府所形成之硬化斑块之存在,轻者可无明显症状,但埋伏着危险因素,可视之存在伏痰;轻则可现头痛、头胀、记忆下降、失眠、肢麻等症;重则可发为中风、痴呆,或使清窍闭塞,为闭为脱,阴阳离决,危及生命。在脑病临床中,脑血管病是最常见的疾病之一,而又是三大死因之一,可知痰致脑病之常见与重要性。

四、脑病临床中痰的治疗

临床治痰之法,总不离乎急则治标,缓则治本,或标本兼治等原则。治病固当求本,然须看痰势缓急。缓则治本固也;若痰势盛急,度难行散,非攻无由去也;虚人可标本兼治,攻补兼施;若势甚紧急,则虽虚人,亦当先攻后补。临床必须根据痰之所在部位,寒热虚实之不同,以及痰与其他病理产物合邪为病之异,予以辨证施治。

已生之痰,力求化之。化之之法,视其已发病与否,及其类型不同而异。在脑之痰,多选用天麻、制胆星、猴枣、竹沥、白附子、僵蚕、礞石、海藻等药。脑病之痰又多与风、与瘀合而为病,故脑病化痰之法,往往与息风通络、祛瘀活血之品联用。天麻、全虫、蜈蚣、地龙干、水蛭等。如中风病,我们强调痰瘀贯穿始终,痰为血类,痰与瘀血同治。诚然,贯穿始终并不等于治疗攻破始终,要防痰防瘀相结合。至于已有痰象而又未见病发者,更应扶正祛邪相结合。

痰未生者,求其本。要从六淫、七情、饮食劳倦等因素全方位防范痰的生成,力求防而不生,健脾、补肾、疏理三焦乃为重点。通常皆谓:"脾为生痰之源,肺为贮痰之器。"其本亦有虚实之分。痰之产生,有邪实与正虚两方面,故求其本者,亦有祛邪与补虚两方面。有如外感风邪所致者,要祛风;热邪所致者,要清热;肝郁气滞所致者,要疏肝行气;阴虚火旺者,要养阴降火;脾虚湿聚者,要健脾燥湿等。

在脑病临床中,除了有痰邪表现的证候,固然可按痰论治外,对一些无明显的痰邪表现,但其表现怪异,或经过常规辨治疗效不佳,或西医学检查提示有血脂增高、动脉硬化、脑软化、脑及其他神经组织水肿、脑肿瘤等都可按痰论治,或许可能收到意想不到的效果。

（刘茂才）

第七节 从"无形之痰"辨治疑难脑病

中医理论认为"怪病多痰",脑科疑难病症与"无形之痰"怎样认识,刘教授认为,在疑难脑病中,"无形之痰"既是病理产物,又是致病因子,二者常可循环往复,使病症加重、复杂化。痰致生脑病后,又可产生新的痰证,此因脑病后其生理功能失常,必然影响五脏六腑之功能,以及气血津液、经络之运行,从而又导致津液不从正化,产生新的痰证。

"无形之痰"所致疑难脑病,其临床表现极为复杂,变化百端,常见病症有:中风、癫病、痫病、颤证、头痛、眩晕、麻木、神昏、狂证、昏厥、呆病、健忘、心悸、梦游、不寐等。其病证亦多种多样,这些脑病的发病与证候演变都与"无形之痰"有密切关系:如痰火蒙蔽清窍之神昏、痰浊中阻,清阳不升的眩晕、癫病、痰热动风的痫病、痰浊凌心的心悸、风痰上扰清窍、风痰入络、痰注经络、痰热腑实、痰瘀闭阻清窍、风痰瘀血痹阻脉络之中风病等,这些均可以出现由于"无形之痰"所致之病证及表现。他指出"无形之痰"为害可致疑难脑病的诸多表现,但这些表现并非单纯由"无形之痰"所导致,往往痰气交加,痰瘀互结,风痰阻滞,痰热为患,久病,怪病多夹杂痰的病理因素。临床必须综合判断,是否有痰、痰的标本缓急如何、寒热虚实何属、痰从何来,以及合并那些病邪合而为病等,均需详察,方能予以辨证施治。

刘茂才教授在诊治疑难脑病中"无形之痰"有丰富的经验。在临床上,常用的脑病之治痰药有天竺黄、法半夏、制胆星、橘红、猴枣、远志、竹茹、石菖蒲、海藻、白芥子、礞石等药物,并且认为致疑难脑病之"无形之痰"多与风、瘀、气相互为病,故其治常与息风通络、活血驱瘀之品合用,如天麻、全虫、蜈蚣、地龙、当归、水蛭、丹参等。

"无形之痰"在中风的发病中,常有脾虚或过食肥甘厚味,酿生痰浊,随气升降出入,痹阻脑脉,成为中风发病的重要基础之一;中风发病后,由于脑脉痹阻或脑脉气血之郁积,致清阳之气不及舒展,津液渗泄,成为痰饮(脑水肿),此为新生之痰;或由于血溢脑脉之外,致津凝血败,亦化为痰;此等均为"无形之痰"。痰证在中风发病中占有重要地位,是中风病急性期的主要病因病机之一,我们通过观察中风患者1418例,结果急性期痰证514例(70.7%),痰瘀并见483例(66.4%);恢复期痰证323例(77.8%),痰瘀并见285例(68.7%),后遗症期痰证178例(64.5%),痰瘀并见169例(61.2%)。血瘀证和痰证在中风患者证候分布中占有重要地位,是中风病的两大主要病理因素;瘀血证和痰证常相兼为患,痰瘀互结是中风病的基本病机,并贯穿疾病的始终。这一结论为临床确立痰瘀同治的基本治疗大法提供了有力的依据。北京"中风病证候学与临床诊断的研究"科研协作组通过1085例的中风病患者的研究亦表明,痰瘀二证几乎贯穿整个病程。

在其他疑难脑病中,亦可见"无形之痰"。于其发病中,痰致病,病生痰,互为因果,甚至造成恶性循环,为害无穷。如刘教授认为,痴呆的病因病机以肝肾不足、气血亏虚为主,但痰浊为患、痰瘀互结也是一个重要的方面,一方面因年老元气衰弱,脾虚生痰;另一方面,过食肥甘,酿生痰浊,痰浊随气血运行,滞塞脑窍,脑髓失养,神机失用,发为痴呆。这些痰浊往往缺乏"有形之痰"的临床表现,但患者往往见神情呆滞、苔腻、脉滑等,这些当属"无形之痰"的表现;据此,刘教授创立了"痴复康"经验方,除重视补益气血肝肾外,涤痰开窍是一个重要治法,在临床辨证用药中,常选用法夏、石菖蒲、远志、郁金、牛黄粉等涤痰开窍醒脑;应用"痴复康"治疗肝肾气血不足、痰浊阻滞清窍之老年期痴呆,临床疗效及伴随症状改善情况均较好。如他擅治之痫病,在师承林夏泉老中医的基础上,认为其病由风、痰、虚、瘀交错为患,风盛痰壅则致发病,研制由天麻、全虫、胆南星、当归等药组成之"益脑安"胶囊,所诊患者常无明显痰象,但在辨证基础上考虑有"无形之痰",临床用之颇有验效,该药且已通过初步动物实验,说明其有抗癫痫作用。

然而,刘教授同时指出,包括疑难脑病在内的许多临床杂病,其临床常无明显痰象,但其表现怪异,治疗棘手或经常规辨证效果不佳,或如其他一些特异的西医学检查结果者,如他常在血脂增高、动脉硬化、脑软化、神经组织水肿、脑肿瘤等疑难脑病患者,取"痰为诸病之源,怪病皆由痰成也"之论,结合"无形之痰"考虑,综合辨治,均获较好疗效,值得探讨。

(刘茂才,卢明,黄燕)

第八节 脑病临床防治思路解读

一、前言

脑位于颅内,由髓汇集而成,故名"髓海",为元神之官,生命之主宰。脑藏髓,主神志,智能出焉。脑为发令之官,髓为传令之使,督脉通贯脑髓,连输五脏,协调于五脏六腑,统辖于四肢百骸。脑开窍于五官,灵机现于瞳子,应于语言。脑之经脉为督脉而统率诸阳,通过督脉贯穿脑髓而共同发挥协调五脏六腑的生理作用。

中医脑病是指各种致病因素直接或间接作用于脑、脊髓而导致脑和脊髓功能障碍或异常的一类疾病。其内容极广,通常包含外感性、内伤性、外伤性、先天性、中毒性、心因性及其他一些原因所致脑病。包含着西医学之神经、精神两大类疾病在内。

脑病范围极为广泛,而且诸多脑病目前皆属疑难病症,结合我们目前门诊主要接诊的病种,多是急性期后中风病、眩晕、拘证、颤证、癫痫、呆证、痿证、痹证、骨摇、失眠、头痛、郁证等,面对这些病种,我们的总体防治策略是"调气血,健脾肾;祛痰瘀,护血脉;合调肝,安脑神。"现就此解读一下,请各位批评指正。

二、"调气血,健脾肾;祛痰瘀,护血脉;合调肝,安脑神"——防治中医脑系疾病的基本思路

(一)调气血

气血是构成人体和维持人体生命活动的基本物质。生命活动离不开气与血。有血气才能有神气,人的精神思维意识生命活动才能正常进行。

《素问·调经论》:"人之所有者,血与气耳。"《寿世保元》:"人生之初,具

此阴阳,则亦具此血气。所以得全性命者,气与血也。血气者,乃人身之根本乎! 气取诸阳,血取诸阴。血为荣,荣行脉中,滋荣之义也;气为卫,卫行脉外,护卫之义也……阴阳相贯,血荣气卫,常相流通,何病之有? 一窒碍焉,则百病由此而生……"说明气与血在人体生命活动中占有重要的地位,必须首先顾护气血。

1. 气　气主要来源于先天之气和后天之气。先天之气禀受于父母,先身而生,是构成生命机体的原始物质;后天之气包括饮食物中的营养物质即水谷之气和存在于自然界的清气,他们都在后天通过饮食和呼吸活动从自然界摄取。

气在人体内是不断进行着升降出入运动的精微物质,气的升降出入是脏腑功能活动的表现形式。在人的机体内,气主要发挥着推动、温煦、防御、固摄、气化和营养作用,是构成人体、维持人体生命活动的最基本物质。

2. 血　血是运行于脉中而循环流注全身的富有营养和滋润作用的红色液体,是构成维持人体生命活动的基本物质之一。《灵枢·决气》曰:"中焦受气取汁,变化为赤,是谓血。"血来源于水谷精气,通过脾胃的生化输布注之于脉,化而为血,由心所主,藏于肝,统于脾,循行于脉中,到达全身各部。全身脏腑、五官九窍、四肢百骸无一不是在血的濡养之下发挥正常的生理功能的。

《素问·五脏生成》:"肝受血而能视,足受血而能步,掌受血而能握,指受血而能摄。"《景岳全书·补血证》亦云:"故凡为七窍之灵,为四肢之用,为筋骨之和柔,为肌肉之丰盛,以至滋脏腑,安神魂,润颜色,充营卫,津液得以通行,二阴得以调畅,凡形质所在,无非血之用也。"气与血,生命之所依,临床必须时时、处处、事事都要给予呵护(诚然,呵护的同时也包含着防与治)。气血旺盛,身体健康!

(二) 健脾肾

1. 肾为先天之本　肾主藏精,为人体生长、发育、生殖之源;为生命活动之根。

肾藏精、主水、纳气、生髓、主骨、通于脑。

肾藏精:藏先后天之精。先天之精来源于父母,是人体生育繁殖的基本物质,后天之精是饮食精微经脏腑所化生而输藏于肾。肾藏精而能促进人体生殖、生长发育的功能称为肾气。先天之精是化生脑髓的物质基础,后天之精是充养脑髓的精微物质。在先天之精的推动下,利用后天之精,脑髓才得以化生。肾为水火之脏,它的作用可概括为肾阴、肾阳两方面。肾阳亦称"元阳"或"真阳"或"命火",有生化、温煦各脏腑的作用。肾与脑:肾精化生脑髓,从而保证脑神之用,只有肾气旺盛,肾精充足,才能生髓而上注于脑。蔡陆仙认为:"人之才也均出于脑,而脑髓实由肾主之。肾生精,精生髓,髓生骨。"

2. 脾为后天之本 《医宗必读》云:"一有此身,必资谷气,谷入于胃,洒陈于六腑而气至,合调于五脏而血生,而人资之以为生者也,故曰后天之本在脾。"人出生后,所有的生命活动都有赖于后天脾胃摄入的营养物质。脾的运化水谷精微功能旺盛,则机体的消化吸收功能才能健全,才能为化生精、气、血、津液提供足够原料,才能使脏腑、经络、四肢百骸,以及筋肉、皮、毛等组织得到充分的营养。反之,若脾的运化水谷精微功能减退,则机体的消化吸收功能亦因此而失常,故说脾为气血生化之源。李东垣在其《脾胃论》中指出:"内伤脾胃,百病由生。"

治气血虚者,莫重于脾肾。水为天一之元,气之根在肾;土为万物之母,血之统在脾。气血旺盛,二脏健康,他脏纵有不足,气血足供挹注(把液体从一个盛器中取出,注入另一个盛器。引申为以有余补不足的意思)。所以,气血与脾肾,乃本中之本,也是健康长寿之本,临床必须抓住根本,首先给予呵护!

(三)祛痰瘀

痰和瘀既是脑病的病理产物,又是引致脑病的一个原因。可互为因果,造成恶性循环,加剧病情。痰:有云:"百病皆因痰作祟。"百病未必尽都有痰,但脑病诸多疾病中,确与痰密切相关。《黄帝内经》有"饮"而无"痰",但描述痰症痰病的记载则多处提及。如《素问·评热病论》有"使人强上冥视(头项强直,视物不清),唾出若涕""咳出青黄涕,其状如脓"等。汉代张仲景首创痰饮病名（仲景立五饮之名：痰饮、悬饮、溢饮、支饮、伏饮），至杨仁斋《仁斋直指方》首先将痰、饮分为二门。严用和、张子和、朱丹溪等都有痰病专论。

痰的表象：分狭义与广义两大类：

狭义之痰主要指肺系疾病的分泌物，多数可随呼吸发出鸣响而闻及，或可随咳嗽而咯出，视之可见（肺系中亦包含视而不见者）。广义之痰是人体肺系之外其他部位之痰的总称。其在胃者，多可随呕吐而出；在肠者，多可随大便而出；在浅表的肌肤经络筋骨者，因局部肿块、结节而触及，皆有形可见；在头颅、椎管及深在的经络、筋骨、脏腑等深在部位之痰，则不能只凭简单的望、闻、切所能见之，而只能借助证候的分析，病机的推导及有关辅助的理化检查（四诊的延伸）作出判断。痰的临床表现极为复杂，变幻百端，甚至离奇古怪。其之为病，有如"无端弄鬼，似祟非祟"。故有"怪病多痰"之称（《医述》王隐君论）。痰的病证："痰之为物，随气升降，无处不到，为喘、为嗽、为呕、为泻、为眩晕心嘈、为怔忡惊悸、为寒热肿痛、为痞满隔塞、或胸胁漉漉如雷鸣、或浑身习习如虫行，或身中结核不红不肿，或颈项成块似疬非疬，或塞于咽喉状若梅核，或出于咯吐，形若桃胶，或胸臆间如有二气交纽，或背心常作一点冰冷，或皮间赤肿如火，或心下寒痛如冰，或一肢肿硬麻仁，或胁梢癖积成形，或骨节刺痛无常，或腰腿酸刺无力，或吐冷涎绿水墨汁，或梦烟火剑戟丛生，或大小便脓，或关格不通，或走马喉痹，或齿痛耳鸣，以至劳瘵、癫痫、失音、瘫痪、妇人经闭、带下，小儿惊风搐搦，甚或无端见鬼，似祟非祟，悉属痰候（可谓之包罗万象）。王维治主编《神经病学》在"血栓形成性脑梗死"中指出脑干首端网状受损者"常在黄昏时出现，以形象、生动、具体的视幻觉为主，如看到活动的人和动物，丰富多彩的画面和景色，复杂的曲线等"；而"脑桥幻觉看到墙壁弯曲、扭曲或倒塌感，有时仿佛隔墙看见邻室的对象，甚至见人经墙进入邻室"（脑梗死属中医之痰瘀内扰神明或痰瘀痹阻脉络相关）。

从痰的含义上说，痰乃津液不从正化的一种病理产物。清·李用粹《证治汇补》云："营卫不清，气血浊败，熏蒸津液，痰乃生焉。"因而可以认为西医学之高脂血症,类似中医痰浊是也;动脉内膜深层的脂肪变性,胆固醇的沉积,所形成的粥样硬化斑块可视为痰浊之积聚产物。痰浊可以滞阻脉道或沉积血府而促发高血压、动脉硬化,两者并可造成恶性循环,而高血压、动脉硬化是脑血管病最重要的原因之一。

痰浊或因痰浊沉积血府所形成之硬化斑块之存在(为肝风内动打下病理基础),轻者可无明显症状,但埋伏着危险因素,可视之存在伏痰;轻则可现头痛、头胀、记忆下降、失眠、肢麻等症;重则可发为中风、痴呆,或使清窍闭塞,为闭为脱,阴阳离决,危及生命。在脑病临床中,脑血管病是最常见的疾病之一,而又是三大死因之一,可知痰致脑病之常见与重要性。

血瘀证:指血行不畅,甚至停滞凝聚,或离经之血积于体内,影响气血运行所产生的各种临床表现的概称。瘀与痰相似,同是临床多见而危害极大的病邪之一。

动脉粥样硬化(AS)是一个多因素参与、多基因异常调控的复杂病理过程。中医认为 AS 的病因病机为本虚标实,标实为痰和瘀。"瘀"的本质研究认为"瘀"实质包括 AS 斑块、血栓形成、高血凝及高脂血症的病理解剖及病理生化的有形变化。

血蓄证:离经之血积于体内,如脑出血血肿停留或大面积梗死之类,产生水肿压迫周围组织出现相关症状。《景岳全书》:"血有蓄而结者,宜破之逐之,以桃仁、红花、苏木、玄胡、三棱、莪术、五灵脂、大黄、芒硝之属。"

(四)护血脉

脉是血液运行的管道,又称"血府"。脉具有运行血液的作用,血液在脉中循环于全身,内至脏腑,外达肢节,为生命活动提供营养物质,发挥营养和滋润作用。脉道不畅通,势必影响血液对机体组织器官的营养与滋润作用。

《素问·脉要精微论》:"夫脉者,血之府也,长则气治,短则气病,数则烦心,大则病进,上盛则气高,下盛则气胀,代则气衰,细则气少,涩则心痛,浑浑革至如涌泉。病进而色弊,绵绵其去如弦绝,死。"——脉的不同表象,反映人的脏腑、气血强弱、疾病轻重的不同。

动脉粥样硬化(AS)斑块的钙化和溃疡、血栓形成及出血等复合性病变,引起血管弹性减弱、血管狭窄及血液流变学改变而发生瘀滞或缺血的状态,必然影响脉道的畅通与完整,为肝风内动构成了病理基础。

临床全方位地防治中风病,往往强调从日常的良好的生活习惯、良好的心态、健康饮食、适宜的体育活动、相关疾病如高血压、糖尿病等的防治开始,很大程度上就是在防治动脉硬化,就是在呵护血脉。从临床角度说,绝大多数中医脑病都与痰瘀关系密切,从祛痰瘀,护血脉为突破口,使脑脉畅顺,气血充足,髓海充盛,灵机得养,元神得守,致使诸多脑病获益。《灵枢·平人绝谷》:"血脉和利,精神乃居。"

痰瘀的防治,实质也在于呵护血脉。脑病的防治,是把中风作为突破口的。

脉道畅通与否或畅通的程度,仅从中医角度尚缺乏能够客观表述的确凿依据,只能通过四诊手段,把握四诊信息(特别是风、痰、瘀血的表象),综合推断。当今现代中医学,完全可以借助现代科技检测手段,作为四诊的延伸,辅助诊断包括动脉硬化、血管狭窄、斑块形成、血管畸形、动脉瘤、肿瘤压迫等有痰瘀之象的病症。

(五) 合调肝

1. 肝主疏泄　泛指肝脏具有疏通、条达、升发、畅泄全身气机作用,包括促进精血津液的运行输布、脾胃之气的升降、胆汁的分泌排泄以及情志的舒畅等功能。从脑科来说,特别是人的精神活动与肝的疏泄功能密切相关。

2. 主藏血　肝脏具有贮藏血液、调节血量和防止出血的功能。

(1)贮藏血液:肝贮藏一定血液于肝内及冲脉之中,以供机体各部分生活活动所需。肝又称"血海"。

(2)调节血量:肝根据生理需要调节人体各部分血量的分配。

(3)防止出血:肝主凝血以防止出血。气有固摄血液之能,肝气充足,则能固摄肝血而不致出血;又因阴气主凝,肝阴充足,肝阳被涵,阴阳协调,则能发挥凝血功能而防止出血。故明代章潢《图书编》说:"肝者,凝血之本。"肝藏血功能失职,可引起各种出血,其病机大致有三:一是肝气虚弱,收摄无力。二是肝阴不足,肝阳偏亢,血不得凝而出血不止。三是肝火亢盛,灼伤脉络,迫血妄行。

3. 风气通于肝 《素问·阴阳应象大论》曰:"东方生风,风生木,木生酸,酸生肝,肝生筋。""在天为风,在地为木,在体为筋,在藏为肝。"《素问·至真要大论》篇曰:"诸风掉眩,皆属于肝。""诸暴强直,皆属于风。"

风为阳邪、轻扬、主动,善行、数变,通于肝,为百病之长。肝脏气血阴阳平衡失调,肝失所养引起的以眩晕欲扑、抽搐、震颤等具有动摇特点一类症状的证候常称为肝风内动证。如肝阳化风、热极生风、阴虚动风、血虚生风等。综合祛痰瘀护血脉,调和肝之气血阴阳,扩宽脑病防治,条达气机,风木不动,阴平阳秘,神机得用,元神得安。

(六) 安脑神

脑为髓海,元神之府(元神寄居之所),以统全身。脑具有主持思维、发生感情、产生智慧、控制行为、支配感觉、统率全身的作用。《备急千金要方》:"头者,身之元首,人神之所注,气口精明,三百六十五络,皆上归于头。头者,诸阳之会也。"程杏轩《医述》引《会心录》曰:"夫六腑清阳之气,五脏精华之血,皆会于头,为至清至高之处,故谓之元首,至尊而不可犯也。"《素问·脉要精微论》云:"头者,精明之府。"《本草纲目·辛夷》指出:"脑为元神之府。"《医宗金鉴》:"脑为元神之府,以统全身。"《灵枢·海论》"髓海有余,则轻劲多力,自过其度;髓海不足,则脑转耳鸣,胫酸眩冒,目无所见,懈怠安卧。"

脑病范围极为广泛,其治疗方法多种多样,本文只是针对门诊常见脑病,而提出一种防治思考。通过顾护气血、强健脾肾之本,防治痰瘀之患,结合疏肝理气,促进脑神安宁。脑病多是疑难杂症,临床往往难于见效。有时临床面对复杂病情,一时感到困惑,或者几经常规辨证治疗而未见疗效,或病者已经多方求治而未效。此时,可根据病者体质与证候,可试从调理气血,或予补益先天之肾,或予补益后天之本脾胃等入手,增强人的自身抗病能力,取其扶正以祛邪之功;或从痰从瘀论治,而取其祛邪以扶正之功;或从疏肝理气、畅泄全身气机,舒畅情志,元神得用,以统全身等。

脑病临床的防与治,目的在于通过防治手段,务求髓海充盛,灵机得养,元神得守,神明得用,使脑能为发令之官,髓能为传令之使,以统全身。脑神安康,健康长寿! 诚然,临床实际仍得把握四诊资料,综合分析,给予辨证施治。

(刘茂才)

第九节 扶正补虚学术思想与经验用药

"万病不出乎虚实两端,万方不越乎补泻二法。顾治实之法,犹易知易行,姑置弗论。惟是治虚之法,自古难之"(清·叶天士《叶选医衡》)。扶正补虚是中医治病养生要法,但实际运用中往往因虚中夹实、病证错杂而难于驾驭,常有助邪生变之虞。笔者有幸侍诊于中医脑病专家刘茂才教授,深感刘教授对人身正气的重视;因接触病种常为中风、痫病、不寐及其他需要长期调治的内科疾病,且接诊患者多为中老年人或久病之人,从中学习到刘教授扶正补虚的经验。刘教授在决策是否当"补"时,主张治病求本、不囿表象;在处理扶正与祛邪的关系时,力求揆度虚实、进退有度;具体运用补法时,擅长补中寓通、不拘一法。现分述如下。

一、辨病求本,不囿表象

刘教授认为,多种内科疾病尤其是中老年人的内伤杂病,往往根源于脏腑气血阴阳亏虚,在此基础上内生痰浊、瘀血等而成本虚标实、虚实夹杂之证。虚象者自当以"虚则补之"为治则,但临床上许多病人虚象并不显著,甚或表现痰、瘀、热等实象,刘教授对此亦同样重视补益,认为不应为某些表面病象所掣肘,"治病必求其本",只要辨明该患者确实有"虚",就应处处顾护正气、辨证施补。

(一)综合分析患者一般资料及体质,细察"虚象"

刘教授十分注重综合分析各项临床信息,将患者的年龄、性别、职业、发病节气、所处环境、心理状态等作为选方用药的重要依据。他指出,"老年人多为肝肾不足,尤其是肝肾阴虚",故对老年患者常以补益肝肾为大法、随证加减;幼儿形气未充,肺脾肾不足,尤其以脾胃稚嫩为主,常注重健脾理气和胃;妇人中年以后,易出现血虚及气血郁滞,常需兼顾养血活血、疏肝理气,并注意月经对气血盈亏的影响;脑力劳动者可因心血暗耗而成心脾气血两虚,或长期熬夜折损气阴,应酌情予健脾补气或益气养阴。刘教授还提醒注意鉴别有些患者受心理因素影响而描述出种种的"虚象",其实质可能是气郁而非气虚,例如一些患者若情绪焦虑或抑郁,或希望得到更多关注时,可能会将倦怠、乏力、气短、胸闷等症状描述得很重,有的还会"装"出声低息微的虚弱之状,这就尤其需要医者四诊合参、细辨真伪。另外,刘教授常细心留意患者面色善恶、声息强弱、穿衣多少、肢体温凉,以及追问其烟酒嗜好、饮食寒热喜恶、既往用药反应等,以辨析患者素体体质,以求辨证准确、全面。

(二)从病因病机及发病规律把握"虚证"

中医对不少疾病的病因病机及发病规律已有较为明确清晰的认识,这可作为分析是否有"虚"的重要参考,例如中风以脏腑气血亏虚为基本发病基础,呆病的总病机不离髓海失养等,这些病虽常兼有瘀血、痰浊等邪实,但究其根本仍为因虚致实。

二、证治揆度虚实,进退有度

内科杂病尤其久病、老年病大多本虚标实。刘教授指出,"正虚"与"邪实"往往分属不同的脏腑,而"正虚"又有气血阴阳和脏腑之别,这使得病情复杂多变。因此扶正补虚必须衡量邪正关系,把握"补益"之度。

(一)祛邪宜衰其大半,注重护本

刘教授临证时祛邪务求及时,却不强求彻底,尤其对内生诸邪,常"衰其大半而止"。只要没有明显禁忌,都会尽早用上扶正补虚的药物。如治疗中风,许多中风患者起病时以肝风、阳热之象为主,刘教授常用天麻、钩藤、夏枯草、葛根、桑叶、菊花、毛冬青等平肝息风清疏之品,兼痰瘀、腑实者加法半夏、天竺黄、竹茹、丹参、桃仁、红花、益母草、王不留行、虎杖等。但单用治标之剂的时间甚短,不超过5~10天,只要病情稳定、实象未见加重,即开始酌加太子参、山萸肉等平补之品。察其症状、面色、舌脉有由实转虚的迹象时，就应逐渐减少攻伐而加大益气血、补肝肾的力度，予北芪、党参、杜仲、桑寄生、巴戟天、熟地、菟丝子、枸杞子等；仍有大便秘结者也不宜再用攻下，可予何首乌、肉苁蓉或仁类药以补虚、润下；若需活血化瘀则可转投平缓、或兼养血、舒筋的活血药，如鸡血藤、牛膝等；化痰则不宜过用寒凉，可合用茯苓、白术健脾以化痰。刘教授指出，中风急性起病时所表现的"邪盛"之象是由脏腑气血逆乱所致，究其本乃是脏腑气血亏虚，治之太过必加重其虚，及至表现明显虚象时脏腑元真已受重创，补之已晚。另一方面，痰瘀贯穿中风病始终，虽因气虚无力运津行血而生痰成瘀，但单用涤痰化瘀难收良效，故通过运用益气补虚可达"防邪""祛邪"之效。

"风雨寒热，不得虚，邪不能独伤人"，对于外邪入中经络引起的疾病，如治面瘫，刘教授特别注重其"脉络空虚"的一面，祛风散寒或疏风清热均中病即止。初期尽量避免使用蜈蚣等温燥动火之品，以防耗伤阴血，筋脉失养，导致面肌痉挛；后期则常加益气养血、养阴生津之品以活血通络、濡养经脉。

（二）扶正当以平为期，稳中求效

年老脏腑精气虚衰总是难以逆转，许多疾病（尤其是神经内科疾病）一旦发生就难以完全恢复。因此，扶正补虚往往是一个长期的过程。刘教授推崇《黄帝内经》中"以平为期"的治疗理念，认为补虚不是强求恢复既往的"强健"而是要让机体在新条件下达到新平衡；遣方用药力求稳中取效，避免破坏气血阴阳的稳态。刘教授认为，补虚的治法一旦选准，就不宜因为机体暂时出现的"实象"而大作调整，因为骤攻骤补最易打破阴阳平衡而使病情更加复杂。用药时在药量或同类药物之间稍作调整即可。如前所述，在治疗中风病后期用补肝肾、益气化痰活血为法，若病人因不能耐受而出现咽干口渴、心烦、苔黄等燥热之象，刘教授常保留人参和黄芪等补药不变，而在化痰、活血、通络等药上调整，如将法半夏改为竹茹，川芎改为丹参或赤芍，徐长卿、伸筋草等改为秦艽、忍冬藤、络石藤等，或再改党参为太子参，酌减补气或补肾阳的药物，也可稍佐生地麦冬等养阴清热、生津润燥之品；若出现脾胃积滞、便秘、咳嗽咯痰等变化，原方相应加减即可；期间还需鉴别是补气药导致燥热内生还是兼有阴虚内热的情况。刘教授还指出,慢性病或疾病后遗症期机体难免会出现一些"邪实"的症状或舌脉象,甚至掩盖了原有的虚象,必须注意这些往往只是反映了机体的局部情况,不可以偏概全而忽略了原有的基础病变。另外,天气、饮食、起居、情绪等因素均可导致机体变化,应随之调整。刘教授使用补益药物多从小量逐加,循序渐进。他常以北芪、党参作为补气药对。北芪有时会重用至100g以上,但都从30g起始,待患者能适应才逐渐加量,或先用补气力度和温燥之性稍弱的南芪,用党参则多从10~15g开始,或先用太子参。用龟板、鳖甲、熟地、当归等滋阴养血之品亦遵此理。

三、补中寓通,不拘一法

刘教授运用补法不仅补而不滞、补不留邪,更是补中寓通、补而能消,主要表现如下:

1. 补肾与益气血合法治疗中医脑病 中医认为肾、精、髓、脑密切相关,肾与脑借督脉相通,肾精由督脉上输于脑。另外,精、髓、血同源,脑又离不开气血濡养。因此,呆病、痿病、截瘫等脑髓病变常与肾精及气血有关。刘教授由此确立补肾与益气血合法的治疗思路,常用龟板、枸杞子、黄精、肉苁蓉或鹿角霜、淫羊藿、巴戟天、杜仲等滋肾阴、补肾阳以益精生髓;用北芪、党参、白术、茯苓等健脾益气生血,常重用北芪取其补气升提之效;兼有阴血亏虚者,加山萸肉、白芍、何首乌、熟地以滋阴养血。

2. 滋阴剂中少佐凉血活血之品 临床上不少失眠、郁病的患者证属阴虚内热,刘教授常效丹溪大补阴丸之法治以滋阴降火,予龟板、熟地填补肾中元阴,并选加麦冬、沙参、玉竹、石斛养阴生津,或白芍、酸枣仁等滋阴养血,知母、黄柏、生地、玄参等清热养阴。匠心独运之处在于合用少量凉血活血之品,因为血属阴,阴虚可致血滞,同时滋阴药大多滋腻,加用活血药可使静中有动、补而不滞,凉血又助降火清热,一举多得。阴虚兼有五心烦热或骨蒸发热者常用牡丹皮,兼有肝火者常用赤芍,兼有肝郁气结者常用郁金,往往疗效较佳。

3. 益气而化痰瘀，以补为消　痰瘀等内生之邪，多为"因虚致实"，前人已早有健脾化痰、益气活血等法。刘教授认为痰瘀同源，可痰瘀同治。二者均因水液代谢失常而生，常互相转化、互结为患。中医脑病中的中风、眩晕、头痛、呆症等疾病就常因痰瘀阻络、清窍受扰而起，应活血化痰并行。因此类病症根本病机都与脏腑气血亏虚有关，且气可行血、行津，故以益气为主，血虚则佐以养血活血，津亏则配合滋阴生津。常以补气力胜、性动而能行滞的北芪为补气主药，活血化痰方面常选泻中有补的药物，如以鸡血藤、丹参、益母草等活血补血，以茯苓、白术、陈皮、法夏等健脾化痰，再视具体情况加用活血通络、化痰除湿之品。痰瘀蕴而化热时，补气药可继续用，而且需继续用，配合清热化痰、活血凉血即可。刘教授指出，攻伐之性太强的药物易耗损气血，反而使痰瘀更难消除，正如前贤所言，"因虚致病者……与其去病而虚不可保，毋宁补虚而病可渐除"。

4. 重视脏腑特性及其相互关系，补中寓通　刘教授立方选药时重视顺应脏腑特性，不用猛药重剂而往往获效甚佳。脑为清阳之府，既需气血精华濡养，又易受痰瘀浊气蒙蔽，故在补气血、益精髓时，注重涤痰瘀，保持大便通畅以降浊气，同时配伍川芎、白芷、天麻等上行疏利头目，或选用石菖蒲、远志、郁金等开窍之品。脾胃虚弱则易生痰湿、易有积滞，故健脾补气常需佐以理气、除湿、消滞。在岭南湿热之地，理气除湿又不宜过于温燥以免助生湿热，常用枳壳、厚朴、苍术、绵茵陈、鸡内金、谷芽、麦芽等，还常选用岭南地方药物，如布渣叶、火炭母、芒果核、鸡蛋花、田基黄等。肝为刚脏，性喜条达，又因其体阴用阳而气常有余、阴血常不足，治疗癫痫、抽动症等肝风为患的疾病，发作期除了平肝息风止痉，还常配伍疏肝清肝之品，如柴胡、郁金、菊花、夏枯草、牡丹皮等，缓解期则需注意养肝柔肝，用白芍、酸枣仁、山萸肉、生地、麦冬等。

刘教授善于利用脏腑生克关系提高疗效。治疗失眠证属肝郁脾虚者用抑木扶土法，常以党参、白术、茯苓、法半夏、柴胡、郁金、合欢皮、酸枣仁为基础方加味；治疗癫痫证属阴虚肝风内动者用滋水涵木法，一方面以钩藤、羚羊角骨（或羚羊角胶囊）、水牛角平肝清肝，或加白蒺藜、天麻增强息风之效，另一方面重用龟板滋补肾阴,加白芍、玄参、生地、麦冬、沙参、山萸肉等加强养阴清热,再合用化痰、通络之品,对控制癫痫发作常收良效。

(黄婉怡 2008 年《广州中医药大学学报》)

第十节 从补中益气汤看健脾益气在脑病辨治中的地位

刘茂才教授在临床中善用补中益气汤治疗各种顽疾,疗效颇佳。在老师的教诲下,我们开始研读李东垣的著作,力求提高中医辨证思维。金元四大家之一李东垣,字明之,生于近代大定年间,幼年家境富有,资雄乡里。后因其母王氏患病,多方就医,尝遍百药而终不治,不知何病而亡。东垣痛悔不知医而丧亲,遂有志于医。重金拜当时名医张元素为师,在其师脏腑病机学说和《黄帝内经》的有关论说启示下,李东垣逐渐形成自己的病因病机学说,他认为:元气之充足,皆由脾胃之气无所伤,而后能滋养元气,土为万物之母,脾胃虚则五脏六腑、十二经、十五络、四肢百骸,皆不得营运之气,而百病生焉。

东垣所处时代战争频繁,人民颠沛流离,饮食失节,起居不时,寒温失所,加之其他因素,导致脾胃所伤,元气耗损,故临证多遇消化系统疾病。李东垣总结经验,创制化裁出一套升举中气为主的治疗方法,分别补益三焦元气,重点调补脾胃,获得了较好的疗效,从而使脾胃学说誉满杏林,后世将其称为"补土派"代表。而其学说中的代表方便是为后世医家广泛采纳应用的补中益气汤。

补中益气汤由黄芪 15g,党参、白术各 12g,当归 10g,陈皮 10g,炙甘草 6g,柴胡、升麻各 3g 组成。本方旨在补气升阳,特点在于升提药与补气药并举。在其《脾胃论》中,李东垣这样写道:"内伤脾胃,乃伤其气……伤其内为不足,不足者补之。"《黄帝内经》亦云:"人以胃气为本,有胃气则生,无胃气则死。"方中用黄芪为主补中益气,升阳固表;辅以党参、炙甘草、白术益气健脾,合主药以益气补中,佐以陈皮理气和胃,当归以养血;更用少量升麻、柴胡,协助主药以升提下陷之阳气。诸药合用,使脾胃强健,中气充足,气陷得升,疾病得愈。

在跟师的过程中,刘教授教导我们:气的升降对于保持机体的生理功能至关重要,尤其是脾胃之气,如升降逆乱,则变证百生;而补中益气汤则以补中益气,升阳举陷,调整因中气不足而致气机逆乱之病症。临证时只要有脾胃虚弱、中气不足、升降失调之病机存在,不管何证何病,男女老幼均可随证加减运用,临床中可取得满意疗效。临床应用中,深感关键病机之重要,此为活学活用经方之要。查阅资料,后世医者有将其用于西医之白细胞减少症、胃下垂、月经量过多、眩晕头痛、内伤发热及子宫脱垂等,尚可用于外科之硬皮病、慢性疮疡等,临床验案,举不胜举。古训有"谨守病机,异病同治",师古法而不泥其方,是辨证论治的精髓,对于补中益气汤的应用也是如此。

刘教授治一患者,女,年23岁。自诉尿频尿急半年余,当地医院诊为"慢性肾盂肾炎",经抗感染治疗后效果不显,后因工作繁忙,症状反反复复,小便频繁,短涩,淋沥不尽,时感小腹胀痛,当时见面色萎黄,神疲乏力,少气懒言,纳差,舌淡,苔薄,脉沉弱细。尿常规:白细胞(1+)。辨为劳淋,证属脾虚气陷,清阳不升导致膀胱气化不利所致。予补中益气汤加减:黄芪30g,党参15g,白术15g,茯苓20g,车前子10g,升麻5g,柴胡5g,当归12g,陈皮8g,炙甘草5g。服5剂后,再诊小便频数短涩已减,再服7剂,痊愈。

补中益气汤中补中升阳之品首推黄芪,黄芪能"入肺补气,入表实卫",故《本草求真》中誉其为"补气诸药之最",东垣在其《内伤外辨惑论》中讲道:"脾胃一虚,肺气先绝,故用黄芪以益皮毛而闭腠理,不令自汗,损其元气",可见重用黄芪以补益脾肺,为李东垣立方本意,可视为君药。人参"补五脏,安精神",为补气要药;白术专补脾胃;炙甘草温而补中,主脾胃虚而口渴,可甘温助脾;上三味药均为甘温补中要药,与黄芪相辅相成,则补气健脾之功显著,可视为方中臣药。气虚日久,必损及血,伍当归以养阴血;然有补则必使其不滞,欲遵从立法甘温之旨,清阳当升不升,则浊阴当降不降,升降失常,清浊相干,必致气机不畅,陈皮一药,可使气机得调,脾胃升降得复,使诸药补而不滞;柴胡、升麻二药,为协帮助气之品使清阳上升;炙甘草尚能调和诸药,为使药。诸药合用,共奏补中健脾、益气升阳之功。

脑为清明之府,清灵之窍,清阳不升,浊阴不降,若痰瘀阻窍,脑中清阳之气不得舒展,病发眩晕,健忘,头痛,厥证等,故补中益气汤可灵活运用于脑病辨治中。刘教授使用补脾益气药物多从小量逐加,循序渐进。他常以北芪、党参作为补气药对。北芪从 30g 起始,有时会重用至 60~100g 及以上,但待患者能适应才逐渐加量,或先用补气力度和温燥之性稍弱的南芪,用党参则多从 10~15g 开始或先用太子参。

从补中益气汤方义可以看出,脾胃为气血生化之源。李东垣认为"脾禀气于胃,而灌溉四旁,营养气血者也","饮食损胃,劳倦伤脾,脾胃虚,则火邪乘之而生大热,当先于心分补脾之源。""足阳明为十二经之海,主经营之气,诸经皆禀之。""生化之源说"从古到今是得到了广泛认同。由脾胃弱导致气血衰而百病由生,从临床实际来看确实如此。

从补中益气汤中可见李东垣对于气机升降在病因病机中作用的重视,李东垣将《黄帝内经》中四时之气的升降沉浮应用于其脾胃论学说中。"盖胃为水谷之海,饮食入胃,而精气先输脾归肺,上行春夏之令,以滋养周身,乃清气为天者也;升已而下输膀胱,行秋冬之令,为传化糟粕,转味而出,乃浊阴为地者也。"从天人合一的角度阐述阴阳气机升降,"在人则清浊之气皆从脾胃出,营气营养周身,乃水谷之气味化之也。清阳为天,清中清者,清肺以助天真,清阳出上窍;清中浊者,荣华腠理,清阳发腠理,清阳实四肢。浊阴为地,浊中清者,营养于神,浊阴出下窍;浊中浊者,坚强骨髓,浊阴走五脏,浊阴归六腑。"这一生化过程,脾胃在其中起重要作用。由此可以看到,李东垣并不拘泥于纯粹补益,而是抓住了"气"这种特殊的物质观念,充分展现了古代朴素辩证唯物主义的思想。

补中益气汤充分体现了李东垣《脾胃论》之一大特色——甘温除热法,李东垣认识到热病有"内伤""阴火",故倡导用甘温除热法,这与其脾胃思想是并行不悖的。他认为:"内伤不足之病,苟误认作外感有余之病,而反泻之,则虚其虚也,《难经》云:实实虚虚,损不足而益有余。如此死者,医杀之耳! 然则奈何? 曰:惟当以甘温之剂,补其中,升其阳,甘寒以泻其火则愈。《黄帝内经》曰:'劳者温之,损者益之。'盖温能除大热,大忌苦寒之药,泻其胃土耳。"甘温除热包含有三：补中、升阳、泻火。补中之义为以甘温益气之品以温育脾胃，"大抵饮食劳倦所得之病，乃虚劳七损证也。当以温平甘多辛少之药治之，是其本法也"。即甘温补中为治脾胃内伤之本。升阳之义是使脾胃之气升发，元气旺则阴火消，燥热得除。"泻火以诸风药……是令阳气升上出于阴分……使大发散于阳分而令走九窍也"。补中益气汤中升麻、柴胡、陈皮可视为此意。断火之源，引其行于该行之地，为治本之法。

吾师认为，李氏对于医理能够精研深思，切合实际，临床应用应审证求因，不能故守成方。故对于医家理论，重在理解领悟，究其本源，而非墨守成规，方能真正做到对症下药。所谓用药如用兵，倘能知晓药理，明辨证候，兵家能常胜，于医亦然。

（郑春叶，雒晓东）

第十一节　运用攻补兼施论治
脑病的临证经验

刘茂才教授是广东省名中医，中医内科（脑病）首席教授、博士研究生导师。从医带教近五十年，其学术思想体系及临证经验是中医学非常宝贵的财富。刘教授认为中医脑病病机多为"本虚标实"，故治疗时应审视"虚"与"实"之轻重缓急，"攻"与"补"之辩证关系，尤为重视攻补兼施的治疗大法，临证中运用颇广，往往在疾病治疗中贯穿始终。本文分析并挖掘其在常见中医脑病中风、眩晕、头痛、痴呆临证中的辨证及用药思路。

一、中风

中风病证候分型历来复杂，病因病机变化多端，受到诸多因素的影响，导致中风病临床辨治分型过多缺乏统一标准，临床难以把握，不便于疗效评价和学术交流推广。故制定简洁可行的辨证诊断标准，在临床上可起到执简驭繁的作用。刘教授认为无论出血性中风还是缺血性中风，从病因来说，都存在风、火、痰、瘀、气、虚六个病理基础，刘教授据其丰富临床经验，常把中风中经络分为虚证和实证,把中脏腑分为闭证和脱证。在治疗上,中经络之实证以平肝、涤痰、破瘀、通腑为主要治法;虚证以益气、养血、宣通经络为主要治法。中脏腑之闭证则以清热平肝、豁痰开窍为法,脱证以回阳救逆、扶正固脱为法。无论阴证还是阳证,都不离虚实同治,攻补兼施。刘师常重用黄芪,取其补气升阳、扶助正气之效,使脑气得养,阳气舒展,神明得用;以法半夏、胆南星、瓜蒌、天竺黄、竹茹等涤痰开窍;破瘀通脉多用当归、川芎、桃仁、红花、鸡血藤,亦常用牡丹皮、毛冬青、丹参、益母草以清热凉血,防止邪热迫血离经,热退血自宁,或化火成毒,造成再次出血及出现其他并发症。此外刘教授特别重视通腑法,他研制的通腑醒神胶囊,由番泻叶、虎杖、人工牛黄粉、天竺黄、瓜蒌仁等组成,适用于中风中脏腑之阳闭证或阴闭证之痰邪积滞、腑气不通。临床研究显示,通腑醒神液直肠滴注是治疗脑出血急性期神昏的有效方法。本病初起常以痰瘀为主要病理特征,治疗大法侧重涤痰、破瘀、通腑,以通为用,缓解期多虚多瘀,治疗重在调补气血,滋养肝肾,兼以化痰除瘀,攻补有度,每能收到较好的临床疗效。

二、眩晕

刘教授总结前人对眩晕的诊治经验,经过长期临床实践,其认为眩晕主要以"本虚"为主,兼以标实。所谓"本虚"即元气亏损,气血不足,肝肾亏虚,则髓海空虚,脑脉失养;所谓"标实"即痰浊、瘀血阻滞脑窍脉络,清阳之气不得舒展;反之,气虚运化失司,又促生顽痰死血,互为因果,故在临证中,主张"寓补于通、扶正祛邪、痰瘀同治",在补益气血的基础上,常使用活血通络、涤痰息风之品,如毛冬青、丹参、益母草、虎杖、地龙、天麻、钩藤、法半夏、胆南星、天竺黄、石菖蒲、竹茹、郁金等,同时不忘从先后天之本入手,脾肾双补以滋化源,益脑生髓,达到扶正祛邪之目的,如大量使用黄芪以补气生血,党参以补气生津,杜仲、牛膝、山茱萸、白芍、女贞子等以补益肝肾,常获良效。

三、头痛

刘教授认为内伤头痛的三大病机为"不通则痛""不荣则痛"及"脑神

受扰"。"不通则痛"的病因比较复杂,可由六淫、七情、外伤、久病等造成气血运行不畅产生头痛;"不荣则痛"或因气虚清阳不升、或血虚头窍失养、或肾精不足髓海空虚而生头痛,以上两者常同时出现,又互为因果,二者均可使脑神受扰,导致头痛发生。治疗上,刘教授往往兼顾这三方面考虑遣方用药。针对"不通"之病机常用全蝎、蜈蚣、川芎、丹参、威灵仙、白芷、菊花、藁本、羌活、葛根、柴胡等以祛风活血通窍,攻其病邪;"不荣"者,常用黄芪、党参、白芍、山茱萸、杜仲、牛膝、鸡血藤等益气血、养肝肾,补其不足;"脑神受扰"者则常配用合欢皮、郁金、浮小麦、酸枣仁、远志等品。

四、呆证

刘教授认为本证的主要病机为气、血、精亏损不足,使髓海失充、脑失所养及风、火、痰、瘀诸邪内阻,上扰清窍,清窍受蒙,终致神明失用而灵机记忆皆失,出现神思迟钝、遇事善忘等痴呆症状。刘教授根据这一病理特点,通过大补气血,兼以涤痰活血通络的大法,重用黄芪以大补气血,同时配用熟地、首乌、杜仲、牛膝、菟丝子、肉苁蓉等以益精填髓,以半夏、石菖蒲、远志等以豁痰开窍,在临床上有一定的疗效。此外,刘教授还喜用广东省中医院研制的痴复康口服液,内有黄芪、边条参、当归大补气血,配用紫河车、巴戟天、首乌益肾填精培补先天之本,有半夏、石菖蒲、远志等涤痰醒脑开窍以治标,标本兼治,共奏益智醒脑之功,而在临床实验中,痴复康对于患者头晕、肢体运动功能、睡眠、二便障碍改善率实验组优于对照组,语言表达方面则较对照组差;此外还具有降低血液中的胆固醇和甘油三酯,升高高密度脂蛋白的作用。另据动物实验研究表明,痴复康对实验性动物的学习、记忆力障碍都有不同程度的改善作用。

五、痫证

痰浊之邪是癫痫发病的根源,与风、火、瘀等病理因素相互搏结阻滞经络、蒙蔽清窍、上扰神明。刘教授认为"治痫必先治痰",涤痰息风是其治疗癫痫始终的重要法则,临床常用胆南星、半夏、天麻、白附子等除痰之品,和地龙、蜈蚣等息风通络之品，并常配伍水牛角以息风止痉定痫。然而癫痫反复发作必然耗伤正气。正如前人有所指出，补虚定痫，以固其本。刘教授亦认为癫痫久发不愈，多属虚证，故在临证中常立养血息风、健脾化痰之法，其还在总结广东省名老中医林夏泉先生治疗癫痫经验的基础上，经过多年临床实践，研制出益脑安胶囊（片剂），其中选用天麻、全蝎、当归等为主药，共奏养血息风、活血通络、涤痰定惊、安神止痛之功，用于治疗癫痫，早期的实验性研究中证实，益脑安胶囊能延长癫痫发作的间歇期，起到抗癫痫作用。故在治疗癫痫过程中，刘教授常以汤剂与益脑安胶囊配合应用，以胶囊剂长期服用，汤剂间断服用，在发作频繁时配合汤剂以加强药效。

六、总结

中医脑病的病种十分庞杂，临床表现变化多端，影响因素众多，然而深究其病机，大多为"本虚标实"，涉及脏腑，不离肝、脾、肾三脏。"本虚"多为脾虚气血生化不足和下焦肝肾阴精亏虚，精华物质不能充养脑髓，清窍失养；"标实"多因或肝肾阴精不足，阴虚不能制阳，肝阳暴亢，上犯神明；又因脾虚运化失司，酿生痰湿，或运血无力，日久成瘀，败痰死血阻滞经脉，一旦人体正气不足，或遇六淫侵犯，以致风、火、痰、瘀相互搏结，痹阻脑脉，遂可发为中风、头痛、眩晕、呆证、痫证等。刘茂才教授正是紧紧抓住这一主要病理特征，临证擅用攻补兼施之治法，攻逐痰瘀，通腑泄热，推陈致新的同时，在治疗上注重补养气血、补益肝肾等补虚之治法。尤其在一些因虚致实的情况下，其主张祛邪务求及时，却不强求彻底，尤其对内生诸邪，常"衰其大半而止"，只要没有明显禁忌，都会尽早用上扶正补虚的药物。此外，刘教授还指出，扶正补虚是一个长期的过程，我们应该遵循"以平为期"的治疗理念，不必强求回复既往的"强健"，而是让机体在新的条件下达到新平衡，遣方用药力求稳中取效，避免破坏气血阴阳的稳态。

（郑春叶）

第二章　中风病论

第一节　中风病研究刍议

当今急性脑血管疾病属中医之中风病范畴，是一种常见病、多发病，其病死率、致残率、复发率都很高。在我国构成死亡原因中重大疾病第一位的就是脑血管病，严重威胁着人类的生命与健康，国内外近几十年对中风病的研究成了热点，研究不断深入，从基础到临床都取得了进展，现仅就围绕脑出血、脑梗死等部分研究现状谈谈管见。

一、概念

（一）杂病性质

中风一词首见于《黄帝内经》，有如《素问·风论》篇有"饮酒中风""入房汗出中风""新沐中风"；《灵枢·邪气脏腑病形》篇有"五脏之中风"；在《黄帝内经》中有许多与中风症状或体征相关的言词，如仆击、击仆、煎厥、薄厥、大厥、偏风等；其后仲景《伤寒论》与《金匮要略》各有中风含义；《千金方》有偏枯、风痱、风懿、风痹之分，其后至清代尚有真中风、类中风、卒中、非风、脑充血等；其名目繁多，极为混乱，实属于杂病性质，有些与当今中风病症状或体征相关，有些则毫无关系，如清·陈士铎《辨证录》云："有人一时猝倒、口吐痰涎、发狂号叫、自坐自起，自立自行，目不识人，身中发斑，数日后变成疮者，此谓真中风。"

（二）以急性脑血管病为主

新中国成立后教科书把中风定义为：突然昏仆，不省人事，伴口眼歪斜，半身不遂,语言不利,或不经昏仆而仅以喎僻不遂为主症的一种疾病。显然,这一定义与西医学颈内动脉系统为主的急性脑血管疾病相似。但亦包含着非脑血管疾病,如周围性面神经炎、肿瘤性脑卒中、部分脑炎或颅神经炎等,对蛛网膜下腔出血、椎 - 基动脉系统急性脑血管病,乃至颈内动脉系统急性脑血管病其病灶部位在脑的"静区",未波及运动、感觉中枢或病灶虽非脑的"静区",但由于其代偿能力强,侧支循环良好或病灶较小者,不显示肢体瘫痪或麻痹者,却未能包含在内。

(三)急性脑血管疾病

至 20 世纪 70 年代末 80 年代初,随着中风病病证名的规范化研究取得较大进展,通过多次全国性中风专题学术会议及内科学术会议,对中风病的名称开展了比较广泛而深入的讨论,至 1986 年统一病名为"中风病",并制定了《中风病中医诊断、疗效评定标准》,对中风病的病名、病因病机、五大主症都全面进行了全国统一的权威界定。在 1990 年 3 月国家中医药管理局医政司印发的"中医内科急症诊疗规范"的前言中指出"中风病限定脑血管病",《中医中风病急症诊疗规范》"急症病名"中亦指出"脑血管病急性期,可参考本篇进行诊疗"。后又经过修改,更全面地界定了中风病的内涵。其定义为:"中风病是在气血内虚的基础上,遇有劳倦内伤,忧思恼怒,嗜食厚味,烟酒等诱因,进而引起脏腑阴阳失调,气血逆乱,直冲犯脑,形成脑脉痹阻或血溢脑脉之外,临床上以突然昏仆,半身不遂,口舌歪斜,言语謇涩或失语,偏身麻木为主症,并且具有起病急、变化快,如风邪善行数变的特点,好发于中老年的一种常见病。按病性分为出血中风和缺血中风。"在 CCD(TCD)编码中,中西医一致。

然而,虽然把中风病定义为急性脑血管疾病,却未能把不以半身不遂或偏身麻痹为主要表现的急性脑血管疾病在中风的定义中体现。因而,郭蓉娟等在王永炎院士的指导下,指出:"临床上许多不以传统中风五大主症为主要表现的急性脑血管病患者依据 CT、MRI 得以确诊,而且检出率日益增多。对于这一类急性脑血管病的中医诊治内容,目前多分散在中风病以外的头痛、眩晕、癫狂、目歧视、痹证等许多病证之中,难以纳入传统中风的诊疗体系,严重妨碍了中风病研究的进一步深入。"为此,提出了"类中风"的新概念:"把不以传统中医中风五大主症为主要临床表现的脑卒中统归为类中风",定义为:"类中风是临床上出现的不以半身不遂、口舌歪斜、神识昏蒙、舌强言謇或不语为主要临床表现,而以眩晕、身体感觉障碍、剧烈头痛、视物异常、不随意运动、精神障碍、癫痫发作、失认或失读或失写等为主症的广义中风病的一个特殊类型,为广义中风病的二级病名,属西医脑卒中范围",并且定出"类中风临床病类诊断方案":①主症:眩晕,身体感觉障碍,剧烈头痛,视物异常,不随意运动,精神障碍,癫痫样发作,失认或失读或失写;②不以半身不遂,口舌歪斜,神识昏蒙,舌强言謇或不语为主要表现;③急性起病,发病前多有诱因,可有先兆症状;④发病年龄多在 40 岁以上;⑤头颅CT、MRI 等神经影像检查有急性梗死或出血灶。具有一个主症以上,并符合②、③、④、⑤项即可作出类中风的诊断;或症状轻微,结合影像学检查结果亦可确诊",并定义为:"以眩晕为主要表现者称为类中眩;以身体感觉障碍为主要表现者称为类中痹;以剧烈头痛为主要表现者称为类中头痛;以视物异常为主要表现者称为类中视歧或视惑;以不自主运动为主要表现者称为类中痱;以精神障碍为主要表现者称为类中风癫或风痴等;以癫痫样发作为主要表现者称为类中风痫;以失认、失读、失写为主要表现者称为类中风懿(癔)。"因此,使中医中风病的含义更为明确,更为完善,拓宽了中医中风病的研究领域,促进研究的进一步深入。

结合临床,仍存在以下问题:①总病因病机基本相同情况下,定出不同名称,本可更切合实际,但名称太多,临床可能会带来一些混乱;②所定"类中风"主症之间可以单一出现,亦可以复合出现,甚或与传统中风病中存在相互演变,这就使其二级病名出现不稳定性;③其诊断方案,关键在于 CT、MRI 的检查,没有这项检查,临床诊断就难以确定,条件所限者,会给临床带来困境等。

因此,中风已经统一为卒中,归属于西医学急性脑血管病,在 CCD(TCD)编码中中西医一致,中医中风病病名定义仍存在着有待进一步完善的问题。

二、病因病机

由于对疾病所指含义之不同,自然其病因病机是不同的,也是多种多样的。倾向于脑血管疾病类之中风而言，通常所谓唐宋以前，多以内虚邪中立论；唐宋以后，着重内风立论。当今内因致中的观点已为众多学者所授受。认为中风之发生，多由体内气血虚弱、脏腑阴阳偏盛为基础，在各种激发因素作用下，风、火、痰、虚、气、血等因素交错为患，而致脏腑阴阳失调，气血逆乱在脑而致中。而痰瘀互阻是中风病急症的主要病机。并对中风病病机演变中产生的内生毒邪、颅脑水瘀、毒损脑络等病机引起重视，并对此寄望深入研究，能在理论与疗效上有所突破。

颅脑水瘀：张学文教授指出："颅脑水瘀系指瘀血与水湿痰浊互阻于脑络，致神明失主，肢体失用，七窍失司为主要表现的一类证候。"颅脑水瘀证为"血不利则为水"所致，为诸多脑病之病理关键，常见于中风急性期或恢复期以及其他脑病中。本证急则可因瘀血水浊之病理产物压抑脑髓而致病危，缓则致脑髓失养而"脑髓消"，治以通窍活血利水为大法。"此在某种意义上说是对抗脑水肿、降低颅内压、保护神经元的作用。

毒与络：近年来随着传统毒邪认识的深化，中风病临床实践的发展和现代病理机制研究的深入，在中风病的病机探讨中，提出"内生毒邪""毒损脑络"说，中风后可产生瘀毒、热毒、痰毒等，毒邪可破坏形体，损伤脑络，包括浮络、孙络、缠络。因而从毒论治中风病，特别是以黄连解毒汤为代表治疗急性脑血管意外、脑梗死、中风后遗症，乃至解毒法治疗脑出血都取得较好的疗效，并从毒邪的概念、毒邪的形成、致病机制、解毒疗法以及从毒论治中风病的相关实验作了许多有益的探索。然而，毒的概念及其表现、临床界定乃至解毒的内涵，尚未有明确的标准，如何深化，尚有待同道的努力。

络：《简明中医辞典》称：①泛指各类络脉，如罗网状，无处不到，由大而小。通常分别络、浮络和孙络等类。《灵枢·经脉》："诸脉之浮而常见者，皆络脉也。"它的作用是加强表里经脉的联系，并通达经脉未能行经的器官与形体部位；②专指别络。《素问·调经论》："先客于皮肤，传入于孙脉，孙脉满则传入于络脉，络脉满则输于大经脉。"③连络。《灵枢·经脉》："肺手太阴之脉，起于中焦，下络大肠。"可知中医学中的络，一是指经脉的一种，其大小介于经与孙之间；一是指连络。叶天士《临证指南医案》有"久痛入络"，张学文教授的"颅脑水瘀系指瘀血与水湿痰浊互阻于脑络"之络,似乎是指脉道而言。中医学认为,凡久痛、久病,多因络脉瘀滞而引起,亦因久痛、久病而致络脉瘀滞。"毒损脑络"可以是毒邪损伤脑部的某一脉络,亦可以是毒邪侵袭出现的某一类证候而言,或者是某一基因调控紊乱的一组症状。毒损脑络,络之内涵有待深化,目前不宜过于泛化。

三、证型

在证型方面,对中风病的证候分型,历来五花八门。由于中风乃一大证,病因病机复杂,临床症状亦多种多样,且变化迅速。而且,中风病发,绝大多数都是一个复合征,或是一个复合病。随着病情演变及药物治疗等干预,症状是在不停地改变着。因而证也在不断地改变着,而证又往往以临床表现而定,所以临床中风辨证分型,常以各自对病者就诊时所见为主,因而使临床分型意见颇不一致。有人曾以有关中风治疗的 23 篇资料 3578 例病人中,总计就有 31 个证型。有仅以痰辨治就分为八个证型。分型多,本可以体现个体化,更切合实际。但是,缺乏统一的标准,而且分型过多,临床难以把握,更不便于对照相比,不利于学术交流。因而,临床上应该重视共性与个性相结合。探索共同的规律,制订统一的分型标准。临床在共性治疗的基础上,结合个体情况,以提高疗效。多年来,经过许多专家的潜心研究,共同努力,1990 年公布的中风病诊疗标准(试行),将中风病分为九个证型。1996 年公布的试行标准则分为七个证型,全面规定了中风病证型诊断标准,规定了中风病常见的风、火、痰、瘀、气虚、阴虚阳亢标准。是在中医理论、临床实践、数据统计基础上建立的中风病的病类、证候量化标准,为中风病的判定、疗效评定和国内外中西医交流提供了依据,对中风病的诊疗走向规范化有着非常积极的意义。诚然,这些标准尚须进一步完善与深化,宏观与微观相结合,更切合临床实际,更具可操作性。

目前,证型标准化方面,仍以宏观指标为多,在某种意义上说仍然带有极大的随意性,尚须更好地与微观指标相结合。在疗效指标上,目前主要着眼于实验室指标和症状改善等方面,极少采用功能和生存质量层次的指标,随着现代医学生物—心理—社会模式的发展和疾病谱的改变,重视直接并综合地评价病人的感觉、功能和生存质量,要制定对疾病症状、体征,尤其是对"亚健康"状态人体心理、生理各种功能状态的调节与改善,对环境(自然、社会)的适应能力等生存质量层次指标的改善,与中医证型相结合的能够体现中医证候与整体调控特色的评价标准,以促进中医药的发展。

四、治疗

(一)中医药治疗

在治疗上,由于病情复杂和对中风病病因病机的差异,侧重点的不同,及中医药治疗立法的多样性与灵活性,使中风病的中医药治疗立法遣方趋向多样化,有如八仙过海,各显神通。在辨证论治之中,有以按先兆期、急性期、恢复期、后遗症期进行辨证论治者;亦有以辨病为主,按缺血与出血或混合性进行辨证论治者。分期、按病治疗中,又各施各法,尚有配合针灸或其他疗法,或配合西医学进行治疗者,名目繁多,都各有特色。就目前文献报道看,其疗效都较高,但这些文献中,多数缺乏严谨的设计,缺乏严格的统一的标准,而且样本量小,相互间难以相比,致使其可置信度与可重复性差,疗效未能得到普遍的认同。对中风病急性期的救治,特别是重危症患者的救治,目前仍是一个薄弱环节,仍缺少有效的制剂和手段。

在治疗的问题上,应该在对病因病机、证型研究的深化基础上,寻求共同的规律、统一规范,在共性的共通治疗上再结合个体化,才能够更好地提高治疗效果的可置信度与疗效的可重复性。

在"九五"期间,为寻求能够提高高血压性中、大量脑出血临床疗效的救治方案。我们制订方案建立的原则为:①综合救治;②中西医结合,取长补短;③保持中医药辨证论治特色,发挥复方的整体调控优势;④抓着根本,以共性为基础,与个性相结合;⑤简明扼要。为此,首先选择手术清除血肿,解除血肿占位压迫,降低颅内压,缓解症状,为其他综合治疗措施发挥效能争得时间。然后根据病因病机、闭证的主症及临床主症出现的几率,归纳出中风阳闭证的治则为:清热、平肝、破瘀、涤痰、通腑、醒神。通过"九五"国家攻关专题 201 例的临床随机对照观察，收到了较好的疗效，降低了病死率，减轻了致残程度，提高了生存质量。

（二）西医治疗

近年来，西医学对中风病的研究有很大进展。首先由于 CT、MRI 等医学影像学的发展与临床广泛的应用，对脑血管能够获得高速精确的多种信息，使 CVD 的诊断快速而准确，使脑血管病的诊断取得了革命性的进展。诊断是治疗的关键，快速准确的诊断为指导临床采取针对性的治疗措施提高疗效打下了基础。对基础研究包括流行病学及危险因素，神经胶质细胞，细胞因子，一氧化氮，神经生化，内分泌介质，基因表达等都有很大进展。

1. **脑出血**　一般认为"尚无特效的治疗方法"。对无明显意识障碍的小量脑出血患者，通常无须特殊治疗，其预后亦良好；对有明显意识障碍但尚未出现脑疝者，应用外科疗法优于内科疗法；深昏迷、双瞳孔扩大、生命征趋于衰竭者，内外科疗法均不理想。临床内科治疗手段有限，主要是对抗脑水肿、降低颅内压和对症治疗。近年来由于 CT、MRI 的广泛运用，脑出血的诊断变得迅速而准确，为脑出血的超早期手术提供了条件，并随着显微外科、立体定向等技术的广泛应用，使高血压脑出血的手术适应证进一步扩大，成功率进一步提高。对极重型脑出血内科治疗几乎 100% 死亡的病者，手术能使其中部分病者的生命得以挽救。近年来推广锥颅抽吸引流血肿，简便易行，内科医生亦能掌握，增加了抢救的手段，立体定向脑内窥镜手术治疗脑出血亦是一个发展方向，国内亦开展了这项手术并取得成功，并根据血肿的立体形状和出血量的大小，设置多靶点置管引流术治疗高血压脑出血即立体定向适形多靶点置管引流术，疗效好。然而，国内目前当属探索阶段，并由于条件等的限制，短期内尚难普及。

2. **脑梗死**　急性脑梗死为临床上最常见的脑卒中，又是一个重要的致残原因。长期以来，多方努力探索治疗脑梗死的有效方法，但至今所应用的疗法还未能确切证明有显著的效果。中华医学会神经病学分会亦指出："急性缺血性脑血管病的治疗，迄今尚无重大突破，方法虽多，疗效尚不十分肯定，有些正在研究中，还存在不同看法，需待改进。"近年来，诊断技术的迅速发展使人们对脑梗死的病理生理特点有了更加全面深刻的了解,尤对中心坏死区和缺血周边半暗带的概念,愈来愈引起注意。多数认为,缺血后治疗的成功与否,取决于能否及时(发病后数小时内)建立再灌注。目前主要采取直接手术或血管成形术和药物溶栓治疗解除局部狭窄或阻塞病灶。长久以来,人类一直在探索治疗急性脑梗死的有效方法,但至今只有发病 3 小时以内的溶栓治疗被严格的临床科学试验证实有明显的疗效。溶栓治疗要求的时间窗很短暂,临床实施尚有很大的困难,严格的时间窗限制,对于绝大多数患者来说是可望不可即。同时溶栓的出血副反应亦不容忽视,加之新一代的溶栓制剂价格昂贵,种种因素致溶栓疗法尚未能广泛应用。近年来,由于对脑梗死病理生理的深入了解,认为:无论是溶栓治疗后血管再通,还是侧支循环的自行建立,其缺血再灌注的脑损害都是影响患者预后的重要因素。钙离子的内流、兴奋性神经介质释放氧自由基反应等一系列缺血性代谢紊乱连锁反应以及活化的白细胞,特别是中性粒细胞聚集于缺血区域,是造成神经细胞损害的关键环节。生长因子及基因表达的改变亦导致细胞凋亡。因而,神经保护剂的应用引起重视,强调早期溶栓疗法与脑保护剂有机地联合运用,以打断损伤机制的恶性循环,保护脑组织有修复的机会,或减轻损伤以供后期修复的较好环境。然而迄今为止,还没有发现已证明为安全有效的神经保护剂。钙通道阻滞剂、谷氨酸释放抑制剂、谷氨酸受体抑制剂、自由基清除剂、抗细胞间黏附分子抗体、膜成分前体等乃为正在临床进行试验、具有潜在临床应用前景的药物。对脑损伤的保护,目前作为临床疗法主体的仍是长期沿用的一些处理措施,有的具有公认的疗效如激素对抗脑水肿还继续使用,而有的如给予高渗葡萄糖、脱水剂、大剂量镇静剂和纯氧吸入等已在不同程度上受到挑战。亦有资料指出:急性脑梗死的基本治疗有四种:①重建血流;②改善微循环以保护神经细胞;③减轻自由基等恶化因子引起的缺血应激;④减轻脑水肿等缺血产生的继发性副反应。

手术、介入、溶栓、抗凝、神经保护等治疗中风方面都有一定进展,但总体上说,对脑卒中的治疗,尤其是对急性重症脑梗死,目前尚无重大突破。然而,超早期恢复血供,改善血液循环状态,配合针对缺血后神经元死亡不同机制的综合干预及脑保护治疗,无疑将是治疗的关键,继续深入研究将有重要意义。

五、综合工程

要提高对中风病的疗效,降低其发病率、病死率、致残率、复发率,乃是一项多学科的综合工程,要有多学科的参与,共同攻关方能取得。

（一）加强防治

在 20 世纪前 3/4 的年代里,卒中一直是医学界关注很少的疾病。那时多数医生认为在预防和治疗卒中方面没什么可做的,几乎没有医生对此感兴趣,治疗上的虚无主义盛行。然而,经过几十年的努力,已有充分的资料表明,有效的预防,无疑可以降低发病率,即使病发,亦有望减轻病情;对已发中风病进行有效及时的救治,必然可以降低病死率和减轻致残程度,对有中风病史的患者,进行有效合理的防治,亦将减少复发率。有如加拿大《医学邮报》载:"控制诸如糖尿病、吸烟、高血压及胆固醇水平危险因素,可明显降低卒中病危险";通过控制高血压及胆固醇水平,可使卒中发病危险下降30%~40%;阿司匹林一类的抗血小板制剂,可以防治 25%~40% 的卒中患者复发。我们必须全方位地加强宣教,普遍提高人们对脑卒中的预防认识及早就诊、紧急治疗的重要性,提高自我保健意识和能力,一旦发病能及时就医,争取能在有限的治疗时窗内,接受最有效的治疗,从而提高疗效。我们应该将乐观的治疗前景诉诸公众,扭转传统的"无所作为"的悲观情绪,通过新闻媒介,对卒中早期症状广为宣传,做到家喻户晓(包括医务人员)。加强基础预防策略,不仅针对易患卒中者的预防、控制和消除危险因素,更要注意降低整个人群中危险的平均水平。二级预防措施应该积极治疗短暂性卒中发作和可逆性神经功能障碍以减少卒中的发生和发展。三级防治对卒中病人必须强调早期诊断与早期治疗。目前国际上一个共同的认识是分为三个阶段,即:①预防脑卒中,降低脑卒中危险;②合理的急性期治疗;③预防再发和康复治疗。我们应该通过积极的防治,从根本上降低发病率、病死率、致残程度及复发率。

（二）加强救治研究

中风病发，及时有效的救治是降低病死率、减轻致残程度的关键。目前，中风病病死率与致残率仍然很高，意味着救治工作仍然薄弱，且缺乏有效的方法与手段，必须加强研究力度，提高救治水平。

1. 把握时间窗　由于颅脑生理功能的特性，脑是高级神经中枢，对血液供应的高度依赖，对缺氧缺血的高度敏感，对缺氧缺血的耐受时间极度短暂，一旦造成组织与功能的损害则难于恢复，因而，要强调早就诊早治疗的重要性，不断完善医疗设施和快速反应系统，使中风患者得到有效的救治。

2. 综合救治　中风病，致病因素多，病情复杂；病发后，病理生理反应更复杂；加之颅脑生理功能的特殊性。其治疗必须有一个整体性，要全方位地采取各种给药途径，各种治疗手段，整体与局部相结合，发挥综合效能，要不断探索综合救治方案，完善综合救治措施，提高救治水平。

3. 中西医结合，取长补短　要以病人为中心，发挥各自所长，优势互补，不断探索中西医结合救治方案，以挽救病人生命，减轻致残程度。

4. 处理好规范化与个体化的关系　中医的辨证论治是体现个体化的治疗，是根据病者个体的具体情况所决定的治疗，含有共通的一面，也有个体的一面。规范化的治疗，是根据同一病类，同一证型的共通性质所采取的共通治疗。临床治疗要使规范化与个体化相结合，才能更好地提高疗效。但在救治研究中，必须深入探索其共通的规律，只有在共通规律的基础上所制定的规范才有依据，其方药制剂才能对症，学术交流才有共同语言，才有可能使其有效的方药治法得于推广，其疗效才有更大的可比性，才能使中医的疗效可置信度及重复性得到提高。

5. 多学科合作　为使卒中患者产生有效治疗反应，正确的诊断、治疗方案和并发症的预防是重要因素。救治中风病，要准确快速地诊断，要及时有效地治疗，就要有多学科的参与和合作，要有各种先进的理化检测设备与技术，要有高质高效的药物，要有临床与非临床、不同的临床之间，医疗与护理之间等方面的参与和合作，以病人为中心形成一个快速成反应系统，密切配合，以最快的速度开展有效的救治工作。当今，多学科合作是现代卒中治疗的标志,多学科脑卒中联合医疗组的成立符合现代医疗方式的要求。

6. 新的治疗方法的探索　中医学有悠久的历史,是一个伟大的宝库,加深研究,挖掘整理提高,探索新的治疗方法,争取新的突破。现代的亚低温疗法、血管的基因转染、超声溶栓、介入治疗,“后门”灌注疗法等方法的研究,必将带来新的希望。

(三)重视早期康复

致残率、致残程度与康复医疗密切相关,康复医疗与中风救治工作必须同步进行,应该高度重视,认真探索其康复的规律,研究其康复的措施,以减轻致残程度,提高生存质量。美国 Taub 的人体试验结果证实,康复治疗(强制—诱导活动疗法)能够帮助卒中幸存患者的大脑再生。几十年来,人们一直认为,一旦脑细胞因卒中而死亡,其功能将永远消逝,但此项试验结果显示脑细胞有更大的“可复性”,即大脑能够修复损伤,恢复其在严重脑损伤后丧失的功能。

(四)加强基础研究的力度

包含临床与非临床的,中医学与西医学的基础,基础研究与临床研究应该是相辅相成的,加强基础研究,要以促进临床防治效果的提高为目的。围绕临床防治,应加强临床流行病学、危险因素、病因病机、病理生理等多方面的研究。中医学方面规范化研究须加大力度,需要进一步深化,寻求共同的规律,并使宏观与微观相结合,使其病因、病机、病类、证型等更具客观性与可操作性,包括临床研究在内,其研究方法要向随机、对照、双盲、安慰剂对照、多中心临床验证、大样本等转化,并要加快中医药临床疗效评价体系的研究,从而提高中医药疗效的可置信度与可重复性。

(五)重视新药开发研制

开发研制宏观的、微观的、整体的、局部的各种制剂,丰富临床治疗应用,务求高质、高效、方便、价廉,并要重视中药复方从多层次、多环节、多水平、多靶点作用的优势制剂的开发。随着西医学对神经递质受体的认识不断深入,以及新的分子生物学方法的发展,人们已能克隆受体集团,并决定分子结构,这就从原理上为设计良好的药物提供了可能性,通过对药物与受体结合效力的测试,来决定如何改变药物的结构,从而增强对该特点受体的作用,这样就会开发出一大批高效、副作用更少的新一代药物。中西医共进,展现出广阔的前景。

我们深信只要加强防治,加大研究力度,走中西结合之路,多学科共同攻关,付出艰辛的努力,中风病的现状必将得到彻底的改观,前途是光明的。

(六)机遇与挑战

现代医学日新月异,人类基因组框架已经完成。由于结构基因测序的突破,一个破译、解读、开发、调节基因组功能为主要研究内容的"功能基因组学"时代已经开始,已由"结构基因组学"时代向"后基因组"时代深化。人们预言:未来10年内将实现基因检查预知疾病,预计2010—2020年基因疗法将成为一种普通的治疗方法。在此年代,我们从事中医药或中西医结合工作者,面临着良好的机遇与严峻的挑战。何去何从? 需要我们深思。

1. 知己知彼　要认真分析中医药的现状,把握现代医学前沿,密切关注科学发展的步伐,追踪及汲取国际前沿不断创新的生命科学和现代医学中的新观点、新学说等,并为我所用,而不能固步自封,要有危机感与紧迫感。

2. 突出中医特色与优势求生存　生存是发展的基础与条件,整体观念、天人合一、辨证施治、复方的整体调控等都是中医学的优势与特色。

3. 高起点,求突破　借助现代科技手段、成果,使中医药研究上水平、上规模、上档次。

4. 力求理论创新求发展　只有中医药理论的全面创新,才能使中医药学科取得质的飞跃。

(此文为刘茂才教授在全国中医脑病高级讲习班讲稿　2001年7月广州)

第二节　关于中风病治疗的难点与突破口的思考

中风之病,主要是指急性脑血管疾病。古称之为四大难症之一,主要责之于病因病机复杂,起病急,症见多端,变化迅速,有如巍峨大厦而基础不固,一遇大风则颓然崩倒,故一经发病,多难治疗,尤其是卒中昏迷而程度深沉的预后极差,虽经救治挽回生命,但后遗症亦往往难于消除,且有复中之可能。本文主要针对高血压性脑出血和动脉硬化性脑梗死进行分析。

一、中风病目前的临床现状

中风病之病因是多方面的,病机也是很复杂的,历代争议甚多。但多认为由于体内气血虚弱,脏腑阴阳偏胜为基础,在各种激发因素的作用下,风、火、痰、虚、气、瘀等因素交错为患,而致脏腑阴阳失调,气血逆乱而致。

由于病情的复杂和对中风病病机认识的差异,使中风病的治疗立法遣方趋向多样化,有如任氏八法、薛氏四法、张氏七法、汪氏六要等,各有特色。急性脑出血用活血化瘀治疗,在医学界一直担心会加重出血,或引起再出血而心有余悸,因而往往将脑出血作为活血化瘀的禁区。近十多年来,运用活血化瘀治疗急性脑出血,从临床疗效,各项理化检查,乃至动物实验疗效机制的探讨等各方面资料看,初步显示了活血化瘀治疗急性脑出血的可行性、安全性和有效性。急性脑出血的急性期,痰瘀为患,痰瘀互阻清窍的主要病机愈来愈受到人们的重视。脑出血用活血化瘀的禁区正在被突破,活血化瘀疗法正在成为脑出血新的有效治疗措施。研究表明活血化瘀具有抗脑水肿,加速血肿吸收,对保护脑组织,恢复神经功能有积极作用。刘茂才等所做的"毛冬青甲素治疗高血压急性脑出血的临床与实验研究"课题也证实了这点,多数临床报道疗效也比较满意。但是对较大量的脑出血未能迅速解除血肿占位效应,因而疗效受到影响。

近年来,中医对中风病研究进一步深入,取得了大量成果,药物的剂型和品种在增加,治疗手段在不断完善,但对中风病急性期的救治,特别是重危症患者的救治,目前仍是一个薄弱环节,仍缺少有效的药物和手段。从西医学而言,由于 CT 和 MR 的广泛应用,高血压脑出血的诊断变得迅速而准确,为脑出血的超早期手术提供了条件,并随着显微外科、立体定向等技术的广泛采用,使高血压脑出血的手术适应证进一步扩大,成功率进一步提高,致使近年来外科治疗脑出血取得了较大的进展。对极重型脑出血,内科治疗几乎100% 死亡的病者中,手术能挽救其中约 25% 患者的生命。但由于手术本身的创伤和麻醉可带来对机体的进一步打击,以及由于脑出血导致脑的血液循环障碍,致脑组织缺氧缺血,从而产生脑的局部乃至全脑的继发性损伤,甚至造成恶性循环,与病死率、致残率息息相关,致总体疗效不尽如人意。

医学内科对脑出血的治疗,手段相当有限,内科保守疗法主要是抗脑水肿,降颅压等对症治疗,疗效不尽如人意。通常报道急性期的病死率在18%~75%,其病后生存者有60%~65%留有后遗症,胡家正等则指出:高血压脑出血内科治疗总的病死率为50%~90%,而外科治疗目前国内外统计为3%~51%。对缺血性卒中溶栓治疗则有新的进展。

二、中风病临床难点分析

各种资料显示中风病的发病率在上升,已成为我国死亡原因前六位重大疾病中的第一杀手,存活者中3/4的患者不同程度地丧失劳动能力,重度致残者40%以上,1/4~1/3的初治患者将在3~5年内复发。因此如何及早预防以避免或减少中风病的发生和复发,以及发病后如何及时、合理、有效地救治以降低中风病的病死率及致残程度,是目前防治中风病的首要任务、当务之急,亦正是攻克中风病的难点。难点的存在,有方方面面的原因,主要取决于颅脑生理功能特性。脑是高级神经中枢,对血液供应的高度依赖,对缺氧缺血的高度敏感,对缺氧缺血的耐受时间的极度短暂,一旦造成组织与功能的损害则难于再复,加之颅腔容积的局限性及血脑屏障的关系,给临床治疗带来极大的难度。然而,仅从临床角度说中风病之难点,病因病理的复杂性与治疗时间上的紧迫性是关键。

1. 病因病理的复杂性 影响中风发病的因素多种多样,有血管壁病变因素,血流动力学因素,血液成分改变的因素,血液流变学因素等。而这些因素中又与遗传、代谢、内分泌、饮食嗜好的因素息息相关。在临床上往往是多个因素同时存在,共同作用,缓慢演变,最后在各种诱因作用下,由量变到质变,导致脑血管病的急性发作。一旦发作,使对缺氧缺血高度敏感的脑组织产生一系列复杂的病理生理改变:这些改变目前许多尚未弄清楚,还是一个未知数,加之颅腔容积的局限性及血脑屏障的关系,使得许多治疗难于奏效。高血压、动脉硬化是中风病的主要因素之一．实际上中风病往往是高血压动脉硬化的重要并发症．是由缓慢演变而至突然加剧,是一个由量变到质变的一个过程。中风病之所以多发和复发,在于对于原发病高血压动脉硬化未能有效防治。

2. 治疗时间的紧迫性　中风病,病在脑,脑为元神之府,清窍之所在,主宰五脏六腑,司神明,调情志,应环境。一旦气血逆乱,直冲犯脑,或闭阻清窍．则神明失用,五脏六腑无所主,阴阳气血无所从,为闭为脱,易致阴阳离决,故当急促救治。中风病无论出血或缺血,其结果都是引起局部脑血流障碍,导致脑缺血、缺氧。通常急性脑血管病的局部脑缺血,在早期很多是不完全的,缺血区内还有一些残余灌流。缺血中心区血流处于离子泵和能量代谢衰竭阈值以下,不可逆损害已发生,但在中心区周围．早期还存在一个缺血边缘区,这个边缘区,在临床上,它可以变好或变坏,如血流供应马上恢复,它可以恢复正常功能,否则,缺血区将扩大,并演变为不可逆的永久性损害。因此,维持和增加急性局灶缺血区内的血流,对卒中的结果将产生重要意义。因而争分夺秒的有效治疗,将是降低病死率,减轻致残程度的关键。根据目前研究资料显示,出血性中风血肿的清除,宜在病后 7 小时之内进行,缺血性中风,血流的再通宜在病后 4~6 小时之内进行,方能起到较好的效果。这一时间窗反映了中风治疗时间的紧迫性,在目前的条件下,难度却相当大。

三、突破口的思考

由于中风病病因病机复杂及由于颅脑生理功能特性,以及防治工作未能跟上。加之目前尚缺少有效的药物和手段,致使中风病的发病率、病死率、致残率、复发率目前仍处于高水平的状态。要改变这种现状,难度很大,必须采取防治结合、中西医结合的综合措施,方能收效。

1. 加强防治　积极预防可以避免或减少中风病的发生和复发,并对高危人群和轻型病例采取合理的预防性治疗,从减少发病率开始,作为降低病死率、致残率的突破口。

2. 加强救治研究　在未能取得良好的防治效果前提下,搞好救治工作就显得非常重要。提高中风病的治愈率,降低病死率及致残程度,其重要环节就是发病后能得到及时、合理、有效的救治。①把握时间窗,及时施治。鉴于脑组织对缺氧缺血的高度敏感性,因而对中风发病后要争分夺秒地进行合理救治,减少不必要的延误。加强宣传和不断完善配套设施.使得患者能及时就诊,及时接受治疗,使适合手术治疗的出血性中风患者能在病后 7 小时内施行手术治疗以清除血肿;使适合溶栓治疗的梗死患者能在 4~6 小时内接受血管再通治疗。亚低温法具有脑保护作用,可为各种治疗争得时间,值得进一步研究。②综合手段。利用各种给药途径,各种治疗手段,发挥中西医各自的优势,进行综合救治。如出血性中风,中医对较大量的出血,却不能迅速解除血肿占位效应,而手术则有其长处。因而选择适应病例,手术清除血肿,迅速解除血肿占位效应,争得时间。发挥中医药的优势,特别是活血化瘀法的作用,对缺血性中风,中医药亦有肯定的疗效。但如何使梗死灶迅速再通以减轻缺氧缺血对脑组织的损害,却力不从心。早期的溶栓治疗,则能收到较好效果。但静脉给药溶栓易出现出血倾向,采用动脉介入溶栓则能减少出血倾向,从而提高疗效,所以选择病例,介入溶栓治疗中风病值得探入研究。③探明基本病机,给予综合救治。中风病乃一大证,尤其是重症患者,仅靠一方一法,却难奏效。加强机制的研究,探明基本病机.给予综合施治,方能提高疗效。中风病病因病机复杂,许多机制尚不清楚。出血性中风急性期痰瘀互阻已为许多学者所接受,但中风病缺血与出血各有差异,或是同为缺血或出血,其机制亦有种种差异,加强共性的研究,开发高效药品,改变给药途径,采取宏观与微观相结合的综合救治,实为提高疗效的有效方法,亦不失为提高治愈率,降低病死率,减轻致残程度的突破口。

(刘茂才 此为 1996 年在北京香山科学会议的发言稿,

原载《中国中西医结合杂志》1997 年 8 月第 17 卷第 8 期)

第三节 论中风病与痰瘀之病因证治

对于中风病的发生、发展及病机演变的病因证治等临床认识和理论研究,可谓汗牛充栋,而从古至今,虚多从气、血、阴、阳论治,实则气、火、痰、瘀、阳亢、腑实、邪毒等,于痰瘀论治者也各抒己见,刘教授数十年的临床积累,认为中风病之预防、危险因素、形成、转化、临床证治用药等均与痰瘀有密切关系。

一、痰之有形、无形

痰是一种黏稠状的病理产物,又是一种致病因子。痰在中医学中认为是外感六淫、内伤七情、饮食劳倦等因素,导致肺、脾、肾三脏为主的功能失常,三焦气化失司而致水液代谢失常,津液不从正化而凝聚成的一种病理产物(或致病因子)。痰有狭义与广义之分,狭义之痰主要指肺系疾病的分泌物,多数随呼吸发出鸣响而被闻及,或可随咳咯而出,视之可见;广义之痰是包括人体肺系之外其他部位之痰的总称。"有形之痰"是指狭义之痰,是从呼吸道、消化道分泌、排泄出来的黏稠液体,是随咳吐而出的有形黏液。临床多见于咳嗽、喘病、痰饮、呕吐等肺、脾、胃脏腑疾病。至于"无形之痰",古有"怪病多痰""怪病责之于痰"之说,在临床实践中,中医学通过四诊,痰证的临床辨证征象表现复杂多样,通常因患者体质及医者经验等不同而异。刘教授认为,所谓"无形之痰",皆因其在颅内、椎管及深在的经络、筋骨、脏腑等深在部位,其伏而不见,并在一定情况下不显现出痰的证候,不能只凭传统而简单的望、闻、问、切所能见之,而需借助证候的分析、病机的推导及有关的辅助理化检查作出判断。因为医学是不断由必然王国向自由王国迈进的,原来不被认识的"无形",今天或明天可变成可被认识的"有形",并且机体总是在复杂的动态变化中达到平衡的,永远存在着需要不断认识的"无形之痰"。古人无法遇见现今医学的发展水平,但中医独特的理论,宏观的分析,又符合组成人体的各个微细结构的变化,现代医学给"无形之痰"赋予了新的生命和内容,其实质也离不开"无形之痰"之范畴。

二、瘀的宏观、微观

对于瘀血证的认识,中医药学有数千年的历史,而在证治方面,《血证论》无疑达到巅峰,多个"逐瘀"方至今在临床各科应用广泛;而近几十年无论中医、西医及中西医结合在"瘀血"本质方面研究取得了诸多的成果,给临床实践起到重要的指导作用。刘教授在多年的临床实践尤其的近一二十年,强调我们在临床对瘀血证的认识,既要从传统中医药学宏观四诊角度辨证,更重要的是从微观角度出发,结合西医学的各种血液生化检查,以及超声、影像等这些中医望诊的延伸内容,即微观辨证,去评判患者瘀血证的有无及轻重,指导临床实践。

中医学强调"有诸内则形诸外",但在临床实践,也暴露出其不全面性,因为有些疾患在外没有具体体现抑或靠医者本身无法发现其"形诸于外",此时,就应以微观辨证去充实、补充传统的宏观辨证论治。如各种先进的技术在医学领域中的广泛应用,尤其是影像学、病理学、基因诊断等的采用,对于揭示疾病的本质发挥了巨大作用,这些微观认识手段不仅拓宽和加深了传统"四诊"视野,应用得当必然提高中医辨治的水平。如临床中风病之脑梗死、脑出血患者,在传统中医四诊中无法得知其是否有"瘀血",从西医学水平,通过"望诊"我们认识到这是脑血管(即脑脉)闭塞——为血凝不通,或是血溢脉外——为"离经之血",如此证候虽然未必为纯粹之瘀血,至少有"瘀血"证之存在,至于其瘀血之候于患者标本缓急如何,定当考虑病者四诊等综合资料。

三、痰瘀的形成与转化

痰、瘀均为人体气血津液生理失常产生的病理产物,两者的形成互根互生,常常共同形成、发生,相互影响、相互为患。

痰为津液代谢失常所致,广义之痰是指由于机体气机郁滞或阳气衰微,脾、肺、肾、三焦等功能失常,不能正常运化津液,使津液停留积聚而成后流注脏腑肢体经络。《景岳全书》曰:"痰即人身之津液,无非水谷之所化。"痰的产生,正如吴澄在《不居集·卷之十七·痰证扼要》中所说:"百病之源,皆生于痰,其源不一,必究其痰之为病,病之为痰,痰从何生,病从何起?然总不外内伤七情,外感六淫,饮食积瘀所致。"说明多种病理因素共同作用导致脏腑功能失调,进而引发气机不畅,营卫不和,津液运化失常而生痰,故有"五脏六腑皆可生痰"之说。痰形成后,可随气血运行,内入脏腑,外注经脉,其黏滞质性势必影响气血正常运行,致血流不畅成瘀,而出现痰瘀互结之证。正如张山雷云:痰涎积于经隧则络中之血必滞。"津液入脉即化生血液,还有助于血液运行通畅。无论外感、内伤或情志不遂等所致脏腑气血运行失调,血液运行不畅,可致血行瘀滞。瘀血日久又可变生痰浊而成痰瘀同病,如唐宗海指出:"血积既久亦能化为痰水。"

当然,痰瘀的形成、同病与互患,在临床中表现复杂不一,或先有痰(瘀)基础(本质),或互为先后因果等,而不同的脏腑经络病变中,可能表现为轻重缓急之不同,临床当需详察。

四、中风病的发生与痰瘀

(一)中医痰、瘀之体质

老师指出,世有所谓"百病皆由痰作祟"的说法,百病未必尽都有痰,然当代所言之中风,有痰者却占多数。从病者的素质与发病年龄看:中风之病,多先有伏痰存在。古人每谓:"肥人多中风",肥人之所以多中风,多谓由于其素质气虚而多痰。然而,当今临床瘦人中风者,亦累见不鲜。此等中风之人,亦往往有痰。因为中风之病,多以中年之后而发。《素问》云:"年四十而阴气自半也。"古代医家亦谓"年逾四旬,气衰之际"而"多有此疾"。因为年逾四旬之人,脏腑气血渐渐衰弱,元气逐渐不足,每致痰浊内生。如肺主布津液,肺气虚弱、则水津通调输布失常,而停聚成痰;脾主运化水液,脾气虚弱,中阳不振,运化不力,则水湿不行,可化为痰;或久嗜酒肉肥甘多湿之品,则湿聚不化,也可化成痰,肾主蒸化水液,肾阳不足则蒸化无力,水气不化也可聚而上泛,演变为痰,或由于肾阴不足,或肝肾阴虚,而阴虚生热,或肝郁化火,火热上炎,火热不仅可以生风、伤阴动血,而且可炼熬津液而至生痰的病变等。《丹溪心法》指出:"痰之为物,随气升降,无处不到。"其在肺者可随咳嗽而咯出;其阻塞喉间气道,则现痰声漉漉;在胃者,可随呕吐而出;在肠者,可因药物攻下随大便而排出;在某些肌体浅表部位者,可因局部有肿块硬结而扪及,这种痰有形可见而易知。然而其在脑髓脉络或其他深在部位者,则伏而不见,并在一定情况下可以不显现痰的证候,故可称之为伏痰。而与中风关系比较直接的,乃潜伏于脑髓脉络之伏痰,这种痰发展到一定程度,并在某种因素的激发下,即可构成中风证候。

对于痰的因素或体质,有谓"年逾四旬气衰之际"而"多有此疾(中风)",因为年逾四旬之人,脏腑气血渐渐衰弱,元气逐渐不足,往往导致阴阳失调,一方面由于肝肾阴虚,致肝阳上亢,阳亢于上,血亦随之而上,常导致血菀于上,使气机郁滞,气滞则血瘀,因而瘀血留滞脑髓脉络之中;或因脏气衰微,火不暖土或嗜食膏粱厚味之品,湿浊困脾,脾失健运,痰浊内生,血行不畅,停而成瘀,逐渐形成中风前瘀血滞阻脑脉的病理基础。一旦有了这种基础,在某些诱因的诱发下,导致脑脉气滞血瘀,神明使之失去正常主司和调节功能,而且又将成另一个致病因素而作用于机体,影响脑髓间气血之流通,而形成新的瘀血。或中风病发,神识障碍,饮食受碍,或眩晕呕吐,津液耗伤,或卧床不起,气血凝滞,都将加重或促进瘀血证候,使脑脉愈加痹阻,甚至造成恶性循环。因此,尽管中风病发后矛盾繁多,病机复杂,但瘀阻脉络,气滞血瘀,使清阳之气不能舒展,乃为其主要矛盾之一,为中风病病机关键所在。

(二)中风病危险因素与痰瘀为病

对于中风发生的体质或先兆之证,我们既要从体质考虑,也要从病症着手,如痰瘀体质、"眩晕为中风之渐"及"无痰不作眩"等。西医学有关中风病的危险因素如脑动脉粥样硬化、血脂异常、高血压、心血管疾患、糖尿病等病因学的中医学研究如痰瘀为病、痰瘀同病及痰瘀互患等研究认识,无疑大大拓宽了我们中风病临床预防的思路及处理方法。

五、中风病发生病机机转与痰瘀

从病机看,中风病发多因平素脏腑气血亏虚,或阴阳失却平衡,加上某些诱因而发,致风、火、痰、虚、瘀等因素有侧重地交错为患,而形成中风各症。然单纯风、火或虚,虽可致昏仆,但尚难构成比较持续性的半身不遂诸症,而后遗的半身不遂等的存在,尚需痰或瘀等有形物质因素参与病理过程,才能形成。如此患者有痰、瘀之本质或基础疾患,加之内外之因诱发,痰瘀同病、痰瘀互患,清窍闭阻,神明失司,或痰瘀阻滞脑脉,变生半身不遂诸症。

(一)中风病急性期之痰瘀

中风病(尤其急性期)病因病机复杂,老师经数十年的中风病临床研究发现,有必要在既往证候研究的基础上,重视共性与个性相结合,探索发现共同的规律,简化证型,制订出具有可计量性、可重复性,及简便易行的中风病急性期阳类证、阴类证证候诊治方案。

在中风病急性期,阳类证的病因病机基础为肝肾不足(阴虚),标实为风、火(热)、痰、瘀(尚包括腑实);而阴类证的病因病机基础为气、阳不足,标实为风、痰(湿)、瘀,痰瘀是两者的病理基础或共患病机,即阳类证为风火痰瘀、阴类证为风痰瘀血,无论出血、缺血,均可导致清窍失司或脑脉痹阻。当然,其痰瘀的轻重及(阴阳)病机转化和临床症候均因患者具体情况不同而异。

(二)中风病恢复期、后遗症之痰瘀

老师从多年临床总结,中风病恢复期及后遗症期的病机亦可从阳类证、阴类证概括之,即阳类证者多为肝肾亏虚痰瘀阻络、阴类证者多转变为气(血)虚痰瘀阻络。

中风急性期后,患者之恢复、后遗症期的临床主症,无非常见之神昏、半身不遂(偏枯、麻木)、舌强言謇或不语,以及痴呆、头晕、肢体肿胀或疼痛、二便失调、抑郁或癫狂、不寐等,其临床辨证除需结合各脏腑气血阴阳偏盛衰外,无一不与痰瘀阻滞神明清窍或肢体经络筋脉等有密切关系。

(三)中风病临床痰瘀证候规律

中风病无论急性期或恢复、后遗症期,其病机证候均与痰瘀有密切关系,其辨证思想在我们临床工作中起到重要的指导作用,我们总结了本院1418例中风病(急性期406例,恢复期295例,后遗症期262例)患者的证候特点发现,急性期血瘀证537例(73.9%)、痰证514例(70.7%),痰瘀并见483例(66.4%);恢复期血瘀证343例(82.6%)、痰证323例(77.8%)、痰瘀并见285例(68.7%);后遗症期血瘀证205例(74.3%)、痰证178例(64.5%)、痰瘀并见169例(61.2%)。可见中风病诸多病理因素中,以瘀、痰最为常见,并且贯穿本病发生、发展的始终,研究同时显示,风、火证多出现在疾病的早

期,经过治疗,其风、火均能较快缓解或消失,风、火等皆是无形之病理因素,不能贯穿疾病的始终,贯穿始终的是瘀血和痰浊这两种有形病理因素.且痰瘀每每相兼为患,这也是中风缠绵难愈的原因之一。因此,可认为血瘀证和痰证在中风患者证候分布中占有重要地位,是中风病的两大主要病理因素;瘀血证和痰证常相兼为患,痰瘀互结是中风病的基本病机,并贯穿疾病的始终,为临床确立痰瘀同治的基本治疗大法提供了有力的依据。

六、中风病痰瘀之治

(一)痰瘀治法

治痰之法,有形无形、治标治本,可视病情而定。有形之痰,痰阻气道、喉间痰鸣,可降气除痰,以治其标;若无形之痰,久而不愈,或体质素虚,则可针对其生痰之因而治其本,抑或标本兼治。但痰阻脉络而闭塞脉道者,必须直攻其痰,脉道始得畅通,气血才能流通,半身不遂才能得到恢复,这有如瘀血闭阻脉道,其瘀不去,脉道不通一样。此乃"闭者决之"之意。其体质虚弱者可加扶正之品,但闭阻脉道之痰必须攻之、疏导之。有如《明医杂著》指出:"若中风偏枯麻木证之痰,必用南星、半夏也。"

瘀血之治,宏观为主,微观相参;活血化瘀是祛除瘀血、流通血脉的方法,具有改善血液循环,或有止血和促进溢血的吸收,消肿、消炎,改善神经营养作用等,脑脉瘀滞或血溢脉外,引起的气血郁滞,清窍被扰或经脉失用,须通过祛瘀活血加之疏导,使其消散与吸收,从而使脑脉流通,清阳之气舒展,达到祛瘀生新的目的。

中风之证,痰瘀往往同时并存,中风多痰正如上述;其有瘀者,缺血性中风,脉络闭塞,气血不通,固然有瘀;而出血性中风,乃属血证,血证则往往有瘀,如唐容川《血证论》指出:"既是离经之血,虽清血鲜血,亦是瘀血。"《丹溪心法》亦指出"中风大率主血虚有痰","半身不遂,大率多痰,在左属死血瘀血,在右属痰有热,并气虚",以左右分痰和瘀,虽无意义,但其已指出半身不遂与痰、瘀有关,故《明医杂著》指出:"古人论中风,偏枯麻木酸痛不举诸证,以气虚、死血、痰饮为言","是血病、痰病为本","用血药而无行痰、开经络达肌表之药以佐之,焉能流通经络,驱逐病邪以成功也"。所以,痰瘀同治,其效更佳,临床具体尚有健脾化痰、活血化瘀,或涤痰破瘀等之不同,而临证又因其基础病机或夹杂病症不一而异,如血热当凉血、火甚即泻火、血虚宜养血、气虚需补气,或健脾固肾等随证立法。

(二) 刘茂才临床经验方与院内制剂研制

经师承及多年的临床经验积累,逐步形成卓有成效的经验方诊治中风病,其中贯穿痰瘀同治的临床思维。

益脑康胶囊(北芪、当归、川芎、鸡血藤、法半夏等),功能益气活血、涤痰通络,主治气虚痰瘀痹阻脉络之头晕、头痛、语言不利、肢体麻木、瘫痪等。

益脑脉胶囊(人工牛黄粉、水牛角、龙胆草、虎杖、水蛭、益母草等),功能清肝息风、涤痰活血,主治风火痰热上扰清窍之昏仆、肢体偏瘫、麻木、语言不利以及头晕、头痛、痰涎壅盛等。

益脑健胶囊(北芪、川芎、天麻、法半夏、石菖蒲等),功能益气活血、息风涤痰、活血通络,主治气滞血瘀、风痰上扰之中风、肢体麻痹、歪僻不遂等。

通腑醒神胶囊(番泻叶、虎杖、人工牛黄粉、天竺黄、瓜蒌仁等),功能通腑泻下、涤痰活血、醒神开窍,主治中风病各期痰邪瘀热积滞以及腑气不通之证。

复方北芪口服液(北芪、首乌、鸡血藤、龟胶等),功能补气血益肝肾为主,以达到祛瘀涤痰通脉强壮脑髓之目的,主治中风恢复、后遗症期,见气血亏虚、肝肾不足,兼痰瘀阻络之证者。

(三) 中风病临床用药小结

中风病之后患者多为恢复期及后遗症的对症辨证综合调治,我们在总结刘教授中风病之用药分析发现,刘茂才教授辨治中风病以补虚药、活血药、息风药、涤痰药、清热药、理气药等为主,其累积频率 91.22%,在临床治疗中发挥其主要作用。各类药物中的常用药(按出现频数多少排列)为:

补虚药:黄芪、党参、杜仲、牛膝、太子参、女贞子、白芍、白术、桑寄生

活血药:丹参、川芎、郁金、桃仁、鸡血藤、王不留行、红花、田七末;

涤痰药:法半夏、天竺黄、瓜蒌皮、远志、猫爪草、胆南星、浙贝、紫菀、款

冬花、前胡、皂角刺、苏子、北杏等。

刘教授认为，中风病之患者存在阴阳类证的不同，辨证论治的侧重点亦有所差异，诊治中风病过程中，扶正补虚是重要临床思维方法，尤以补益气血为重；同时在中风病的疾病过程中，痰瘀贯穿始终，故在治疗过程中，活血化瘀通络与涤痰祛痰之品亦是常用须用之品。

七、结语

中风病的形成、病机机转及诊治，均与痰瘀有密切关系。痰分有形无形、瘀有宏观微观。痰瘀在临床应用中的诊察及用药之轻重缓急把握，需要我们在继承刘茂才教授的思想和方法基础上，应用到每个患者中，不断提高临床疗效。

（卢明）

第四节　谈出血性中风急性期病理观

出血性中风急性期病情危重，病机复杂多变，轻者口歪不遂，重者昏仆猝死。对其病因前贤多概括为风、火、气、血、痰、虚六端，失于精详，中医界公认瘀血为其病机基础，不可否认活血化瘀法确是消除脑出血急性期脑水肿的有效方法，然而只能起类似溶栓样的作用，不能像甘露醇那样迅速降低颅内压，消除脑水肿，挽救患者生命，深入探讨出血性中风急性期的病因病机有利于拓宽救治的思路和方法，提高中医治疗脑出血急性期的疗效。

一、风阳痰火为出血性中风的始动因素

风阳痰火是各种致病因素作用于人体引起脏腑功能失调形成的病理状态，同时又是诱发出血性中风始动因素。大量的临床流行病学调查表明，出血性中风多发于年龄 40 岁以上、形体肥胖、嗜食肥甘、辛辣，平素性急易怒的人群，发病前常伴有头痛、头晕、眼花、耳鸣，一过性、可逆性肢麻，轻瘫，昏蒙等症状。由于人年过四十而阴气自半，肝肾阴虚，筋脉失濡而内风时起，

阴不制阳,阳亢于上,风阳上扰清窍;肥甘厚味伤脾碍胃,酿湿成痰。湿痰郁久生热,热生火,痰火上蒙清窍,下壅肠腑,从而风动、阳亢、痰壅、火盛。此时若采用息风、潜阳、化痰、降火等法及时治疗,则可避免脑脉破裂,血溢脉外,压迫脑髓之变。若不加调摄,任其发展,则风阳痰火夹气血上冲,成为诱发出血性中风的危险因素。

二、血溢脉外为其病因

在风阳痰火这一病理状态下,若因调摄不当导致气血逆乱,上冲犯脑,脑脉破裂,血溢脉外,即《黄帝内经》所谓"阳气者,大怒则形气绝,而血菀于上,使人薄厥"。此溢于脉外之血,即瘀血,压迫损伤脑髓,成为出血性中风的病因。传统所讲的风、火、痰、气、虚、血,一方面可理解为引起血溢脉外的致病因素如风火上扰,气血上冲,灼伤血络,迫血妄行;元气亏虚,不能摄血;痰热壅塞脉道、肠腑,使气机阻滞,血行不畅,日久脉络损伤等最终促使血不循常道而出。另一方面,"审证求因"以概括中风发病的病势、症状、体征等,如将出血性中风起病急骤,病情危重,变化多端的特点以风名之;将神昏,痰喘,口干面赤等以痰热蒙蔽心神概括之;将头痛,目赤,恶心,呕吐,舌红绛,苔黄等归为肝火上扰清窍等。这些均不能反映出血性中风的真正的病因,随着CT、MRI在临床的广泛应用,即使少量出血亦可确诊,中风病因病机学说亦应随之发展,不能再笼统地以风、火、气、血、痰、虚来概括。血溢脉外形成的瘀血才是出血性中风的病因,这不仅可直观地反映其病因,而且有利于客观评价治疗效果。

三、水瘀毒邪损伤脑髓是其病机

血溢脉外为瘀血,瘀血凝滞积聚脉外,造成局部血流壅阻,压迫脉道,致再次出血;脑为髓海,为清灵之脏,贵在气血流通畅达,瘀血内停,一方面压迫脑髓,使脑髓肿胀,清气不能上承,七窍闭塞,蒙蔽心神而发为神昏,停于脉外则肢体不利,阻于舌则言謇不语。另一方面,津血同源,瘀血阻滞,气血运行受阻,气机失常,不能正常输布津液,影响水液流畅,脉外渗透增强,致水蓄脉外。水蓄既成,挤压脉道,又可使脉内血行不畅更甚,既而水停血瘀,水瘀交夹为患,此即《金匮要略》所说"血不利则为水",唐容川《血证论》亦云"瘀血既久,化为痰水","血病不离水,水病不离血","血积既久亦能化为水"。因此瘀血阻滞引起的水饮在出血性中风急性期的脑水肿、颅内压增高中起了重要的作用,CT 片显示血肿高密度阴影周围的低密度带即为水瘀交结的临床指征。精生髓,髓充于脑,脑为至清至纯之脏,最为娇嫩,易为邪害,容不得邪侵。水瘀交结,壅塞于脑,内不得散,外不得泄,损害脑之阴阳气血的平衡,蕴蓄毒邪,此即"无邪不有毒,热从毒化,变从毒起,瘀从毒结",水瘀毒邪互结,进一步损伤脑络。西医学认为,脑出血后,除血肿本身的占位性损伤外,尚有血肿周围脑组织血液循环障碍、代谢紊乱如酸中毒、血管运动麻痹、血脑屏障受损及血液分解产物如凝血酶、血红蛋白等多种毒性物质对脑组织的损害,而且脑的结构性缺血性损害不会因血肿的清除而减轻,因此血肿所造成的各种代谢性毒性物质对脑组织的损伤更为严重。这与中医学的认识相符,水瘀压迫损害脑髓酿生毒邪,水瘀毒邪互结对脑络的损伤是出血性中风急性期的病机基础,而且出血性中风起病急骤、病情凶险、顽固难治、病机复杂亦符合毒邪致病的特点。

四、阳明腑实是其病机转归之关键

临床观察可见出血性中风急性期住院病人中约有 80% 以上有便秘、腑气不通等阳明腑实证,这既是水瘀毒邪损伤脑髓的病理变化,又是加剧出血性中风急性期病情的诱因。因发病前患者多存在风阳痰火之诱发因素,阳热易耗伤阴津,使肠道失濡,同时影响中焦气机升降,致脾气不升,胃气不降,运化传导失司,水谷不能化为精微,糟粕难以排出,聚积肠道,腑气不通;加之素体肝肾阴亏,肠燥津亏,腑气不通,与肝风痰火相搏上冲巅顶,血气随之上冲致络破血溢而发病。另一方面发病后由于水瘀毒邪互结于脑,无有出路,随气机下降,正如叶天士所说"邪毒复瘀到胃",阻滞中焦,影响胃肠吸收转化功能,致胃肠液亏,气滞不运,腑气不能,助热化火,夹肝风上扰形成恶性循环。脑为元神之府,主持五神以协调脏腑阴阳、四肢百骸之用。水瘀毒邪损伤脑髓,则脑失所主,七窍失司,魄门开合不利,肠内糟粕难以排出形成腑实证。西医学研究证实,脑出血病人由于下丘脑自主神经中枢受损,使自主神经功能紊乱,尤其胃肠蠕动受到抑制,胃肠分泌液减少,再者病后卧床不动或积极脱水治疗,肠道缺水导致便秘。便秘不仅影响消化吸收功能,又使胃肠道有毒物质蓄积,吸收入血,进一步损害脑组织;便秘还可使腹压增高,加重血压和颅内压的升高。这些均可加重病情,甚至是再出血、血肿扩大的诱因。

总之,出血性中风急性期以表实为主,在未发病前即存在风阳痰火的始动因素,而脑脉破裂,血溢脉外,瘀血内停则为该病真正病因,传统的风、火、痰、气、血、虚不能确切地反映这一病因。水瘀毒邪互结,损伤脑髓是其病机,而阳明腑实则是该病病情转化之关键。因此急性期治疗应以祛瘀利水、解毒开窍为大法,并注意通腑法及时、准确地应用。

(王立新,刘茂才)

第五节　再谈急性脑出血的活血化瘀治疗

一、前言

急性脑出血是指急性非外伤性脑实质内动脉破裂的一种出血,是急性脑血管病的重要组成之一,约占急性脑血管病的 1/5。其发病急骤、病情重笃、变化多端,死亡率高(据早前肖镇祥等编《脑血管疾病》所言死亡率为30%~70%),存活者致残率高、复发率亦高。

脑出血急性期,以往一般都强调降压、止血,而常规使用止血剂(促凝血药)以增强毛细血管的抵抗,减少通透性,缩短出血时间(如6-氨基己酸)。而对应用活血化瘀治疗,不少临床工作者拘于"出血者止血,缺血者活血"的观点,畏惧不用。认为病后2周或3周后使用活血化瘀治疗比较安全。

二、脑出血的病因病机

病因是风、火、痰、虚、气、瘀,病机是血菀于上。中风之发生,病因病机极为复杂,主要表现在风、火、痰、气、虚、瘀这六个方面,高血压动脉硬化的病人,六个方面各有侧重,相互影响,逐渐形成中风前痰瘀滞阻脑脉的重要病理基础。一旦有了这种基础,在某些诱因诱发下,如情绪过激、用力过猛等,从而引起"身中阳气之变动",阴阳错乱,失却平衡而出现气血逆乱,致"血之与气,并走于上","血菀于上"的局面,气血上逆,脑脉血液盛极,充而再充,致气迫血走,或气不能摄血而络破血溢,出现出血性中风之候。

三、急性脑出血有瘀

1. 离经之血,便是瘀血 一旦络破血溢,离经之血,本身就是瘀血。唐容川《血证论》云:"既是离经之血,虽清血鲜血,亦是瘀血。"这种瘀血不但失去其生理作用,而且又将成为一个致病因素而作用于机体,因为这种离经之血,必然阻滞清窍之脉络,影响脑髓间气血之流通,而形成新的瘀血。《秦氏同门集》云:"一旦血液不循常经,势必凝结成瘀,以阻其余血液之流通。"

2. 津凝血败,为痰为饮。

3. 离经之血,郁积脑髓,致清阳之气不得舒展,而津凝血败,为痰为饮(脑水肿、颅脑水瘀、颅内高压等);或痰瘀郁积而化热,产生热毒、瘀毒、痰毒等,出现发热,毒损神机,神机失统,致五脏六腑、十二经脉诸病丛生。其他致气血瘀滞因素:①中风病发,头痛或头晕呕吐,津液耗伤;②中风病发,神识障碍,吸纳不足;③中风病发,或加发热,津液耗伤;通泻过度,津液耗伤;④防治脑水肿,脱水过度,津液耗伤;卧床不动,亦可气血郁滞。

4. 临床瘀证的表现

(1)头痛剧烈,痛有定处;

(2)双瞳孔散大或缩小如针尖或两侧不等大,面色黯滞,甚则唇甲青紫,舌质黯或有瘀点,脉弦或涩或结代;

(3)血液处于浓、黏、凝、聚状态;

(4)颅脑 CT 所显示的高密度阴影,及其周围低密度半暗带,乃至出血半球肿胀、充血、中线移位等,皆可作为瘀之佐证。

尽管中风病发后矛盾繁多,病机复杂,但瘀阻脉络,气滞而血瘀,使元神之府清阳之气不能舒展,乃为其主要矛盾,为高血压动脉硬化性脑出血急性期的关键所在。

四、活血化瘀是治疗脑出血急性期的重要法则

活血化瘀"是祛除瘀血流通血脉的方法",具有"改善血液循环,有止血和促进溢血的吸收,消肿、消炎、改善神经营养作用等"。脑出血证,所溢于脉外之血,已不能复返故道,及由此而引起的气血郁滞(脑组织之充血、水肿等)需通过祛瘀活血而加以疏导,使其消散与吸收,从而使脑脉流通,清阳之气舒展,恢复各项功能,达到祛瘀生新的目的。

唐容川指出:"既有瘀血,便有瘀血之证,医者按证治之,无庸畏阻。"脑出血病发后,只要上逆之气复返,气复平顺而不上逆(血压稳定而无危象等,患者无明显的躁动和抽搐,通常BP<220/120mmHg),并无明显出血倾向(无明显凝血机制障碍,不是在服抗凝剂病者等特殊病例),无明显的肝肾功能损害,就可即时用活血化瘀治疗。《素问·调经论》:"血之与气并走于上,则为大厥,气返则生,不返则死。"

五、急性脑出血的辨证施治

以共性为基础,与个性相结合 为便于临床操作和临床路径的实施,在临床辨治中,我们抓住风、火、痰、瘀、虚、气端为基础,分阴阳两类进行立法。

(1)阳类证:≥以下三项:面赤身热;烦躁不安;口咽干苦;舌质红;舌苔黄;脉数。

(2)阴类证:≥以下三项:面唇晦黯;静卧不烦;口咽不干苦;舌质淡;舌苔白;脉迟缓或沉细。

阳类证以风、火突出,临床证候以猝发神志不清或朦胧、鼾声呼吸,喉中痰鸣,牙关紧闭,面赤身热,躁扰不宁,气粗口臭,肢体强痉,大小便闭等为特点。立清热平肝、破瘀涤痰、通腑醒神治则。

阴类证以虚(气虚)突出,临床证候以猝发神志不清,半身不遂,而肢体松懈瘫软不温,甚则四肢逆冷,面色苍白,痰浊壅盛,静卧不烦等为特点。立

益气通脉、破瘀涤痰、通腑醒神治则。

再根据不同的病情表现,不同的个体素质,各治则可有所侧重,进行组方用药,体现个体化治疗。如:

清热法:根据临床热象病况,可分别侧重给予清热解毒、或清热泻火、或清热凉血等清热之品(如:安宫牛黄丸、紫雪丹、清开灵、黄连解毒汤、犀角地黄汤等)。平肝法:是指平调肝之阴阳之意,临证可根据风阳的实际情况分别侧重予镇肝息风、平肝息风、平肝潜阳、滋阴平肝等不同的调肝之品(如:天麻钩藤饮、羚羊钩藤汤、龙胆泻肝汤)。破瘀法:临证可根据病者血气盛衰或寒热等之差异,而选择不同程度的破血逐瘀之品(如:血府逐瘀汤、通窍活血汤、补阳还五汤、脑血康口服液或胶囊或滴丸、灯盏细辛注射液、复方丹参注射液、盐酸川芎嗪注射剂)。

涤痰法:临证有痰可给予化痰、消痰、涤痰等法祛之,无形之痰或防痰之产生可健脾以治之(如:温胆汤、导痰汤、半夏白术天麻汤、涤痰汤)。

通腑法:在某种意义上含有下法之意,含攻下与利水(或)逐水之意。临证据证施予峻下、缓下,或寒下、温下、润下,或予利水等不同之品。临证只要不属于脱证,大便非为失禁或泄泻,多先予急下,一旦腑气下降,随即改为缓下以保持腑气顺畅,通常保持大便 1~3 次/日。

醒神法:醒神之治,除给予醒脑开窍(宣窍)之相关药物(如:麝香、冰片、石菖蒲、苏合香、安宫牛黄丸、紫雪丹、至宝丹、苏合香丸、醒脑静注射剂等)或治疗手段(如针灸、推拿等)外,尚包括各种血肿清除术、血管瘤的处置术、介入溶栓或取栓术、动脉内支架成形术等,抑或清热、平肝、破瘀、涤痰、通腑等法,以促进受损神机功能的恢复和保护未损脑髓神机之功能,后期尚当调补肝肾益脑髓。

益气法:气与血,阴阳相随,气之于血,有温煦、化生、推动、统摄的作用。临床气虚不能帅血而血脉痹阻、或气虚不能统摄而血溢脉外,皆可重用参芪以推动或统摄血脉。亦可据厥脱之证而转化为救脱之治。

通脉法:寄补气活血、祛瘀涤痰,恢复脉道畅通或促其脉络之新生。亦可随证选用三七通舒胶囊、复方丹参注射液、盐酸川芎嗪、金钠多、刺五加注射液、碟脉灵（苦碟子注射液）等。

六、活血化瘀作用之研究

有学者将活血化瘀的作用归纳如下几点：

1. 防治脑出血后脑水肿，降低颅内压，保护血脑屏障，减少水通道蛋白 -4 的表达；

2. 促进血肿吸收，改善内皮细胞功能，改善微循环，加快脑组织损伤修复及改善神经功能；

3. 神经保护作用；

4. 减少炎症反应；

5. 清除自由基，增加 SOD 活性，降低 MDA 含量；

6. 降低兴奋氨基酸的毒性作用；

7. 改善线粒体功能，抗细胞凋亡；

8. 部分药物如：花蕊石、大黄、三七、血竭、蒲黄有化瘀与止血双向作用。

亦有从药理研究归纳：

1. 改善微循环的病理变化；

2. 降低血液黏稠度、改善与血液浓、黏、聚倾向相关的病理机制；

3. 促进内出血的吸收及因出血引起的机体组织的修复；

4. 改善血小板的质量，加速血凝；

5. 降低毛细血管通透性，减少血浆渗出；

6. 增强毛细血管张力，减少血管壁脆性，改善末梢血管出血，降低毛细血管脆性。

七、讨论

1. 脑出血急性期的界定　由于界定不一，临床结果缺乏可比性。

中医界通常认为：急性期：发病后两周以内。中脏腑最长至 1 个月；恢复期：发病两周或 1 个月至半年以内；后遗症期：发病半年以上。

国内习惯将 4~6 小时称为超早期（有谓 0~4 小时），72 小时内是急性期

（有谓 5~72 小时）（亦有谓 2~7 天为急性期）；8~30 天为亚急性期（有谓 4~22 天）；22 天以后为慢性期。

2. 活血化瘀药应用的时间　差异很大。

（1）持中医瘀血观点，并依据：

1）认为高血压性脑出血的过程主要在于脑血管直接破损出血和微动脉破裂出血，在于血流动力学的问题，认为脑出血具有自止性。脑位于头颅之中，相对封闭，一般认为发病后 20~30 分钟即形成血肿，颅内压增高，当颅内压与出血处血管内压达到平衡时出血自止。CT 显示发病 2~3 小时血肿已形成，一般不再扩大，6~7 小时仅为单纯性血肿。

有人在脑出血发病后 6 小时内进行的脑血管造影中，未观察到造影剂从破裂的血管外溢；用同位素 ^{51}Cr 标记的红细胞注入脑出血患者静脉，在血肿内未发现放射性标记的红细胞。说明高血压性脑出血发病后活动性出血的时间是很短的，可能在 30 分钟内或 2 小时内，而 6 小时内许多病人的出血可能已停止，24 小时后继续出血者已极少见。

2）脑出血血液处于浓、黏、凝、聚状态。研究显示了脑出血和脑梗死病人均有血液流变学异常，血黏度增高，尤其是血浆黏度、全血比黏度、低切、红细胞电泳、红细胞聚集指数等指标脑出血与脑梗死无明显差异，而与健康人却有显著差异。高慧娟等通过对 157 例脑出血患者血液流变学检测，结果发现出血性中风患者的红细胞变形能力下降，血浆黏度、全血黏度、纤维蛋白原均明显高于正常值，说明脑出血患者由于高血压、动脉硬化的影响，而致血液黏稠度增高，血流动力学障碍。

高血压性脑出血非凝血机制障碍所致。并有研究报道认为老年人纤溶活性是低下的，本身就容易发生血栓栓塞性疾病。

持此认识者多主张运用活血化瘀治疗，但各个学者根据患者安全的考虑和病程的需求而选择开始使用活血化瘀药物时机也不一致，差异性也很大：

①即时使用活血化瘀：从资料看，最短为病后 0.5 小时，使用证实是安全的（所谓即时，通常也要在病后几个小时才能接受活血化瘀治疗）。我们曾对 201 例高血压性中、大量脑出血患者采用血肿清除术加中医药治疗进

行对照观察,中药含静滴清开灵或川芎嗪、内服含有水蛭等活血化瘀的中成药,取得了较好的疗效。

②部分病轻患者(出血量≤30ml),病情稳定在发病后 24 小时后开始;亦有学者认为:因为出血后血液当中的凝血机制发生了局部变化,被激发的凝血因子,既可诱导凝血酶原转化为凝血酶,又可激活纤溶系统清除坏死的细胞,这个平衡如果被外力打破,可向另一方向发展。

③过早使用或大量使用活血药,有可能再次出血。强调 24 小时后,且生命体征平稳,无上消化道出血情况下应用。在发病 48 小时后可使用活血化瘀药。

④发病 2 周后可使用活血化瘀治疗。

⑤3 周后可使用活血化瘀治疗;总体而言,大多数研究者都倾向于应用活血化瘀药时机宜早不宜迟。早期、足量应用是治疗的核心。

(2)亦有学者因继续出血或再出血的存在,并认为破血逐瘀药具有类似西药抗凝作用,所以对活血化瘀否定或慎重态度。由于担心活血化瘀治疗会增加出血量或再出血,加重病情,仍然采用止血药治疗。相关研究如:

诸晓凡等通过 50 例尸解病例,对 CT 与尸解的出血量进行比较,发现尸解病例中,继续出血的发生率为 52%,在继续出血的病例中,61.54% 发生在 24 小时以内,26.92% 发生在 1 周以内,11.54% 发生在 1 周以上。尹延河等对 206 例脑出血病人做 CT 动态观察,显示继续出血的发生率为 16%,在 24 小时内占 60%。朱飚等对 276 例脑出血病人病情恶化后进行头颅 CT 扫描,显示继续出血发生率 18.19%;熊氏则报道 133 例为 14%,其中 54.89% 在 6 小时内,3.7% 发生在 168 小时以后;近期不同样本的前瞻性研究示继续出血率 20% 以下;并有研究认为在急性 ICH 发病后 3~4 小时内进行止血治疗有可能阻止继续出血,减少出血量,改善预后,无论是对凝血异常或还是对凝血功能正常者,重组因子Ⅶ(rFⅦa)(重组活化的第七凝血因子)都有促进局部受损血管止血的作用。目前被认为是内科治疗急性 ICH 最有前途的药物。较多应用的是在 24 小时内使用立止血,1kU 肌注,连用 15 天。

3. 继续出血是多因素的　据资料报道,脑出血后继续出血的病案较以往增多,这有多种因素,除了人们的重视,检测手段的进步外,资料显示:出血后癫痫发作、收缩压的升高、脑叶和丘脑出血、长期服用阿司匹林、有饮酒史、超早期甘露醇的使用,这都是继续出血的危险因素。即使是继续出血有一定数量,但未能表明这种继续出血是因为活血化瘀治疗所致。

综上所述,我个人认为:中药活血化瘀药不能等同西药的抗凝剂或血管扩张剂,而且多数是复方制剂,并且是辨证基础上用药,属于综合治疗的一个重要组成部分。诸多活血化瘀药都具双向作用,高血压性脑出血卒中暴厥后,只要上逆之气复返,气复平顺而不上逆(血压稳定而无危象等,无明显的躁动和抽搐,通常 BP<220/120mmHg),并无明显出血倾向(无明显凝血机制障碍、不是在服抗凝剂病者等特殊病例),无明显的肝肾功能损害,就可即时用活血化瘀药进行辨证治疗。

目前围绕急性脑出血症的活血化瘀治疗,和应用时间窗的探讨等研究,诸多学者无疑做了大量的工作,取得了很大进步,大大扩宽了学术视野,加深了理论的深度。然而学术上尚有诸多疑点未能得到共识,学术亦无止境,所以学者尚需努力,加大前瞻性的研究,目前正在组织实施的破血逐瘀治疗脑出血的再评估,其结果将会有积极意义。

(刘茂才在广东省中医药学会脑病学术会上的讲稿)

第六节 活血化瘀法辨治脑出血

脑出血是指原发性非外伤性脑实质内出血,也称自发性脑出血。在西方国家,脑出血占脑卒中的 10%~15%,是最主要的致死和致残原因之一。而在中国,脑出血占各类型脑卒中的 55%,这个数值远高于西方发达国家。脑血管淀粉样变和口服抗凝药是西方国家脑出血发生的主要原因,而在中国及其他东亚国家最常见的原因是高血压。目前,西医对出血的处理有两种观点,一种是应用止血药物防止血肿进一步扩大,但止血药物有碍于瘀血的吸收;二是应用抗凝和纤溶药物使出血吸收,但抗凝和纤溶药物有可能产生新的出血。中医学在脑出血的防治方面显示出独特的学术优势,其中活血化瘀法最受国内学者甚至国际学者关注,近年来活血化瘀法治疗脑出血的禁区逐渐被打破,现阐述瘀血与脑出血之间的关系。

一、瘀血的由来

"瘀"字最早出于《楚辞》"形销铄而瘀伤";《说文解字》曰:"瘀,积血也。从疒,于声";《黄帝内经》中有血凝泣、恶血、留血、坏血、血菀、凝血、着血、石瘕等名;张仲景称瘀血、蓄血、瘀热、血结、干血、癥瘕、疟母等;《备急千金要方》又有血瘕、黑血;《诸病源候论》有结血;《证治准绳》有污血;《普济方》有血症;《医林改错》有血瘀;《血证论》有败血、旧血、离经之血、紫血;《儒门事亲》有瘀症;《名医别录》有老血;《温热论》有宿血;《医宗必读》有死血等称谓。尽管中医学对瘀血的说法很多,但大致可以归纳为如下两种含义:停积之血:如积血、蓄血、留血等;污败之血:如离经之血、衄血、恶血、干血、死血等。以上含义及其原称,其共性可用"静止之血"来表示,如积、蓄、留均为静止之意;"污血"及"败血"虽然没有静止之意,但从实验结果来看,"污秽之血"其后果也造成血液流动缓慢;至于离开血液循环之血,由于失去了心脏的推动力及离开血管,且在血管周围淤积,因此"静止之血"是中医各种瘀血的共同特征。总的来说,瘀血是指体内血液停积而形成的病理产物,包括体内瘀积的离经之血,以及因血液运行不畅,停滞于经脉或脏腑组织内的血液。瘀血既是疾病过程中形成的病理产物,又是具有致病作用的"死血"。

二、脑出血与瘀血

临床上多种因素可致瘀,瘀血也可导致多种疾病,脑出血即是其中一种。

(一)血瘀不畅是脑出血发病前的主要病理基础之一

《素问》云:"年四十,阴气自半也",古代医家亦有谓"年逾四旬气衰之际"而"多有此疾(中风)",因为年逾四旬之人,脏腑气血渐渐衰弱,元气逐渐不足,往往导致阴阳失调,一方面由于肝肾阴虚,致肝阳上亢,阳亢于上,血亦随之而上,常导致血菀于上,使气机郁滞,气滞则血瘀,因而瘀血留滞脑髓脉络之中;另一方面由于肾阳衰微,火不暖土或嗜食膏粱厚味之品,湿浊困脾,脾失健运,痰浊内生,滞留于脉道之中致血行不畅,停而成瘀,逐渐形成中风前血瘀不畅的病理基础。《丹溪心法》谓"半身不遂,大率多痰,在左属死血瘀血"。

(二)离经之瘀血是脑出血的主要矛盾之一

一旦有了血瘀不畅的基础,在某些诱因的诱发下,引起"身之阳气变动",阴阳错乱,失却平衡而出现气血逆乱,致气血上逆,脑脉血液盛极,充而再充,致气迫血走,或气不能摄血而络破血溢,出现出血性中风之候。

脑出血要经历出血—血肿形成—血液凝固—血肿溶解吸收的一系列过程,虽然病因病机为出血,一旦络破血溢,离经之血,本身就是瘀血,血瘀是贯穿始终的。《血证论》云"既是离经之血,虽清血鲜血,亦是瘀血。"西医学研究将血液流变学、微循环和血小板异常等作为血瘀证的诊断标准,脑出血患者中相当一部分有血液流变学指标的明显变化:血浆黏度增高,红细胞电泳时间延长,纤维蛋白原增加,脑 CT 检查显示出血部位呈高密度阴影,患者表现为头痛而痛有定处,肢体偏瘫,舌强语謇,舌质青紫等,都是瘀血的征象。由于瘀血阻滞,血蓄于脑,继发以下病理变化:血蓄于脑,气滞水停,脑部肿胀;血蓄于脑,郁而化热,化火生痰;血蓄于脑,脑神失调,百证丛生,经络、脏腑功能失司,元神败脱。可见这种瘀血不仅直接使脑主神明功能失调,而又成为新的致病因素,阻滞清窍脉络,影响脑髓气血流通,而形成新的瘀血。《秦氏同门集》云:"一旦血液不循常经,势必凝结成瘀,以阻其余血液之流通。"加上中风病发,神识障碍、饮食受碍,或眩晕呕吐、津液耗伤,或卧床不起、气血凝滞,都将加重脑脉痹阻证候,甚至造成恶性循环。

因此,尽管脑出血病发后矛盾繁多,病机复杂,但瘀阻脉络,气滞血瘀,使清阳之气不能舒展,乃为其主要矛盾。瘀血既为脑出血之病理基础,又为脑出血之病理产物,是脑出血治疗的关键所在。

三、脑出血与活血化瘀

脑出血急性期治疗的关键在于能解除血肿对周围组织的压迫效应、缓和以致消除血肿周围的不能代偿的组织水肿,改善神经组织的缺血、缺氧及坏死状况。中医认为,其所溢于脉外之血,已不能复返故道,及由此而引起的气血郁滞(脑组织之充血、水肿等),须通过祛瘀活血加之疏导,使其消散与吸收,从而使脑脉流通,清阳之气舒展,达到祛瘀生新的目的。《血证论》指出"此血在身,不能加于好血,而反阻新血之化机,故凡血证,总以祛瘀为要","瘀血不去,则出血不止,新血不生"。故治当以活血化瘀为要。

活血化瘀是祛除瘀血、流通血脉的方法,现代药理研究表明,活血化瘀药物对凝血机制具有双向调节作用,对脑出血具有减轻脑水肿、减轻炎性反应、减少细胞凋亡、抗自由基损伤、保护神经、抑制凝血酶受体等作用。李妍等制作大鼠脑出血模型采用了自体不凝血注入尾状核法,通过干湿重法、免疫组织化学染色法和实时 PCR 法研究脑出血后脑水肿的形成与 AQP4 表达的关系。结果表明由水蛭、大黄、三七组成的活血化瘀 2 组中药可降低大鼠病灶侧脑含水量及血肿周围组织 AQP4 的表达,尤其在脑出血后 3 天最明显,提示活血化瘀药可能通过降低 AQP4 的表达减轻脑出血后脑水肿。徐枝芳等通过免疫组织化学染色法观察白细胞介素 6(IL-6)和基质金属蛋白酶 9(MMP-9)的表达,实验表明三七总皂苷可抑制 IL-6 和 MMP-9 的释放,从而减轻炎性反应对神经元的损伤,在脑出血后 48 小时 ~7 天差异明显。陈柏林等运用免疫印迹分析分析大鼠脑内脑出血损伤区凝血酶敏感蛋白 -1(TSP-1)及 CD36 的表达,实验结果提示补阳还五汤可能通过影响脑出血后损伤区 TSP-1 及其受体 CD36 的表达,降低其对血管新生的抑制作用,促进新生血管成形、成熟和脑组织修复。

在我院中风专科专病诊疗规范中,按照国家颁布实行的证型,选用具有活血化瘀的中成药及我院系列中风专科制剂,临床应用均取得较好的疗效。常选用的中成药有清开灵注射液、复方丹参注射液、盐酸川芎嗪注射液、血栓通注射液、葛根素注射液、灯盏花素注射液以及复方丹参片、华佗再造丸、川芎嗪片、心脑舒通胶囊、灯盏生脉胶囊、血塞通软胶囊、银杏叶滴丸等。郭建文、张晓云、陈骏先后对活血化瘀中药复方治疗急性脑出血进行系统评价和 Meta 分析,结果提示活血化瘀中药复方在短期内可以降低急性脑出血的近期病死率,并可能有助于改善急性脑出血的神经功能缺损。所以活血化瘀治疗加重出血及(或)引起出血性中风再出血不必太多顾虑。脑出血病发后,只要上逆之气复返,气复平顺而不上逆,并无明显出血倾向,就可以即时用活血化瘀治疗,以促进脑的血液循环,恢复各项功能,提高疗效。

【典型病案】

李某,男,68 岁,2014 年 11 月 9 日因"右侧肢体偏瘫伴言语不利 3 天"入住广东省中医院神经内科。来诊时症见神清,烦躁,面色潮红,口气秽浊,言语不利,饮水呛咳,右侧肢体偏瘫,纳眠差,小便自遗,大便秘结,舌黯红有瘀斑,苔黄腻,脉弦。我院头颅 CT 提示左侧基底节区脑出血约 20ml。诊断:中医:中风—中经络(肝阳暴亢,风火夹瘀,上扰清窍),西医:急性脑出血。11 月 11 日请刘教授查看病人,刘教授同意目前诊断及西医脱水降颅压、控制血压等治疗方案,中医方面予广东省中医院院内制剂脑脉 2 号、通腑醒神胶囊鼻饲,清开灵注射液静滴,以清热泻火、平肝息风、开窍醒神为法,处方:羚羊骨 20g(先煎),钩藤 20g(后下),丹参 20g,黄芩 15g,白芍 15g,葛根 30g,瓜蒌仁 15g,天竺黄 15g,虎杖 15g,石菖蒲 15g,海藻 15g。上药 3 剂,日 1 剂,分两次煎汤鼻饲。

11 月 14 日二诊:患者复查头颅 CT 示血肿基本同前,神志清楚,烦躁较前减轻,面色潮红、口气秽浊较前改善,言语欠清,可进食少许米汤,右侧肢体乏力,排尿不畅,大便通畅,舌质黯红有瘀斑,苔黄,脉仍弦有力。治疗宜防治各种并发症,进行早期功能康复训练(针灸、神经肌肉治疗),中药汤剂于上方加益母草 30g,3 剂继服。

11 月 17 日三诊:患者神清,无烦躁,言语较前清晰,右侧肢体乏力,已拔除胃管、尿管,可进食少许白稀粥,小便顺畅,大便稀,日四次,舌脉基本同前。现大便通畅,腑气已通,停用通腑醒神胶囊,继以平肝息风为法,辅以化瘀通络。处方如下:羚羊骨 15g(先煎),钩藤 15g(后下),丹参 20g,益母草 30g,毛冬青 30g,白芍 15g,天竺黄 15g,石菖蒲 15g,海藻 15g,怀牛膝 15g,旱莲草 15g。上方 7 剂,清水煎服,日 1 剂。

守上方治疗至 11 月 24 日,患者已言语基本清晰,自觉气短懒言,右下肢活动尚可,右上肢仍无力,纳差,眠一般,二便正常,舌质淡红,未见明显瘀斑,苔白微腻,脉弦细。据此目前肝风已息,以气阴亏虚,筋脉失濡为主证,治应补气养阴,通经活络。辅以中西医康复治疗。处方如下:北芪30g,党参30g,白术30g,山萸肉20g,云苓15g,法半夏15g,丹参20g,川芎15g,毛冬青30g,鸡血藤30g,何首乌30g,杜仲15g。患者家属要求出院继服中药治疗。

后以上方加减治疗至12月1日,患者病情明显好转,言语较前流利,可扶杖缓慢行走,但右上肢仍无力。舌质淡黯,苔薄白,脉细少力。效不更方,刘教授继守补气养阴,化瘀通络之法,患者坚持服用中药,随访1月,患者生活部分自理。

按:对高血压性脑出血的抢救,刘老主张中西医结合综合救治,尤其要发挥西医学对急危重症的应急能力(如脑出血的血肿清除术、脑室穿刺引流术、去骨瓣减压术等)的长处,紧紧抓住出血中风痰瘀互结、闭阻神明清窍的主要病机,提倡多疗法综合应用,如针灸、灌肠、各种物理疗法、中药针剂、口服液等。该患者入院后除了常规脱水降颅压、控制血压、营养支持、对症治疗等,同时积极进行中医辨证治疗,初起患者神清,烦躁,面色潮红,口气秽浊,言语不利,饮水呛咳,右侧肢体偏瘫,纳眠差,小便自遗,大便秘结,舌黯红有瘀斑,苔黄腻,脉弦。当属肝阳内动,风火上扰清窍,故立清热泻火,平肝息风,开窍醒神之法,方选羚羊骨、钩藤、黄芩清热平肝息风,石菖蒲、天竺黄、海藻清热化痰、开窍醒神;虎杖、瓜蒌仁通腑泻下,引热引血下行;丹参、白芍活血祛瘀,滋阴息风;葛根舒筋通络。结合广东省中医院院内制剂脑脉2号、通腑醒神胶囊鼻饲,清开灵注射液静滴加强清热平肝、涤痰开窍、祛瘀通腑作用。经二十余天治疗,患者风火已息,而以气阴亏虚,筋脉失濡为主证,法随证变,立补气养阴,通经活络之法。药用北芪、党参、白术、云苓健脾补气;首乌、山萸肉、杜仲滋阴养血,补益肝肾;丹参、川芎、毛冬青、鸡血藤活血化瘀,舒筋通络;法夏伍北芪、党参、白术、云苓燥湿化痰,祛经络无形之痰。同时辅以针灸、神经肌肉治疗、功能康复锻炼等综合疗法而取效。

刘教授认为,脑出血的病机复杂多变,急性期风、火、痰、瘀等诸般皆可出现,不同患者的个体情况千变万化,活血化瘀只是针对其中"瘀"的一个方面,因此在临床应用活血化瘀药物时,应强调个体化的区别,辨病与辨证结合,标本兼顾,联合通腑泻热、平肝息风、祛痰醒神、填精补髓等不同治法,保持辨证论治的中医特色。另外,活血化瘀药可适当选用一些具有活血与止血双重作用的活血化瘀类药,如三七、大黄、血竭等,毕竟保证治疗的安全性也是十分必要的。

(刘茂才,郑春叶)

第七节　通调补三法论治中风病

中风之病,主要是指急性脑血管疾病,起病急,症见多端,变化迅速,病因病机复杂,对此的认识,也是经过历代医家的不断探索而逐步完善的。刘茂才教授带领脑病中心团队,以中风病为突破口进行脑病的科研和诊疗,取得了丰富的经验和成果。2013年国家刘茂才名中医传承工作室成立以来,我们对刘茂才教授诊治中风病的学术思想和临床经验进行总结,认为他的中风病防治思想突出体现在辨证的"实""逆""虚"和论治的"通""调""补"六个方面。

一、中风病证候的"实""逆""虚"

(一)中风病"实"之病机

多数学者对中风病因病机的共识是:风(肝风、外风)、火(肝火、心火)、痰(风痰、湿痰)、气(气逆)、血(血瘀)、虚(阴虚、气虚)六端,在一定条件下相互影响,相互作用。

刘茂才教授从事中风病研究50余年,十分重视中风病证治规律的研究,早期对1972年至1981年的178例住院中风急性期病例进行了回顾性分析,认为其病因主要为风、火(阳热)、痰、瘀、虚,加上各种因素诱发,病后呈现一系列阳亢、血瘀、痰盛等"邪实"现象,整个过程贯穿着"本虚邪实",并且急性期主要矛盾在于"邪实"。并且在随后的研究中发现血瘀证和痰证在中风患者证候分布中占有重要地位。

中医传统理论认为,痰和瘀是两种不同物质和致病因素,痰是人体津液不化或水液代谢失常而形成的病理产物,瘀是人体血行不畅,污秽之血或离经之血着而不去的病理表现。刘教授认为痰和瘀既是脑病的病理产物,又是引致脑病的一个原因,可互为因果,造成恶性循环,加剧病情。

中风之痰,与患者嗜食烟酒、肥甘厚味等不良的生活饮食习惯密切相关。嗜食肥腻或嗜烟酒,湿浊困脾,脾阳失运或由于年高体衰,肾阳衰微,火不暖土痰浊内生。痰浊或随风阳上越或阻遏气机而形成风痰阻络或瘀痰阻络表现为中风之候。

中风之瘀,脑梗死之后血脉痹阻,血流不通,有瘀无疑,脑出血之脑脉破裂,血溢于脉外而蓄积于脑髓脉络清窍之间,势必壅塞脉道,痹阻脉络,此亦必然产生新的瘀证。正如《秦氏同门集》云:"一旦血液不循常经,势必凝结成瘀,以阻其余血液之流动。"《血证论》亦云:"既是离经之血,虽清血鲜血,亦是瘀血。"

中风之痰瘀互结,脑脉痹阻或血溢脑脉之外,致清阳之气不得舒展,气血不得流通,津液气血不循常道,津血渗泄为痰为饮(脑水肿)。正如《景岳全书》指出:"津凝血败,皆化为痰。"此即脑部血管阻塞或破裂出血,导致脑血液循环障碍,不论是局部还是全脑,不论是出血还是梗死,基本病理变化都是脑组织的缺氧和缺血。这种缺氧和缺血,急性期必然产生局部或全部的组织水肿,甚至导致颅内压增高,在某种意义上,这可视为痰瘀交结之佐证。

中风急性期"痰热腑实为常候",中风发病常以肝为起病之源,肝脾密切相关,脾胃互为表里,故胃常作为肝盛传病之所,木横土衰或气虚血瘀,必致脾胃斡旋升降失常,致中州运化传导失职,糟粕内停,且中风急性期多为阳火亢盛,火热内炽既可烁液成痰,助阳化风,又可消烁津液,致胃肠燥结,腑气不通。加之中风病发,卧床,饮食失养,或加误治而又加重腑实。腑实既可作为中风的一种诱发因子,又可作为中风后的一种病理状态,持续存在于中风病病程中,甚或形成恶性循环加重病情,在急性期腑实尤为常见。

(二)中风病"逆"之病机

气机升降失常、肝经风火上逆是中风病发生发展的主线。

1. 升降太过　中风发病之气血失调逆乱,总以肝气的上冲最为突出。

惊则气乱,恐则伤肾,或加之酒毒之品,可使肝升发动摇太过。肝阳愈旺,肝肾愈亏,肝阳上亢,或肝火上冲,阳胜火旺,复又生风,风火易于上升,致使升发太过,风性窜动,风阳上扰,风火相煽,多犯巅顶,发生中风。正如《黄帝内经》所述:"血之与气,并走于上,则为大厥,厥则暴死,气复反则生,不复则死"(《素问·调经论》);《中风斠诠》指出:"阴虚阳亢,水不涵木,木旺生风而气升火升痰升,冲激脑神经,导致顷刻瞀乱,神志迷蒙,或失知觉,或失运动。"

刘教授认为,出血中风之逆,其具体发病表现为在气血内虚,脏腑阴阳偏盛的基础上,如遇情绪过急、用力过猛等诱因,引起"身中阳气之变动",阴阳错乱,失却平衡而出现气血逆乱,"致血之与气,并走于上","血菀于上"的病理变化,气血上逆,脑脉血液盛极,充而再充,致迫血妄行;或气不摄血而见络破血溢,瘀积脑髓,形成出血中风之证候。

而缺血中风,血气上逆或未致"满脉去形"之境,却由于气血逆上而血菀于上,脑脉充盈而郁积不散,气结血凝,脑脉痹阻,出现缺血中风之候;同时,由于平素脑脉中痰瘀郁积内蕴和滞阻脉络程度之差异,及各脑脉间受上逆之气搏击程度的不同,因而在同一次气血上逆过程中,便可同时有出血与梗死之可能。

无论出血中风、缺血中风,均为气血失调逆乱导致血溢脉外或血脉不通,气滞血瘀,使清阳之气不能舒展,此为中风发病之关键。

2. 升降不及 中风恢复期,脏腑受损,脾失健运,肾不藏精,命门气衰,脏腑之气不能上升于脑。亦见中风急性期的轻证,由于年老体衰,精血自亏,无以升举,升之木及,"上气不足,恼为之不满,耳为之苦鸣"(《灵枢·海论》)。或气机不利,瘀血痰浊阻滞,升降不及,脑气不能下降统领脏腑,脏腑精微不能上荣于脑,甚则气机郁滞、百病皆生、出现偏瘫、失语、抑郁等病证。

3. 中风病"虚"之病机 "正气存内,邪不可干","邪之所凑,其气必虚"。中医自古以来就认为正气是决定发病的关键因素,邪气是发病的重要条件。中风也是在机体内伤积损、正气亏虚的基础上,复因劳倦内伤、忧思恼怒、嗜食厚味、烟酒或外邪侵袭触发,导致脏腑阴阳失调,风、火、气、痰、瘀等邪实亢盛而发病的。在正虚方面,主要责之气血亏虚,肝脾肾虚。心主血脉,心气虚,无力推动血液,血行迟缓,久而成瘀;脾气虚则运化水谷失常,不能化生精微,反聚湿为痰,同时脾虚摄血无力,血溢脉外,离经成瘀;肾为先天之本,肾气虚则精髓无以化血,气血贯注不足,致血液凝滞为瘀;肝肾亏虚,阴不制阳,风阳上扰清窍。

二、中风病论治中的"通""调""补"

(一)中风之实以"通"——破瘀涤痰通脉

1. 破瘀涤痰,痰瘀同治是中风病的重要治则

刘教授辨治中风病,除出血中风暴厥期重视闭者开窍、息风潜阳、脱者固脱之外,出血中风病情稳定之后及缺血中风的治疗,多在于治痰和祛瘀。他认为中风之发病,其关键在于气血失调,痰瘀为患,痰瘀阻滞脑脉是其主要病理基础,故中风病痰瘀同治贯穿始终,涤痰祛瘀乃为中风之重要治则。临证中刘教授祛瘀常以破瘀为法,即使用祛瘀药中比较峻烈的药物,达到祛瘀的目的,如大黄、桃仁、红花、水蛭等。所谓"破瘀"者,有消除瘀血、逐邪外出寓活血化瘀之意,其力猛峻。破瘀临证可根据病者血气盛衰或寒热等之差异,而选择不同程度的破血逐瘀之品。涤痰之法有荡涤、涤除之意,是祛除痰涩、消除内停痰浊、软坚散结的方法。对出血中风患者,有痰除痰,无痰防止痰的形成。涤痰临证有痰可给予化痰、消痰、涤痰等法祛之,无形之痰或防痰之产生可健脾以治之(如温胆汤、导痰汤、半夏白术天麻汤、涤痰汤)。在此基础上,刘教授研制了中风病涤痰祛瘀的系列中成药:如清肝息风、破血逐瘀、涤痰开窍之脑脉Ⅱ号胶囊和口服液;益气活血、涤痰开窍、息风止痉之脑脉Ⅰ号胶囊和口服液,均获得较好疗效。

2. 出血性中风擅用祛瘀法 20世纪70年代以前,医学界大多数人一直担心用活血化瘀治疗急性脑出血会加重出血,或引起再出血,往往将脑出血急性期作为活血化瘀的禁区。之后的40多年来这一禁区逐渐被突破,刘教授经多年临床实践认识到,出血中风急性期治疗的关键在于能解除血肿对周围组织的压迫效应、缓和以致消除血肿周围不能代偿的组织水肿,改善神经组织的缺血、缺氧及坏死状况。活血化瘀是祛除瘀血,流通血脉的方

法,可改善血液循环,有止血和促进瘀血的吸收,改善神经营养等作用。脑出血证,所溢于脉外之血,已不能复返故道,及由此而引起的气血郁滞(脑组织之充血、水肿等),此有形之邪,为血实之证,宜祛除之,须通过祛瘀活血加之疏导,使其消散与吸收,从而使脑脉流通,清阳之气舒展,达到祛瘀生新的目的。

(二)中风之实证以"通"——清热通腑醒神,破瘀涤痰通脉

中风多属肝肾阴亏,水不涵木,肝阳上亢而致阳升风动,气血逆乱,脑窍蒙塞;或因气虚血瘀、脑脉痹阻;或痰瘀流窜,痹阻清窍,脉络阻滞,但无论何因,均可致脑窍闭阻,神机受损,故刘教授认为救治急性中风的主要目的就在于"醒神",在于恢复各种大脑功能。醒神之治,除宣窍通关(宣窍),使用治疗窍闭神昏证之相关药物(如:麝香、冰片、石菖蒲、苏合香、安宫牛黄丸、紫雪丹、至宝丹、苏合香丸、醒脑静注射剂等)外,尚寄各种血肿清除术、血管瘤的处置术、介入溶栓或取栓术、动脉内支架成形术等,抑或清热、通腑、平肝、破瘀、涤痰通脉等法,通过祛邪扶正通腑通血脉以益脑髓,以促进受损神机功能的恢复和保护未损脑髓神机之功能。

对于中风病阳类证,刘教授认为清热之法的运用是醒神之关键。作为中风本病来说,其热当以肝火、心火为主,但中风乃为复合病种,并且中风病发,或可外邪侵袭(肺、泌尿感染、褥疮等),甚或中风本身之痰瘀郁积化热而产生痰毒、瘀毒等显现热象。清热可根据临床热象病况,可分别侧重给予清热解毒、或清热泻火、或清热凉血等清热之品(安宫牛黄丸、紫雪丹、清开灵等),如此则可使热清火息,血自宁,气复顺,而神机宣通神明复用。

刘教授对中风醒神的重视还体现在通腑之法的广泛使用。他认为"痰热腑实为常候"是中风急性期的共性。因而,中风病急性期,尤其是对中风闭证而言,无论阳闭抑或阴闭之痰邪积滞、腑气不通,通腑法都是重要的治法之一。阳闭热盛腑实者,通其腑气,导热下行,所谓"闭者通之,逆者降之",不但使腑气通畅,气血得以敷布,痹通络活,而且使阻于肠胃的痰火积滞迅速排除,浊气下降,不能上冲熏扰神明,纠正气血之逆乱。阴闭之证通腑之法可通腑泄浊、釜底抽薪,荡涤痰瘀之毒。

　　刘教授通过多年临床经验总结、研制的通腑醒神胶囊,适用于中风中脏腑、痰邪积滞腑气不通之证,为中风中脏腑之阳闭证或阴闭证之痰邪积滞、腑气不通而设。只要不是中风脱证,或者大便泄泻失禁,即使没有明显腑实证,中风病发,重症或闭证患者,都可以即时开始给予通腑(泄热)治疗,保持大便通畅,以求上病下取,利于醒脑通脉,促进康复。

　　1. 中风病机之"逆"当"调"——调畅气机升降是中风治疗的准则　灵活运用气机升降学说,指导临床治疗。过者抑之,逆者平之,不及者助之。单独或联合使用,以恢复其升降,以平为期。

　　(1)过者抑之:气机上冲太过,治疗上应平肝降逆息风,应分其阴阳虚实。肝肾阴虚,阴不合阳,虚阳上越,风阳上扰,宜平肝潜阳,如镇肝熄风汤,药物常用石决明、代赭石、牡蛎等。若肝火上冲太过,风火相煽,宜降火息风,如羚角钩藤汤。肝藏血,肝火上冲,络破血溢出脉外,病变出血中风以突然昏仆,不省人事者,昏蒙,头痛剧烈,头晕,发病后面色潮红,手足瘛疭或抽搐,口干口苦,大便秘结,舌质红,黄苔或黄腻苔,脉弦或弦紧有力为主要表现的阳亢病证,临床上采用清肝热、平肝息风,宁血凉血、潜阳降气等治疗,使气返下行,肝阳暴张平息,往往可取得较好的疗效。

　　(2)不及助之:年老精亏,气血不足,精微不能上荣于脑,应填其精,补其气,复其升降。如地黄饮子,阴阳双补;若因气机不利而瘀血痰浊未清,气机升降不及,应活血化瘀,涤痰祛浊,通道利,脑气可下。如补阳还五汤,补气活血通络。

　　2. 中风之虚宜"补"——益气血,补肝肾,补中寓通,不拘一法　刘教授指出,中风急性起病时所表现的"邪盛"之象是由脏腑气血逆乱所致,究其本乃是脏腑气血亏虚,"虚"是贯穿始终的最基本病机,人体气血亏损,脉络腠理空虚,卫外不固,易致邪趁虚而入;气虚血不升运,瘀血不能化行,痰浊壅塞滞留,多易致缺血性中风。在临证中,刘教授发现因气虚无力运津行血而生痰成瘀的,单用涤痰化瘀难收良效,通过运用益气补虚可达"防邪""祛邪"之效。因此类病症根本病机都与脏腑气血亏虚有关,且气可行血、行津,故以益气为主,血虚则佐以养血活血,津亏则配合滋阴生津。常以补气力胜、性动而能行滞的北芪为补气主药,使脑气得养,气阳舒展,神明得用;并使气旺血行,血脉通畅。刘教授擅长应用北芪30~60g。活血化痰方面常选泻中有补的药物,如以鸡血藤、丹参、益母草等活血补血,以茯苓、白术、陈皮、法夏等健脾化痰,再视具体情况加用活血通络、化痰除湿之品。痰瘀蕴而化热时,补气药可继续用,而且需继续用,配合清热化痰、活血凉血即可。刘教授指出,攻伐之性太强的药物易耗损气血,反而使痰瘀更难消除,正如前贤所言,"因虚致病者……与其去病而虚不可保,毋宁补虚而病可渐除"。

3. 中风急性期后当益气活血与肝肾同治 对于中风后期,刘教授强调益气活血法,且讲究益气活血孰轻孰重,同时又重视肝肾同治。他认为中风急性期后主要以"本虚"为主,兼以"标实"。"本虚"乃为气血不足,肝肾阴精亏虚,脑脉失养,髓海空虚,肢体功能活动障碍。"标实"即痰浊、瘀血阻滞脑窍脉络,而痰浊瘀血又为正气亏虚所致,"气行则血行",气虚则运血无力,血流不畅而成瘀,水液不化气而成痰。因此,根据"急则治标,缓则治本"及"肾主骨,生髓,髓皆属于脑"的理论,结合中风其病在脑,瘫痪诸症乃为痰瘀痹阻脑脉所致,拟补气补肾以益脑髓,达到扶正以祛邪,寄补为通,寄补为消之目的,并研制院内制剂复方北芪口服液,脑脉1号等临床用之,效果较佳。

刘教授在中医脑系疾病防治思路中强调"调气血,健脾肾;祛痰瘀,护血脉;合调肝,安脑神"等主要治疗思想,体现通补兼施,调肝降逆,平调气血,护血脉,就是气血和顺,血脉滋养脏腑,五脏平和,预防救治中风的主要途径。

最后,在中医脑病防治方面,刘教授认为气血是构成人体和维持人体生命活动的基本物质,气血调顺,身体才能健康无病;而治气血虚者,莫重于脾肾。水为天一之元,气之根在肾;土为万物之母,血之统在脾。气血旺盛,二脏健康,他脏纵有不足,气血足供挹注(把液体从一个盛器中取出,注入另一个盛器。引申为以有余补不足的意思。)所以,气血与脾肾,乃本中之本,也是健康长寿之本,临床必须抓住根本,时时、处处、事事都要给予呵护!

(华荣,曾茜,黄燕)

第八节　中风病阴阳类证治则解读

中风病的辨证治疗中,分阴阳两类定出总体治则。

以共通的病因病机为基础,进行立法,并在可能的情况下与个性相结合。

多数学者对中风病因病机的共识是:风(肝风、外风)、火(肝火、心火)、痰(风痰、湿痰)、气(气逆)、血(血瘀)、虚(阴虚、气虚)六端,在一定条件下相互影响,相互作用。

从简着手,易于实施,以阴阳两类分之:

《类经·阴阳类》说:"人之疾病……必有所本,或本乎阴,或本乎阳,其本则一。"指出了证候虽然复杂多变,但总不外阴阳两大类别,而诊病之要也必须首先辨明其属阴属阳。

阳证是反映了人体功能亢进,能量代谢增高的反应状态;阴证是反映了人体功能不足,能量代谢低下的反应状态,因此,在临床运用八纲辨证时,一般对阳证的概念主要是指实热;阴证的概念主要是指虚寒证。对中风病证,根据它们的不同特点,也可分别归属于阴阳两类证候之中。诚然,阴阳是可以转化的,阴阳类证也是可以随着病情的发展而变化的。

1. 阳类证　≥以下三项:面赤身热;烦躁不安;口咽干苦;舌质红;舌苔黄;脉数。

阳类以风、火突出,临床证候以猝发神志不清或朦胧、鼾声呼吸,喉中痰鸣,牙关紧闭,面赤身热,躁扰不宁,气粗口臭,肢体强痉,大小便闭等为特点。

立清热平肝、破瘀涤痰、通腑醒神治则;

2. 阴类证　≥以下三项:面唇晦黯或苍白;静卧不烦;口咽不干苦;舌质淡;舌苔白;脉迟缓或沉细。

阴类以虚(气虚)突出,临床证候以猝发神志不清,半身不遂,而肢体松懈瘫软不温,甚则四肢逆冷,面色苍白,痰浊壅盛,静卧不烦等为特点。

立益气通脉、破瘀涤痰、通腑醒神治则。

之后根据不同的病情表现,不同的个体素质各治则可有所侧重,进行组

方用药,体现个体化治疗。有如:

1. 清热法　热与火同属温性,但有程度轻重之差异。火乃热所化,热清火自息,血自宁,气复顺,促进神机宣通神明复用。清热可防止热从火化成毒,治已变防未变,达到防止再次脑出血及并发症,如肺部感染、上消化道出血。清热在某种意义上能起到清火、泻火、解毒、凉血、息风、化痰、通腑等作用。

作为中风本病来说,其热当以肝火、心火为主,但中风乃为复合病种,并且中风病发,或可外邪侵袭(肺、泌尿感染、褥疮等),甚或中风本身之痰瘀郁积化热而产生痰毒、瘀毒等显现热象。

清热可根据临床热象病况,可分别侧重给予清热解毒、或清热泻火、或清热凉血等清热之品(安宫牛黄丸、紫雪丹、清开灵、黄连解毒汤、犀角地黄汤等)。

2. 平肝法　是指平调肝之阴阳之意,使肝气如常疏泄,不亢不逆。临证可根据风阳的实际情况分别侧重予镇肝息风、平肝息风、平肝潜阳、滋阴平肝等不同的调肝之品(天麻钩藤饮、羚羊钩藤汤、龙胆泻肝汤)。

3. 破瘀法　破血:使用祛瘀药中比较峻烈的药物,达到祛瘀的目的。如大黄、桃仁、红花、水蛭、䗪虫等。所谓"破瘀"者,有消除瘀血、逐邪外出寓活血化瘀之意,其力猛峻。

破瘀临证可根据病者血气盛衰或寒热等之差异,而选择不同程度的破血逐瘀之品(血府逐瘀汤、通窍活血汤、补阳还五汤、脑血康口服液或胶囊或滴丸、灯盏细辛注射液、复方丹参注射液、盐酸川芎嗪注射剂)。混合性中风或脑梗双联抗血小板聚集用药致颅内大出血(已经表明有凝血机制障碍者)之偏中性治疗(破瘀力相对较弱、或双向作用比较好的活血化瘀药如三七、益母草、赤芍、牡丹皮或加强益气固摄)

4. 涤痰法　涤,有荡涤、涤除之意。是祛除痰涎、消除内停痰浊、软坚散结的方法。对出血中风患者,有痰除痰,无痰防止内痰的形成。据证给予化痰、消痰、涤痰之品。

涤痰临证有痰可给予化痰、消痰、涤痰等法祛之,无形之痰或防痰之产生可健脾以治之（温胆汤、导痰汤、半夏白术天麻汤、涤痰汤）。

5. 通腑法 即是"八法"中之下法。又称通腑泄热法,通泄大便以清除里热的治法。寒下、增液、泻下等法皆是。通腑法在某种意义上含攻下与利水(或)逐水之意。临证据证施予峻下、缓下,或寒下、温下、润下,或予利水等不同之品。按理,阳证属热属实,予泄热通腑,已无异议;阴证属虚属寒,理应予温通润下。但中风急症,已是阴阳气血逆乱,加之中风病发,造成腑实的原因有:1)患者与家属,情绪紧张、惊恐(气机郁滞);2)病者卧床(气血郁滞、胃肠移动下降);3)饮食改变(纤维素的减少);4)或因水分补充不足、或因脱水利尿降颅压,阴液亏损;5)或因外邪入侵,有如痰热困肺,证向阳证转化;6)或因中风之痰瘀郁积化热,证可向阳转化等。中风之病,变化多端,既为腑气不通,温通润下,远水救不了近火,急则治标,速予通下,一经宣通,腑气下降,随即改为缓下以保持腑气顺畅。

6. 醒神法 醒神之治,除宣窍通关(宣窍),使用治疗窍闭神昏证之相关药物(如:麝香、冰片、石菖蒲、苏合香、安宫牛黄丸、紫雪丹、至宝丹、苏合香丸、醒脑静注射剂等)或治疗手段(如针灸、推拿等)外,尚寄托于各种血肿清除术、血管瘤的处置术、介入溶栓或取栓术、动脉内支架成形术等,抑或清热、平肝、破瘀、涤痰、通腑等法,通过祛邪扶正以益脑髓,以促进受损神机功能的恢复和保护未损脑髓神机之功能,我们抢救治疗的目的就在于"醒神",在于力求恢复各种大脑功能。所以一旦病情许可,我们就要加强益气通脉、调补肝肾以益脑髓。

7. 益气法 当以补气为主,以黄芪为代表,具大补元气之功,使脑气得养,气阳舒展,神明得用;并使气旺血行,血脉通畅。气与血,阴阳相随,气之于血,有温煦、化生、推动、统摄的作用。气虚宜补之、助之,参、术、黄芪、糯米之属。临床气虚不能帅血而血脉痹阻、或气虚不能统摄而血溢脉外,皆可重用参芪以推动或统摄血脉。如若元气败脱,则急用参附汤之类以益气回阳救脱。

8. 通脉法 疏通脉道,使之气血畅通的治法。偶于补气养血、活血化瘀、涤痰通络之中以恢复脉道畅通或促其脉络之新生。亦可随证选用三七通舒胶囊、复方丹参注射液、盐酸川芎嗪、金钠多、刺五加注射液、碟脉灵(苦碟子注射液)、灯盏细辛、灯盏生脉胶囊、复方北芪口服液、益脑康等。

以上阴阳类证治则,计共八个治则。这八大治则并非是要开八个处方,亦不是八大方面的等同组合。而是根据实际的病情表现、不同的个体素质,各治则可有所侧重,进行组方用药,构建综合煎剂处方,尽可能体现个体化治疗。一般各法都将同时兼顾施用,包含各治则的含义,只是各法轻重不同而已。当然,如果病情较为复杂,或者某一治则需要特别突显,在综合处方不能涵盖或涵盖分量不足,力量过于薄弱,还可以配合一些单方、成药、或针剂或其他医疗措施,包括手术等现代处置措施。例如:

阳类闭证:出血中风,高热神昏,面赤气粗,喉间痰鸣,肢体强硬,循衣摸床,大便不通,舌红苔黄,浮弦数。热象突出,特拟:

1. 煎剂

羚羊角骨 30g(先煎)、大黄 10g(后下)、黄芩 15g、人工牛黄粉 2g 冲服、钩藤 20g、九节茶 20g、天竺黄 15g、虎杖 20g、鱼腥草 30g、毛冬青 25g、瓜蒌仁 15g、石菖蒲 15g。

本方在照顾各治则的同时,尤为着重清热平肝。病情急重,尤需配合其他治疗,以防病情突变。

2. 针剂　清开灵静脉点滴

3. 中成药　安宫牛黄丸或紫雪丹、通腑醒神胶囊等。

4. 手术　有血肿压迫致脑疝可能需速清除血肿,挽救生命。

阴类闭证:

1. 煎剂　黄芪 45g、党参 20g、川芎 10g、当归 10g、桃仁 10g、红花 10g、胆南星 10g、姜黄 15g、石菖蒲 15g、郁金 10g、虎杖 15g、秦艽 15g。

2. 针剂　灯盏细辛或川芎嗪点滴。

3. 中成药　灯盏生脉、益脑康。

4. 手术　溶栓、介入、取栓。

(刘茂才)

第九节　中医药干预中、大量高血压
脑出血围术期的思考

高血压脑出血是病死率和致残率都较高的疾病，占所有卒中患者的10%~20%，但早期病死率可高达49.4%，仅不足半数预后良好。长期以来，我国脑出血患者较欧美国家高发，随着人口老龄化，其发病率将逐年提高。目前对中大量高血压脑出血的治疗主要有内科保守、外科治疗两种手段，但遗憾的是，到目前为止还没有足够的临床随机实验来证明外科治疗的疗效。

我们认为，外科治疗长期疗效不佳的原因，除了这些临床研究的设计存在争议外，尚与围术期（术前、术中、术后三个阶段）许多与治疗和恢复有关的因素有关。因此，除手术适应证，操作应合理、正确外，围术期的各种并发症也影响到手术治疗的近期和远期疗效，而中医药在领域具有良好的应用前景，值得我们进一步深入探讨。

一、影响中大量脑出血外科治疗围术期疗效的因素

尽管手术治疗高血压脑出血到目前为止仍有很大的分歧，但在德国和日本有50%以上的脑出血患者行手术治疗，而在其他地区则为3%~20%。从理论上说，手术治疗不但能清除血肿、预防脑出血早期血肿进一步扩大造成的脑组织直接损伤，而且还可以预防血肿自身释放的各种毒性物质引起脑水肿所造成的间接损伤，降低脑出血的病死率和致残率。

随着我国各种微侵袭手术方法的开展及推广，外科手术治疗脑出血的时间缩短，创伤减轻。但是，术前手术时机及术式的选择、手术过程对机体的创伤；术后血压和颅内压的波动、部分患者合并有心、脑血管疾病、肾损害和糖尿病；脑出血后导致昏迷，呼吸困难、血糖升高、胰岛素抵抗以及应激性消化道出血、感染、水电解质紊乱等各种各样并发症的存在，常使患者难以度过围手术危险期。因此，中大量高血压性脑出血治疗不仅需要手术方法的微侵袭，而且围术期积极的病理生理学、病原学、营养和对症治疗，对危重

患者能否获得较长的生存时间和一定的生存质量至关重要。

二、中、大量脑出血围术期中西医结合研究现状

近年来,中西医结合治疗在腹部外科手术围术期、肝脏围术期、骨科手术围术期的应用较多,脑出血围术期的中医、中西医结合治疗研究报道相对较少。

广东省中医院承担的"九五"国家科技攻关课题"高血压性中、大量脑出血血肿清除术和中医药治疗的研究",共纳入 201 例基底节区出血量大于 30ml 的患者,根据具体情况选用开颅术或微创手术治疗,在术前、术后以中医整体观念、辨证论治为原则,以清热平肝、破瘀涤痰、通腑醒神为法,据阳闭、阴闭证,选用不同中成药治疗 28 天,结果表明中医药干预后,可明显降低颅内压、减少肺部感染、降低急性期死亡率、致残率,这是目前为止中医药干预中大量脑出血围术期最大样本的随机对照临床试验,对出血性脑血管病围术期中医药治疗做了有益的探索。

从中、大量脑出血围术期中医药研究的现状看,资料相对有限,缺乏从中医学理论到临床系统阐述其病因病机演变、治则方药选择的研究;这些问题缺乏前人经验借鉴,需要我们在理论与实践中进一步探讨,如如何从中医角度认识脑出血围术期的各种术式、并发症? 术前、术中、术后中医证候演变有何规律? 如何辨证论治? 中医药干预的时机、作用的靶点、不同剂型、不同给药途径的疗效如何? 如何保证脑出血手术治疗的远期疗效等问题。

三、脑出血围术期中医的认识与处理

由于历史条件的限制,传统中医学不可能对脑出血采取手术治疗,对其病因、病机、治疗的认识局限于"中风"范畴,现代中医则吸取了医学影像、神经科学的研究成果,认识到"瘀血"在脑出血发病、防治中的重要地位,从而使中医在理论、临床上与现代神经科学的有机结合成为可能,这也是中医干预脑出血围术期各阶段的切入点。

但是脑出血手术期中医证候转变较快,术前、术中、术后病机重点有所

侧重,中医药治疗不可执一法一方以期解决全部问题,必须以中医整体观念、辨证论治为指导,抓住不同时期主要病机,以个性与共性相结合,下面从脑出血术前、术中、术后三方面谈谈中医的认识及处理原则。

1. 中医药干预的总体原则

(1)综合救治:面对多因素所致的出血中风急危重症患者,必须采取多环节、多水平、多靶点的治疗及相应的综合措施,发挥综合效能,才能取得最好的疗效。正如 Silver 等在加拿大《医学邮报》中指出:当今"多学科合作是现代卒中治疗的标志","多学科脑卒中联合医疗组的成立符合现代医疗方式的要求"。并且多学科联合医疗部的卒中患者与内科病房比较,其住院时间缩短,死亡率降低 22%~30%。综合救治是高血压性中、大量脑出血的基本有效模式。

(2)中西医结合,取长补短:中西医各有长处和优势,必须相互为用,取长补短,以发挥更好的救治效果,尤其要发挥西医学对急危重症患者的应急能力(如脑出血的血肿清除术解除占位效应、降低颅内压等)和微观处置(如针对水电解质、酸碱失衡的对症处理)的长处,发挥中医药辨证论治整体调控的优势。

(3)保持中医药辨证论治特色,发挥复方的整体调控优势,提高疗效:中医药通过辨证分型进行治疗,扶正或祛邪,或攻补兼施,发挥复方的整体调控优势,才能更好地提高疗效。

(4)抓住根本,以共性为基础,与个性相结合:高血压性中、大量脑出血病因病机极为复杂,立法处方历来多种多样,五花八门,不利于把握和交流。临床辨治中,必须抓住根本,以共通的病因病机为基础,进行立法,并在可能的情况下与个性相结合。

2. 中医对脑出血围术期不同阶段的认识和处理

(1)手术前:痰瘀互结、神明闭塞为基本病机:根据"时间就是大脑"的基本准则,可以推测血肿清除手术开展得越早,越可能降低病死率和致残率,最大限度改善缺损的神经系统功能,但其主要难度在于如何控制急性期活动性出血和术后再出血。已有研究表明,使用血小板因子Ⅶa(诺其)可控制早期活动性出血,阻止血肿的扩大。因此在止血保证安全的情况下早期行手术或(和)微创介入治疗,有可能很大程度上减少血肿的毒性损伤作用,改善疗效。这为中医药术前干预提供了依据。

中、大量高血压脑出血患者发病即出现意识障碍,多为中风中脏腑闭证,以痰瘀互阻交结、闭阻神明清窍为基本病机。阳闭证以风、火、痰、瘀为主要病因,临床证候以猝发神志不清或朦胧、鼾声呼吸,喉中痰鸣,牙关紧闭,面赤身热,躁扰不宁,气粗口臭,肢体强痉,大小便闭等为特点;阴闭证以邪实正虚为其主要病机特点,其临床证候以猝发神志不清,半身不遂,而肢体松懈瘫软不温,甚则四肢逆冷,面色苍白、痰浊壅盛,静卧不烦等为特点。

治疗原则:术前中医药干预的目的在于控制血压、急性期活动性出血,防止血肿扩大,保证手术的安全性。阳闭与阴闭各有特点,但急性期都以邪实为主,以急则治其标为原则。两证都可用破瘀、涤痰、通腑、醒神诸法。阳闭证除以上诸法外还使用清热、平肝等法,阴闭证则配合使用益气等法。

具体选药上,阳闭证当清开灵、醒脑静注射液等静滴,并鼻饲安宫牛黄丸、紫雪丹;阴闭证患者可静滴川芎嗪、复方丹参注射液,并鼻饲苏合香丸等中成药,同时均可加服中药汤剂(止血药),如三七、大、小蓟、白茅根、生蒲黄、五灵脂、益母草等药;对辨证属脱证者,可立即以参脉、参附、黄芪注射液等静滴以益气固脱,回阳救逆。

(2)手术过程中:血肿清除手术都相当于中医的"祛瘀法",目的在于清除有形的瘀血痰浊(脑内的血肿),属于中医的消法,且直截了当,是传统中药无法比拟的。然从中医理论讲,脑为髓海,为元神之府,清灵至纯,最怕外邪干扰,手术无一例外损伤了脑髓元气、精血,加之脑络本身已受损,传输失职,瘀血一去,脑络骤通,大量气血涌入,难免运行紊乱,随之大量代谢废物不能及时排出,致毒邪内生,又损害脑络,并发术中出血、血管痉挛等。

术中中医干预的目的在于止血,减轻手术本身对脑组织的损害。故除了充分进行术前准备、术式改进外,在阳闭、阴闭证治疗基础上,可静滴有止血散瘀作用的三七类中药制剂,并据中医"无形之气所当急固"的原则,加用补益元气的中药静脉注射剂如黄芪、参脉、参附注射液等,减轻术中出血、增

111

强机体对手术的抵抗力。

（3）手术后：痰浊瘀血祛而未尽、脑髓受损为病机特点。

血肿清除后，以瘀血痰浊内阻脑络为主，一方面，血不利则为水，水瘀互结于脑，与痰浊相夹，日久化生毒邪，进一步害络损髓，发为颅脑水瘀证，表现为神明失司、肢体偏瘫、言语不清等症。另一方面，瘀血不去，新血不生，脑中血海不足，加之手术创伤较缺血性脑血病大，脑之元神、髓海失养，五脏功能失调，除神经功能缺损症状外，易并发术后营卫不和而发热、肺失宣降，痰浊壅肺而咳喘、肝肾阴虚而阳亢等证；故出血性脑血管病术后，病机以瘀血痰浊内阻脑络为主，脑之元气、精髓受损为次。

治疗目的：防止血压波动、继续出血，降低颅内压，防止各种并发症。

中医应以祛瘀利水、化痰通络为主，并据脏腑功能偏盛偏衰，佐以平肝、息风、清热、通腑、益气、滋阴等法，具体选药，如可以血栓通、血塞通、疏血通、七叶皂苷钠、川芎嗪注射液等活血化瘀、利水；清开灵、醒脑静、天麻素、痰热清等静滴清热化痰开窍，中药汤剂可选用活血利水方药，并加用止血药，如三七、大、小蓟、白茅根、生蒲黄、益母草等药祛瘀利水、止血散瘀。并注意同时顾护正气，以防祛瘀化痰利水药损伤正气。若痰浊瘀血经中西医治疗，得以消退，则当以益气、养阴为主，首选补阳还五汤、地黄饮子、大定风珠等方为主，佐以化痰祛瘀药。

在术后，应强调中医多种疗法的综合应用，除药物、针灸疗法外，可使用中医的按摩推拿、中药外洗等方法，尽快促进神经功能康复。

四、结语

我们认为，采用血肿清除术，迅速解除了血肿占位效应，降低颅内压，缓解症状，为发挥其他综合救治措施，争得了时间，通过辨证论治、破瘀、涤痰、通腑、醒神为其共同治法，阳闭证并以清热、平肝，阴闭证并以益气、活血，选用辨证之中成药，运用复方进行整体调理，其药理作用具有多效性，同时存在多个有效成分或部位，从而更有力地纠正机体的各种不平衡状态，降低并发症和病死率。

总之,要提高脑出血围术期的中医疗效,论证并推广中医药疗法,首先要在辨治理论上有所突破。而关键在于弄清楚术前、术中、术后的病机演变规律,在此基础上确定中医辨证治疗原则,进一步据此选方用药。本文所谈的脑出血围术期的中医认识及治疗,仅是我们的一点体会,尚须在临床实践中进一步完善和提高。

(刘茂才,黄燕,黄培新)

第十节 中风病阴阳类证辨治理论体系的构建与实践

刘茂才教授创立脑病专科,学科,带领历届脑病同仁,传承医宗,对阴阳思想进一步概况及发挥,针对中医药诊疗中风存在辨证规范不统一、临床可操作性差等全行业问题,根据中医的体质学说和外邪"从化"的理论,结合临床实践,创造性地采用辨证决策树模型创立了缺血中风"阴阳类证"辨证体系。该体系抓住"痰瘀贯穿缺血中风始终",为缺血中风的核心病机,确立"两级路标""三个节点"的中医辨证依据。阴阳类证辨证体系更加符合临床实际应用、简便易行、可操作性强,不但容易在中医医院推广应用,而且适合综合性医院和国外医务人员掌握,简化而不减效;这是中风证候研究的新突破。对中风辨证现代化及标准化、药证对应、临床试验的可重复性、中风病证的实质研究等均有重要意义。下面就中风病阴阳类证辨治体系构建的过程和大家分享。

一、中风病从阴阳辨治的学术渊源

(一)《黄帝内经》奠定了辨病阴阳为纲之大宗

《黄帝内经》总结了先秦医家对中风病的认识,从不同角度对中风病的各种症状进行了较为详细的探索和研究,有"偏枯""大厥""煎厥""薄厥""仆击""痱"等不同称谓。在病因上强调内外合邪,如《灵枢·百病始生》谓:"此必因虚邪之风,与其身形,两虚相得,乃客其形。"病机强调肝肾亏于下,气血并走与上,上实下虚而发病,如《素问·脉要精微论》谓:"来疾去徐,上实下虚,为厥巅疾。浮而散者为眴仆";《素问·调经论》谓:"血之与气并走于上,则为大厥。厥则暴死,气复反则生,不反则死。"同时亦认识到中风病的病位在上,属于巅疾等,迄今仍指导临床。由于中风病病机复杂,症状多变,病情轻重悬殊,临床诊治乏术,《黄帝内经》未能形成规律性的认识,在病因病机上未能系统化,辨治所论无多,亦未提出"中风病"的病名。但辨病阴阳为纲,《黄帝内经》为其大宗。阴阳失调是一切疾病发生、发展、变化的根本,因此阴阳失调是病机的总纲。在诊断上,《素问·阴阳应象大论》谓:"善诊者,察色按脉,先别阴阳"。在治疗上,《素问·至真要大大论》谓:"谨察阴阳所在而调之,以平为期"。此亦是治病必求于本之意,"本"者"阴阳"也,《素问·阴阳应象大论》谓:"阴阳者天地之道也,万物之纲纪,变化之父母,生杀之本始,神明之府也,治病必求本"。《黄帝内经》辨病阴阳为纲的思想,贯穿于中医学各个领域,对中风病阴阳为纲辨治起了奠基和推动作用。

(二)《金匮要略》的发展及启示

汉代张仲景《金匮要略·中风历节病脉证并治》首创中风病病名,把《黄帝内经》中有关中风病的各种名称加以统一,避免了因名称而导致的混乱,从而推动了中风病理论和临床的深入。该篇对中风病的辨治规律以经络脏腑分类的方法进行了总结,其谓"邪在络,肌肤不仁;邪在经,即重不胜;邪在于腑,即不识人;邪入于脏,舌即难言,口吐涎"。并有"寸口脉浮而紧"和"寸口脉迟而缓"之分,清代周学海认为此是中风病阴阳为纲辨治的明确源头,其谓:"后静读《金匮》脉迟而紧,是阳虚之寒证也,其下系以口眼歪斜,四肢拘急,口吐涎沫诸证;脉迟而缓,是阴虚之热证也,其下系以心气不足,胸满短气,缓纵不收之证"。瞿信长认为该篇浮、迟、缓等脉象的描述,强调了正气亏虚,气血不足是中风病的根本原因,仲景概括为"脉微而数,中风使然"。此说较符合实际,明代张景岳更具体地指出本病与《黄帝内经》厥证的关系,谓"本皆内伤积损颓败而然",明确指出本病与肝肾的关系,启端后世中风病阴虚、阳虚为纲辨治的进一步阐发。

（三）孙思邈强调中风先定其冷热

孙思邈认为中风病病情变化多端，但执其要者，或为寒中，或为热中，最是要紧，这个论点已具阴阳为纲辨治的雏形；他同时指出运用丸散亦须区分寒热。其在《备急千金要方·诸风》中强调："论曰：古人立方，皆准病根冷热制之，今人临急造次，寻之即用，故多不验，所以欲用方者，先定其冷热，乃可检方，用无不效也。汤酒既尔，丸散亦然。凡此风之发也，必由热盛，故有竹沥、葛汁等冷药焉。后之学者，不能仔细识其方意，故有兹论具而述之。"同时指出此病郁极乃发，则解郁通气，尤为先着。如用汗法，即是宣散郁结，开通气机，所以"发其汗，身转软者，生；汗不出，身直者，七日死"。此是对风药运用的新义。

（四）杨继洲、王肯堂明确提出中风要分阴阳辨治

唐代孙思邈的中风要分冷热思想并没有引起后世重视，反而各家学说林立，尤以金元为甚。刘河间强调"由乎将息失宜而心火暴甚，肾水虚衰不能制之，则阴虚阳实"；李东垣谓："中风者，非外来风邪，乃本气病也"；朱丹溪谓："皆湿生痰，痰生热，热生风也"。明杨继洲、王肯堂总结金元以前医家的成果，提纲挈领地提出中风病分阴阳辨治的思想，极大地丰富和提高了中风病的辨治。

杨继洲《针灸大成》对中风病的辨治有重要的学术价值，将中风病分为阳症和阴证两大类，《针灸大成·卷九·治症总要》谓："第一，阳证中风，不语，手足瘫痪者。第二，阴证中风，半身不遂，拘急，手足拘挛。此是阴证也。亦依法治之，但先补后泻。"并列"中风"专篇，阐述了中风病中脏、中腑的临床和预后，其谓："中于脏者，则令人不醒人事，痰涎壅塞，喉中痰鸣，四肢瘫痪，不知疼痛，语言謇涩，故难治也。中于腑者，则令人半身不遂，口眼歪斜，知痒痛，能言语，形色不变，故易治也。"此据意识障碍的有无而分中脏、中腑两类，若系阳证中风和阴证中风的进一步分类，则更具实际临床价值；同时此不同于中经络（真中）、中脏腑（类中）分类，值得引起重视。

王肯堂倡中风要分阴阳，而有阴中与阳中之别，《证治准绳（一）·杂病》谓："中风要分阴阳。阴中，颜青，脸白，痰厥，喘塞，昏乱，眩晕，歪斜不遂或

手足厥冷不知人,多汗。阳中,脸赤如醉怒,牙关紧急,上视,强直掉眩。"指出"有热盛生风而为卒仆偏枯者;以麻桂乌投之则殆",治以泻心火为主,大便闭塞者三化汤下之;"有元气素弱或过于劳役或伤于嗜欲而卒然厥仆状类中风者,手必撒,口必开",宜大剂参附用至斤许以恢复元气。但二位医家均未能对中风分阴阳的病理基础作深层阐述。

(五)赵献可、周学海、任应秋对阴虚、阳虚为纲辨治的发展

明代赵献可进一步认识到中风分阴阳的病理基础是阴虚和阳虚,解决了对中风病发病上的根本认识,引起后世的重视,并得到发展。其总结前人的成果并结合自身的研究成果,在《医贯·中风论》提出"学者必须以阳虚,阴虚为主"。认为气血的根本是命门水火,而总根是肾间之动气肾间之动气;并援引《黄帝内经》曰:"根于中命曰神机,神去则机息,根于外者,命曰气立,气止则化绝。"强调"今人纵情嗜欲,以致肾气虚衰,根先绝矣"。有阴虚阳暴绝者,须以参附大剂峻补其阳,继以地黄丸、十补丸之类,填实真阴;有肾水虚衰心火暴甚,五志过急者,须以河间地黄饮子峻补其阴,继以人参、麦冬、五味之类滋其化源,谓:"此根阳根阴之至论也。"为后世从中风病的病理基础探讨中风阴阳为纲提供了依据。

清代周学海《读医随笔·中风有阴虚阳虚两大纲》从《金匮要略》悟出"察脉审证,施治之法",认为"知阴虚阳虚为中风两大关键。"中风病的发病"昏由正气大虚,转运无权无以自主,而猝为时令升降敛散之气所变乱,以失其常度也。阳虚者,遇寒冷之令,其阳气不胜天气之敛抑,故多病于秋冬。阴虚者,遇温热之令,其阴气不胜天气之发越,故多病于春夏"。辨证"所尤当辨者,阳虚有阴盛,有阴不盛;阴虚有阳盛,有阳不盛"。治疗上"大抵阳虚之治,药取其气,气重在辛;阴虚主治,药取其味,味重在酸。而总须重佐活血"。活血原因系"阳虚血必凝,非此无以拨其机;阴虚血必滞,非此无以通其道"。且气虚欲脱亦须活血,曰:"固其气则不脱矣,且活血者正以疏其机关,为气之脱者辟归之之路也。"反对中风分中经、中腑、中脏及中风之证如口眼歪斜、偏枯不遂等命名,而不辨其阴阳虚实此种不符合临床实际的做法。

（六）近现代医家对阴阳辨证的运用

近现代任应秋宗周学海说，认为"阴虚与阳虚，实为中风辨证的两大关键，至于什么真中、类中风的区分，这在辨证上没有多大意义"。并在治法方药上进行完善，其谓："不活血无以通经气，这是中风病最吃紧处。"立制豨莶至阳汤，以治中风的阳虚证，制豨莶至阴汤治中风阴虚证，补充了周氏有论无方的不足。"凡阳虚证多见突然口眼㖞斜，皮肤麻木，言语失利，口角流涎，半身不遂，甚卒然昏厥，不省人事，目合口张，汗出肢冷，呼吸微弱等，方以九制豨莶合芪附汤扶先天之阳气为主，再以细辛领天南星、白附子、僵蚕行气分以息风；川芎引红花、苏木、牛膝行血分以息风，则三阴三阳诸经气血调畅"；"凡阴虚多见头晕耳鸣，目眩少寐，突然舌强言謇，口眼㖞斜，半身不遂，两手握固，肢体强直，时或抽搐，面赤身热，烦躁不宁，甚则昏迷，言语失利，尿闭，便秘等，可用豨莶草合大补阴丸以滋养肾脏亏损之阴精为主，并以当归、枸杞、牛膝温养阴经外泄之气，赤芍、郁金、丹参、甘菊花以活血平肝，庶几阴精复，阳气固，火自宁，风可息矣"。

二、中风病阴阳类证辨治理论体系的构建

（一）中风病阴阳类证辨证诊断标准的提出

近年来，中风病证候规范化从文献整理、总结专家意见等传统方法逐渐到引入临床流行病学和多元统计分析的计量化方法，从不同角度取得了一些进展。

当代中风病中医证候研究取得了一定的成果，如中国中医药学会内科分会制定了中风病中医诊断、疗效评定标准，该标准在一定程度上推动了中风病证候的规范化。后来在长春全国脑血管病学术研讨会上，提出了中风病证候诊断专家经验量表，量表筛选出个证候诊断因素和六个基本证候风证、火热证、痰湿证、血瘀证、气虚证、阴虚阳亢证。其后，《中风证候学与临床诊断标准的研究》列为"八五"国家科技攻关项目，课题组通过对急性脑血管病多中心、大宗病例的科研协作研究将急性脑血管病辨证规范化、定量化建立了《中风病辨证诊断标准试行》，初步拟定了中风病二虚四实即气虚、阴

虚、阳亢、风、火热、痰、血瘀的辨证量化标准网。定量化的、新的诊断标准为证候学的研究提供了客观基础,尤其对中风常见证候的分布、组合规范规律的研究取得了阶段性成果。"八五攻关"时期确立的6大基本证候,反映了中风的基本病因和病机,能够通过不同的组合体现在疾病发展过程中的动态演变,对临床具有很大的指导意义。刘茂才教授主持的国家十五攻关项目"中风病急性期综合治疗方案研究"课题组创新性地提出:"出血中风急性期分阳类证、阴类证辨证"。凭借四诊手段,依据取类比象的思维辨证,广泛征求专家意见,按照降维降阶的思路,病证合参,制订了出血中风阳类证、阴类证辨证诊断标准:阳类证,符合中风病诊断标准,兼以下症状3项或以上。①面赤身热;②烦躁,甚则躁扰不宁;③口苦咽干;④舌质红;⑤舌苔黄;⑥脉弦数或滑数。阴类证,符合中风病诊断标准,兼以下症状3项或以上。①面唇晦黯或苍白;②静卧不烦;③口淡不欲饮;④舌质淡;⑤舌苔白;⑥脉弦细或滑。

刘茂才教授认为中风病是一个共性与个性良好结合的疾病,其共性规律是痰瘀贯穿疾病的始终。同时,也存在类化或从化的个性规律患者素体阴虚阳盛者,功能相对亢奋,病邪作用于机体多从热化,表现为阳类证素体阳虚阴盛者,机体功能相对减弱,在致病因子影响下多从寒化,表现为阴类证。因此,刘茂才教授以急性中风发病的共性为基础,按其发病时表现出的主要症状为依据,将急性中风分为阳类证和阴类证进行辨证施治。由广东省中医院脑病中心牵头的十五攻关课题"急性缺血中风辨证规范和疗效评价的示范研究"在既往研究提出中风病急性期分阴阳类证进行辨证的基础上,进一步提出"阴阳类证"临床辨证思维模式方法进行辨证。该方法以"八五"攻关提出的六大证型为基础,舍弃了临床难以把握,应用价值较低的量化标准。在结合临床实际、文献调查及专家经验基础上,提出中风的"风"是中风特点的总体概括,"风"本身难以成为独立的辨证要素,辨证更重要的是辨中风之因,如阳亢化风,火热生风,阴虚生风,血虚生风等。痰瘀难于完全区分,"痰瘀"是贯穿中风病发生发展全过程的基本因素。对中风过程中的一些重要情况如闭症、脱症、外风、腑实等,这些因素虽仅在一定阶段内出现,但对中风病情转归影响很大,必须予以积极治疗处理,然而这些因素不能成为贯穿中风病始终的辨治因素,因此考虑归入的对症处理范畴,类似西医的并发症等。我们辨证规范的建立根据有无热象划分阴阳类证。有热象即面赤身热、烦躁不安、口苦咽干、舌质红、舌苔黄、脉数,见以上症状三项或以上者可诊断为热象者归入阳类证,无热象者归入阴类证。在阴阳类证基础上,根据有无阴虚、气虚进一步划分阳类证虚实及阴类证虚实。其中阳类证有阴虚者,划分为阳类虚火证,无阴虚或阴虚不明显者为阳类实火证。阴类证中有气虚者划分为阴类虚证,无气虚或气虚不明显者为阴类实证。实际应用中更切合临床。中风病辨证分阴阳为纲历史源远流长,理论依据充分。广东省中医院既往研究表明,中风病分阴阳为纲辨证,特别是针对中风病急性期病情较重,证候复杂多样,临床难以把握的实际可以起到执简驭繁的作用,临床实际应用过程中可以起到很好的指导作用。

(二)中风的阴阳类证的治疗大法

基于中医中风特有病机特点而提出的阴阳类证辨证方法,可直接导出中医中风急性期针对性的治疗方法:"化痰活血,兼以通腑"为纲;阴类者以"益气温阳(或平补平泻)",阳类者以"清热(泻火、解毒)凉肝"为大法。现行国家标准及统编教材中肝阳暴亢风火上扰证、痰热腑实风痰上扰证、风火上扰清窍证、痰热内闭心窍证、阴虚风动证以及风痰火亢、风火上扰等证为风、火(热)、痰、瘀诸邪轻重之别而导致不同程度的证候或病情轻重表现而已。

刘茂才教授认为,中风病发病本为肝肾阴虚,气血衰少,标为风火相煽,痰湿壅盛,瘀血阻滞,气血逆乱;中风在其阳(热)类证中,其共通治法不外清热、平肝、破瘀、涤痰、通腑、醒(脑)神,阴类证共通治法以益气温阳、破瘀、涤痰、通腑、醒(脑)神可概之。如此划分中风证型,制定其共通的治法、选药,则简洁清楚,且符合临床实际,临证时可执简驭繁,便于操作。在"十五"攻关项目《中风病急性期综合治疗方案研究》明确提出"中风病急性期分阴类证、阳类证为纲辨证"的学说,制订共通治法:①阳类证:清热、平肝、破瘀、涤痰、通腑、醒神;②阴类证:温阳、益气、破瘀、涤痰、通腑、醒神;同时认为在病理上痰瘀多贯穿于发病始终,破瘀涤痰是基本治法之一;腑气不通是其急性期的重要证候,通腑宜早是重要治法之一,对出血中风的治则治法进行完善。

三、中风病阴阳类证辨治理论体系在实践中的应用

（一）中风病中医证候研究

"十五"攻关期间将中风病急性期 557 例患者按照"简标"(即简化为阴类证、阳类证)和"行标"(中华中医学会内科学会制定的九型分型标准)的辨证标准进行同时期辨证,计算两者诊断的符合率及 Kappa 值。结果显示"简标"与"行标"之间有一定的共通性,并具有相当好的辨证一致性;使用"简标"法辨证,有助于更好地把握中风急性期的辨证规律。

既往对于中风证候的研究,多未能区分出血中风与缺血中风。随着西医学的飞速发展,根据临床特点,特别是影像学资料,中风病能够明确诊断为出血性中风和缺血性中风两大类,而这两大类中风的西医学病理生理机制具有明显的不同。另外,从中医证候的角度来说,两种中风的证候各具有特点。刘教授主持的相关研究结果亦表明出血中风和缺血中风的证候分布存在显著差异。对 411 例出血中风急性期患者中医证候研究表明,发病时阳类证占 82.7%,在整个急性期阳类证所占比例始终保持在 55.4%~83.8%。出血中风发病时主要证候表现依次为"肝阳暴亢风火上扰证"(27.5%)、"风火上扰清窍证"(22.9%)、"风痰瘀血痹阻脉络证"(15.8%)、"痰热内闭清窍证"(13.1%)、"痰热腑实风痰上扰证"(11.4%),而"阴虚风动证"(0.7%)与"气虚血瘀证"(1.5%)出现极少。对 609 例缺血性中风中医证候分析表明,其中风痰瘀血痹阻脉络证为 249 例(40.89%),气虚血瘀证为 146 例(23.97%),与出血中风比较,缺血中风中经络的比例较高,而中经络中以风痰瘀血痹阻脉络证、气虚血瘀证为主。因此,鉴于缺血中风与出血中风西医学发病机制和中医证候的显著差别,有必要开展针对缺血中风的证候及相关的基础研究,有利于阐明缺血中风证候的本质特征。

研究发现,阴类虚证在所有病例数中所占比例最大,这可能因为中风病

因多责之年高正衰、饮食不节、酒色积损、劳逸失度等,本身存在正虚。《景岳全书·非风》:"卒倒多由昏愦,本皆内伤积损颓败而然。"其指出正虚积损是中风病发病的基本病理基础。李东垣在《医学发明·中风有三》指出:"中风者,非外来风邪,乃本气自病也,凡人年逾四旬,气衰者,多有此疾……"而王清任首创"气虚血瘀"理论,认为元气不足是中风病发病的根本原因,近代大多数学者倾向于气虚血瘀是缺血性中风的主要病因病机。

证候规范部分前期研究结果表明,痰瘀为中风的基本病理因素和病机,贯穿中风病的始终。风证为疾病诊断因素,而不是证候诊断因素,所以在临床只需要确定一级路标(火热证),二级路标(阴虚证,气虚证),即可辨证。临床上首先依据一级路标来判断是否有热象,据此可分为阴、阳类证,无火热证之象者为阴类证;在阳类证里再依据二级路标。

(二)以阴阳类证辩治思维构建中风临床路径

刘老认为中风病急性期,痰瘀贯穿始终,腑实为常候,以急则治其标为原则,以破瘀、涤痰、通腑为通法;阳类证中经络兼以清热泻火、平肝息风,阳类证中脏腑兼以清热开窍;阴类证中经络兼以益气温阳,阴类证中脏腑兼以宣郁开窍;脱证以益气回阳、救逆固脱为法。据此我们建立缺血中风临床路径。

1. 中医辨证阴阳类证方案

(1)阳类证

1)分型

中脏腑(阳闭):风火上扰清窍;痰热内闭心窍。

中经络:肝阳暴亢、风火上扰;痰热腑实、风痰上扰;阴虚风动。

2)中成药

①清开灵针(中经络及中脏腑时用)

用法用量:静脉滴注,一日20~40ml,以5%葡萄糖注射液250ml或生理盐水注射液250ml稀释后使用,若无不良反应,静脉滴注连用7~14天。

②安宫牛黄丸(中脏腑时用)

用法用量:口服,大丸每次1丸,小丸每次2丸,病重者每日2~3次,连用 3~5 天。

③脑脉 2 号胶囊(益脑脉胶囊)

功效:清肝息风,破瘀涤痰。

用法用量:口服,4 粒,每日 3 次。

④通腑醒神胶囊

功效:通腑醒神。

为闭证之痰邪积滞、腑气不通而设。

用法用量:口服,3 粒,每日 3 次,入院前三天,保持大便通畅,若大便次数 >3 次 / 日者,停用或酌情减量。

3) 汤药

①风火上扰清窍

治法:清热息风,开窍醒神。

汤药:天麻钩藤饮加减。

②痰热内闭心窍

治法:清热化痰,祛瘀开窍。

汤药:星蒌承气汤加减。

③肝阳暴亢、风火上扰

治法:平肝泻火,通络息风。

汤药:羚角钩藤汤加减。

④痰热腑实、风痰上扰

治法:化痰通腑。

汤药:星蒌承气汤加减。

⑤阴虚风动

治法:滋养肝肾,潜阳息风。

汤药:镇肝熄风汤加减。

4) 清脑药枕

功用:清脑宣窍醒神。

用法用量:外用,一日枕 6~12 小时,每 3~4 周换药一次,一个月为一个疗程。

（2）阴类证

1）分型

中脏腑:痰湿蒙塞心神。

中经络:风痰瘀血、闭阻脉络;气虚血瘀。

2）中成药

①灯盏细辛针（中经络及中脏腑时用）

用法用量:静脉注射,一次 20~40ml,一日 1 次,用 0.9% 氯化钠注射液 250~500ml 稀释后缓慢滴注,若无不良反应,静脉滴注连用 7~14 天。

②苏合香丸（中脏腑时用）

用法用量:口服,一次 1 粒,一日 1~2 次,连用三天;蜜丸剂:3g/ 丸,温开水送服,1 丸 / 次,1~2 次 / 日,连用 3~5 天。

③脑脉 1 号胶囊（益脑康胶囊）（中经络及中脏腑时用）

功效:益气活血,息风涤痰。

用法用量:口服,4 粒,每日 3 次

④通腑醒神胶囊

功效:通腑醒神。

用法用量:口服,3 粒,每日 3 次,入院前三天,保持大便通畅,若大便次数 >3 次 / 日者,停用或酌情减量。

3）汤药

①痰湿蒙塞心神

治法:温阳化痰,醒神开窍。

汤药:涤痰汤加减。

②风痰瘀血、闭阻脉络

治法:活血祛瘀,化痰通络。

汤药:半夏白术天麻汤加减。

③气虚血瘀

治法:益气活血通络。

汤药:补阳还五汤加减。

4)活络药枕

功用:温经活络,疏风散寒。

用法用量:外用,一日枕 6~12 小时,每 3~4 周换药一次,一个月为一个疗程。

(3)脱证

分型:心神败脱、元神散乱。

治法:益气回阳,救逆固脱。

中成药:参附类注射液。

代表方剂:参附汤加减。

2. 针灸治疗

使用"石氏醒脑开窍法"。

(1)醒脑开窍针刺法主穴之方 Ⅰ

腧穴组成:①双侧内关,②人中,③患侧三阴交。

(2)醒脑开窍针刺法主穴之方 Ⅱ

腧穴组成:①印堂,②上星,③百会,④双侧内关,⑤患侧三阴交。

在"缺血中风阴阳类证"体系指导下,充分发挥中医药优势,集基础治疗、中药注射剂、辨证汤药等各种方法长处,突出中医辨证论治特点,建立了急性脑梗死等危重病的系列抢救治疗方案。该方案较同类治疗方案比较,具有如下优势:①中药注射剂能争分夺秒,避免延误治疗时机;②中药汤剂辨证论治,针对具体病因病机发挥特异性治疗作用。③缺血中风阴阳类证辨证论治简便,易于中、西医院推广。运用阴阳类证思维构建缺血性中风临床路径,具有规范性、合理性、可操作性。路径简单明了,易于掌握推广。该临床路径可显著提高中医治疗好转率,人均住院时间基本持平,人均住院费用略有减少;保证了医疗质量,提高患者的满意度,改善临床结局。

四、总结

中风早期和超早期的紧急处理对抢救患者的生命和提高其后的生存质

量起着更为重要的作用。中风急性期应用阴阳辨证方法体现中医学诊治的早期快速和整体综合的统一,能在整体辨证的基础上达到早期快捷施治的目的。纵观中风阴阳辨证方法的发展,从古代阴阳式的辨证到多种分型辨证再到阴类证、阳类证的简化辨证,并不是简单的回归,而是基于充分的理论依据和中风现代辨证研究的成果,是中风辨证发展的必然要求。阴阳辨证分类方法使中医中风的辨证更加简约化、快捷化以及规范化,有利于提高中医中风急性发病的救治疗效,也有利于掌握及推广应用。

中风临床表现中的"起病情况、大便性状、舌体、四肢、痰液"等方面都是阳类证、阴类证辨证标准中未涉及的,需要考虑将来再行添加特异性的四诊指标,以期更准确客观地反映证候特征;中风临床实际辨证中存在盲区——脱证(元气败脱,心神散乱);临床标准的制定还需要进行多中心更大样本研究的修订和验证。

(王立新,杨伟林)

第十一节　通腑醒神法与中药直肠滴注治疗脑出血探讨

中医药对出血性中风急性期的疗效尚不尽如人意,尽管也开发出了许多新中药制剂,但在降低颅内压、防止脑疝形成方面,疗效无法与手术、渗透性脱水药相匹敌。为此,许多中医界学者呼吁应加强对出血性中风急性期的病因、病机研究,广开思路,改变给药途径,开发出高效药品。国内几家医院的临床随机对照研究表明,采用中药直肠滴注法治疗急性脑出血可明显改善意识障碍、失语等症状,有助于神经功能缺损的恢复,减少死亡。刘茂才教授对中药直肠滴注法治疗急性脑出血做了有益的探索,为急性脑出血的治疗提供了新的方法。

一、中药直肠滴注法治疗急性脑出血的必要性

1. 脑出血急性期口服给药困难　中、大量脑出血急性期患者多起病急

骤,出现神昏、头痛、恶心呕吐甚则呕血、痰鸣、吞咽困难、牙关紧闭等症状。此时给药困难,即使鼻饲给药,因昏迷或咽喉肌麻痹,插管时患者不能配合,易损伤食管,插管过程中的刺激可能引起恶心、呕吐反射使血压升高,加重颅内高压,且鼻饲时患者亦有一适应过程;另外长期鼻饲给药常易发生鼻、食管溃疡、胃出血、中耳炎、腮腺炎、水电解质紊乱、肺及胃肠道感染等并发症而加重病情。而中药直肠滴注操作简便、无痛苦,掌握适当滴速药液可不漏出(优于中药灌肠法),不受患者昏迷、吞咽困难等影响。

2. 脑出血时消化道应激反应 现代研究证实,脑出血急性期由于丘脑及下脑自主神经中枢及脑干迷走神经颅内通路受损,导致胃肠分泌的胃动素、胃泌素增多,刺激胃酸分泌,降低幽门括约肌张力,使十二指肠液反流入胃致胃黏膜受损,胃终末血管痉挛,引起胃黏膜损伤缺血,发生消化道溃疡和出血,胃肠内细菌、毒素易吸收入血加重病情。同时患者卧床昏迷,肠蠕动减慢,加之急性期使用甘露醇脱水,使肠道黏膜腺体分泌功能降低,肠液分泌减少,肠内容物水分吸收增加,出现便秘,甚则 10 余日大便不解。便秘不仅影响消化吸收功能,又使胃肠道毒素蓄积吸收入血,进一步损伤脑组织;患者通过增加腹壁肌肉收缩促使排便,导致腹压升高,反射性使椎管内静脉压升高,从而使颅内压增加,加重脑水肿。因此保持大便通畅,降低腹压,减少毒素产生是脑出血急性期治疗的重要一环。中药直肠滴注不仅可通便,补充肠道水分,排出肠内毒素,又可经肠黏膜吸收,避免对损伤胃黏膜的刺激,发挥中药的全身性调节作用。

3. 阳明腑实是脑出血急性期常见证型 大量临床观察表明,阳明腑实证既是脑出血发病后病情加剧的诱因,又可作为一种病理状态存在。我们观察急性期约 60% 以上患者伴有"腑气不通"症状;约 90% 以上有不同程度的大便秘结,此为出血性中风急性期病机转归之关键。若治不及时,则腑实不通,秽浊之气内扰,痰热瘀毒无有出路,热结愈甚邪热化火,风助火威,火借风势,风火愈盛;热非但与燥结,且与痰瘀毒邪互结,故热结不除,痰瘀难化,毒邪不去,形成上为风痰瘀火,下为阳明躁结,上下合邪,病情恶化。另外,临床亦可见到中大量脑出血病人在发病的 2~3 天,几乎均可见到痰浊壅肺之喘促,特别在发病后 2 小时即可见到痰声漉漉、呼吸深沉或伴鼾声如雷。此因肺与大肠相表里,阳明燥结,肺失肃降,痰热壅滞于肺。故应辨证施治,选用中药直肠滴注,可通腑泻下、化痰平喘、清热息风、祛瘀利水,既着眼于局部热结腑实,又兼顾全身整体的病机变化,与开塞露等单纯通便药相比,更能体现中医辨证施治优势所在。

二、中药经直肠给药后的吸收机制

近年来,现代药理学采用紫外亮度分析仪、高效液相、气相色谱,薄层扫描等技术,建立了直接荧光分析法,卓有成效地开展了中药直肠给药后血清药物浓度检测、人体生物利用度研究等工作,探讨了其作用吸收机制,确立了科学的质控标准和制剂工艺,为中药直肠给药展示了可喜的前景,大量研究证实,直肠给药比口服给药有更好的吸收效果。

1. 直肠给药吸收途径　西医学认为,直肠黏膜有很强的吸收能力,即使在病变过程中其吸收能力也很强。直肠黏膜主要以被动转运方式吸收药物,药物经上皮细胞(细胞转运)或上皮细胞紧密连接(细胞旁转运)而吸收,现有的实验皆不支持有经载体转运方式吸收的可能性。其吸收途径有:①通过直肠中静脉、下静脉和肛管静脉,经髂内静脉入下腔静脉而直接进入大循环,约占直肠吸收药物的 50%~70%。②通过直肠上静脉入肝脏代谢后,再循环至全身。③通过直肠周围的淋巴系统吸收药液。

2. 影响直肠内药物吸收的因素　中药直肠滴注后,其药物吸收程度的大小受许多因素的影响,这直接关系到药物疗效的发挥。在中药复方成分尚未清楚的情况下,深入研究这些因素,采用适当的制剂工艺,使中药有效成分最大程度吸收是当务之急。

(1)制剂中活性药物成分释放能力及在肠腔内液体中的溶解度。由于直肠内吸收面积小,腔内液体仅 1~3ml,大多数情况下,液体制剂吸收较快,推测为节省了药物在直肠内溶解所需的时间。中药经长时间的高温煎熬煮后,大多数成分溶于水,吸收能力可能较好。

(2)药物在直肠内的溶解度。直肠内细菌对药物的代谢分解是药物吸收前降解的主要原因,若药物在直肠内停留时间长或水解还原性能较高,则易降解,反之则较难降解。不同于小肠的是,直肠壁上很少发生酶对药物的代谢分解,另外排便、肠内其他药物并存也影响其吸收。

（3）肠腔与血管或淋巴管间的潜在屏障。这些屏障包括直肠黏膜表面亲水层、黏液层、顶端的包膜、细胞内腔及细胞膜紧密连接、基细胞膜、基底膜、毛细血管或淋巴管壁等,它们可能影响可溶性药物从直肠腔进入血液、淋巴。

（4）肝脏首过清除作用。药物经肠道吸收后沿门静脉入肝,被肝药酶部分代谢,可生成一些具有生物活性的物质。由于直肠中、下段血液不经过肝脏而直接返回体循环,故对肝脏首过清除率较高的药物,经直肠中下段吸收后可部分地避免了肝脏的首过效应,从而提高了生物利用度。但因中药复方成分复杂,究竟是哪种成分在疾病治疗中起作用,是原中药成分还是经肝脏代谢后产生的生物活性物质? 目前还不清楚,不经肝脏首过效应是否真正有益于药物疗效的提高还有待进一步研究。

（5）药物本身的理化性质及直肠内环境。研究证实,药物种类不同,以肠吸收的效果也不同。如四环素的直肠吸收率远低于口服,林可霉素的肠吸收率与口服者相似,而抗小儿惊厥药安定、氯硝基安定的直肠吸收率远高于口服给药。一般来讲,脂溶性药物易于直肠吸收,水溶性药物亦可通过微孔而吸收;药物的黏度、颗粒大小及浓度亦影响其吸收,粒径愈小,愈易吸收;药液浓度若低于血浆渗透压,则易吸收入体内;直肠内液的 pH 值在8.3~8.4 之间,呈碱性,药液若偏酸性则易引起肠痉挛、腹痛下坠,故酸性的中药如五味子、乌梅、诃子、石榴皮等应配在富含生物碱的药物中使用,用前pH 值应调至 7.4 以上。

（6）吸收促进剂的应用。吸收促进剂可使药物经直肠吸收显著增加,目前在实验动物中进行的西药直肠吸收促进剂研究,主要包括螯合剂、表面活性剂、非甾体抗炎剂,及其他如噻嗪类、酰基肉毒碱类、脂肪酸类、酰氨酸类、二羧酸类等,而中药吸收促进剂的研究刚刚起步,有人以 2% 氮酮作为厚朴酚、秦皮甲、乙素的直肠吸收促进剂,与其水煎剂口服后血清中厚朴酚、秦皮甲、乙素的浓度进行荧光法分析比较,表明直肠给药吸收快、血药浓度高、生物利用度高,2%氮酮可作为厚朴、秦皮的直肠吸收促进。另外促进剂和药物的配伍性、释药性、两者的稳定性以及扩展剂和颗粒剂的影响都需要检测,促进剂的剂量也值得研究。

三、中药直肠滴注治疗脑出血的优势

刘老特别强调中风发病后腑气不通,认为其产生多因患者素有宿痰,及痰邪积滞、痰瘀交结,或素为阳盛之体致热甚腑实,或脾肺元气亏虚而气虚便难;而病后肠蠕动减弱、气机不畅,肠内废物积滞过久,加重腑气不通。腑气不通,大便不畅可能成为病情加重或再中风的危险因素。故应重视通腑醒神,无论其有无意识障碍,均可用之;对于中风病之急危重症,及早予通腑醒神法,更可直折肝阳暴亢之势,或起上病下取、急下存阴作用。刘教授曾运用大承气汤加虎杖煎水灌肠治疗重症中风,收到良效。经过长期临床观察和总结,研制了通腑醒神胶囊,辨证、辨病应用于各期、各型中风,常获良效。而改变给药途径,以直肠滴注方法给药可加快中药吸收,提高急危重病疗效,具有以下优势。

1. 克服了脑出血急性期患者口服给药困难的问题,有利于综合抢救的实施,且具有给药量大、吸收快、疗效高、简便实用等优点。

2. 符合脑出血急性期的病机特点。脑出血急性期以肝阳暴亢,风火上扰,气血上冲,血溢脑脉之外为主要病机,多兼阳明腑实证。中药直肠滴注可通腑泻热、调畅中焦气机,降泄痰热瘀滞,直折暴逆之肝阳,引血下行,使气机通畅,风痰瘀热不得上行而有出路,促使神志清醒;又可急下存阴,防止热邪内耗阴液加重虚风内动、阳脱阴竭等危候。

3. 保持中药复方性能,充分发挥疗效。直肠滴注中药多采用传统制剂,药物炮制、水煎和中成药与口服一样,保持了中药复方本来的性能。不同于现代开发出的一些新中药制剂,多只提取中药中某些有效成分,如葛根素注射液、川芎嗪注射液、清开灵注射液等,其所含有效成分只是中药或复方水煎液中的一部分。而中药煎液直肠滴注更符合中药理论。

4. 保持"辨证论治"特色,有利于个体化治疗。出血性中风起病急、变化快、病机复杂,对其抢救非一方一药所能适用,须结合个体发病的不同临床表现及舌、脉、辨证施治,随证处方。或破血逐瘀,或通腑泻热,或平肝息风,或逐水泻浊等。只要符合中医理论,通过口服能达到治疗目的者,均可采用直肠滴注给药,更能适应脑出血急性期病情变化的特点。

5. 直肠给药不等于中医"下法",适合于出血性中风的各个证型。中医理论认为"大肠者,传导之官,变化出焉",说明大肠不仅是传送糟粕的通道,而且是吸收精微物质(药物)的途径,又因"直肠亦肺之下截也",其经脉络肺,与口服药物的吸收不同,药物不是经"脾气散精,上输于肺",而是直接由相络属的经络上输于肺,"肺朝百脉,主治节",将药物输布于全身,直达病所,达到治疗目的。对出血中风而言,直肠滴注不仅仅有泻下作用,尚有祛瘀化痰、泄浊利水、平肝潜阳、滋阴息风、开窍醒神等功效。适当调整滴速,可使药液不漏出,也不表现为通便作用,充分发挥中药的全身性调节作用。

6. 在通腑醒神胶囊治疗中风取得满意疗效的基础上,2004 年我们尝试将其溶于蒸馏水中直肠滴注抢救急性脑出血神昏患者。通过 61 例急性脑出血患者的随机对照实验,治疗组 31 例通腑醒神液直肠滴注患者在临床观察中,在促醒及减轻昏迷程度方面优于通腑醒神胶囊口服或鼻饲,显示通腑醒神液直肠滴注方式对改善急性脑出血意识状态方面有良好疗效。

综上所述,临床和实验研究的结果为中药直肠滴注治疗脑出血提供了可靠的依据,特别在脑出血急性期的抢救中具有口服药物无法比拟的优势,值得进一步研究。

(王立新,刘茂才)

下篇

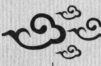

临证经验、医案、用药篇

第三章 常见脑病临证经验篇

第一节 内伤头痛病与"不通则痛"

一、内伤头痛先宜审察病因

刘茂才教授认为头痛之发生不外"不通则痛"和"不荣则痛",但是引发"不通""不荣"的病因是非常复杂的,临证时也常根据具体的病因进行辨证处方。早在1988年广东省中医院学术年会刘教授做"试论头痛与不通则痛","试谈内伤头痛的实质"等专题讲座。并于1989年10月在天津召开的全国中医第二届脑病学术会议上大会宣读《益脑静治疗内伤头痛226例初析》,该研究治疗头痛以"通"立法,通脉为主,选用元胡理气活血通脉,辅以酸枣仁等药宁心安神,说明刘老在20世纪80年代已经对中医脑病的常见病症做了深入临床研究,积累了丰富的经验。他认为头痛病因主要可分为外感和内伤两大块,因于外感者,多由于起居不慎而触冒风、寒、湿、热之邪,导致清窍气血运行失调;外感引发者,以风邪常见,诸邪唯风能上达高巅,又其作为百病之长,常兼夹热、湿、寒邪上扰,临证应加以区分。内伤者主要有三,一则情志失调,郁怒损肝,肝失调畅,气郁阳亢,上犯脑窍则致头痛;或者肝火郁结日久,损及阴血,肝肾阴亏,髓海失充,清窍失养。二则饥饱失宜,劳倦失度,伤及脾胃,脾失健运,水湿不运,痰湿自内生,故清窍痹阻,清阳之气难升,浊阴之气难降,致脑脉失养。三为病久入络,头痛迁延难愈,反复发作,引起气血涩滞,瘀血阻滞脑窍,不通而痛。不同的病因将导致产生风、火、痰、瘀、虚等不同的病理产物,均能引发颅脑气血失和,发为头痛。故刘教授在临证诊疗头痛时,常以明确病因为首要问题,审因无误,方能辨证准确,并处以合适方药。

二、重视肝脾肾三脏

中医重视整体观念,不同脏腑之间通过相互联系共同作用于人体,进而引起各种虚实变化,影响疾病的发生发展。脑作为髓之海,元神之府,有赖肝肾之精和脾胃所化生之精微物质滋养,所以头痛与肝脾肾关系密切。因于肝肾者,肝主藏血,肾主藏精,脑为髓海,精血充养髓海,肝肾阴精亏虚或肝血不足,髓海空虚,脑络失其濡养,不荣则痛;"气为血之帅",气滞血瘀或气虚血瘀,瘀血阻滞脑络,或肝风夹痰闭阻清窍;或寒凝滞肝脉;皆能影响头部肝胆经脉气血的正常运行,导致头痛的发生。因于脾者,若劳倦过度,饥饱失宜,损伤脾胃功能,水液运化失常,痰湿内生,阻碍气机,气血运行不畅,引起脑脉气血失调,而致头痛;或因脾虚运化失司,气血生化不足,脑窍失于充养,则不荣而痛。故在临证中刘老紧紧抓住"不通则痛""不荣则痛"的病机核心,多从肝脾肾三脏入手,调畅脑髓气血有序运行。

三、治疗灵活变通

在临床治疗上,刘老结合自己多年的临床经验总结"不通则痛""不荣则痛""脑神受扰"是头痛的三大病机,治疗方面也在辨证论治的基础上,强调通络止痛、扶正固本、舒脑宁神之治法。

（一）注重辨证论治,擅于通络止痛

导致"不通则痛"的病因病机是十分复杂的,外感六淫,内伤七情,外伤、久病等,往往造成气血运行不畅产生头痛。治疗目的皆在使其气血之通畅,所谓"通其气血则不痛"之意也。临床根据具体的病因进行辨证、立法、处方用药,对于外感风热头痛,疏散风热止痛常选用蔓荆子、菊花、葛根、藁本等;风寒头痛,则多选用白芷、细辛、羌活等散寒止痛;肝阳、肝火、肝风等所致者,多选用地龙、僵蚕、全蝎等平肝、息风、通络之品。同时,不论何种病因所致的头痛,必用通络止痛之品,常用七叶莲、全蝎、蜈蚣、白芷、露蜂房等。另

外对于顽固性头痛,善用虫类药;久病入络,寻常草木金石难以搜逐,故常佐以虫药以搜风、剔络、通瘀、止痛,常用全蝎、蜈蚣、地龙、僵蚕等。如叶天士所说"痛久则邪风混处其间,草木不能见效,当以蚁虫疏络逐邪"。蜈蚣药性猛悍,燥血有毒,为动火之物,阴虚火旺,月经过多之人,用量不宜过大,配以白芍药、生地黄可提高疗效、减少副作用。

(二)重视"不荣则痛"

刘教授擅长老年脑病的中医诊治,他认为老年脑病,多发生在脏腑气血内虚的基础上,故对于老年、久病之头痛,重视从"不荣则痛"论治。"不荣则痛"是指阴阳气血不足,脏腑经脉失养而发生的头痛。气血虚弱多由久病、年老体弱或劳累过度,气血暗耗所致。如《医宗金鉴》曰:"伤损之证,血虚作痛。"或由于素体虚弱、肝肾亏损、房劳多产伤及精血等,导致筋骨经脉及脑髓失去濡养而生头痛。临床多注重补气养血,兼顾补益肝肾;多选用北芪、党参、鸡血藤、白芍、当归、杜仲、怀牛膝、山茱萸、枸杞子、何首乌等。

(三)治痛需用"舒脑宁神"

头痛属中医脑病范畴,刘教授认为人之所以知痛、知痒,全由脑神所主,疼痛之发生,须有脑髓清灵的参与,必须是元神受扰而产生。因而在治疗头痛时,常常使用舒脑安神之法。强调建立系统完整的新的痛证理论体系,有助于提高临床疗效。临证头痛在审因论治和辨证用药的基础上,强调舒脑宁神之治法,选用合欢皮、浮小麦、郁金、酸枣仁等。

【典型病案】

病案一:肝风上扰,瘀阻脑络

患者庄某,男,43岁,2013年3月6日初诊,头痛20余年,加重2天。20年前无明显诱因下出现头痛,头部拘紧感,两侧头部为甚,疼痛间断发作,发作时无视物模糊,无恶心呕吐,2天前因情绪失调,头痛加重,症状基本同前,持续不缓解,遂来诊,平素性格较急,舌红,苔黄微腻,脉弦细。刘教授诊查后辨证为肝风上扰,瘀阻脑络,治以平肝息风,活血通络止痛为法,拟方如下:桑叶15g、菊花15g、天麻15g、钩藤15g、白芍15g、郁金15g、合欢皮20g、肿节风20g、牡丹皮15g、柴胡15g、夏枯草20g、生山茱肉,水煎服,日1剂,共

7剂。2013年3月13日二诊,上方服用7剂,药后头痛、头部拘紧感减轻。无口干有口气,二便调,眠稍差,多梦,舌脉同前。调方如下:上方去柴胡、白芍、生山萸肉,加田七10g、麦冬15g、首乌藤30g,续服14剂。成药方面改为服用川芎嗪片口服以养血活血通络。

按:头为诸阳之会,处于高巅之上,唯风可到,头痛宿有"头风""脑风""首风"之名。《素问·风论》有云:"风气循风府而上,则为脑风","新沐中风则为首风"。可以说风邪是导致头痛最重要的原因之一,故李东垣在《兰室秘藏·头痛论》中说过:"凡头痛皆以风药治之。"风虽有外风与内风之别,但都与肝相关,《黄帝内经》最早就提到风气是通于肝的,《素问·至真要大论》也说:"诸风掉眩,皆属于肝"。外感风邪或肝风内动都能导致肝经气血逆乱,循经上犯而致头痛。所以刘教授治疗头痛喜用祛风药,祛风药性辛散味薄,善于上行,内伤头痛也可适当配伍运用,祛风药性味各不相同,须随证选。如偏于寒者刘老多用白芷、藁本、细辛之属,偏于热者可用桑叶、菊花、薄荷之类,内伤肝风为甚者宜息风潜阳,宜选钩藤、羚羊角、天麻等。刘教授认为,本案中,患者长期头痛,近期加重,可能是由于近期感受外风进而引动内风所致,患者掣痛感及头痛以双侧为甚都是辨为肝风头痛的依据。此时宜内外风兼治,以平肝疏风潜阳为法。患者苔微黄腻,偏于热象,故以桑叶、菊花、夏枯草、天麻、钩藤之属平肝疏风潜阳,佐以柴胡、郁金、白芍疏肝理气并能引药入肝胆经。患者头痛日久,久病入络,刘老认为头为清灵之府,邪不可干,头痛日久,多为有形之邪阻滞,对于久病头痛者多施以活血祛瘀通窍之品,如川芎、丹皮、赤芍、菖蒲之类;另外,头为元神之府,神安则脑窍气血运行有序"通而不痛",肝风头痛患者情绪一般都相对焦虑、烦躁,故刘老在治疗头痛时辅以安神定志之品,如药对合欢皮、首乌藤、酸枣仁、远志都是常用之品。

此案基本体现了刘老论治肝风头痛的用药特点以祛风药为主,清利脑窍之属为辅,酌情选用安神之品,用之临床多有良效。

病案二:脾虚肝郁,风邪上扰

病案举例:患者张某,女,52岁,2013年10月9日初诊,诉反复头痛1

周,眉棱骨部尤甚,发作时伴流泪,恶心呕吐,反酸,记忆力稍下降,口中和,时有口疮,夜间睡眠时有小腿抽筋,小便调,大便硬。舌黯,苔薄白,脉弦细。刘老诊后辨证为脾虚肝郁,风邪上扰,治以疏肝健脾和胃,祛风通络止痛,拟方如下:党参 20g、茯苓 15g、白术 10g、天麻 15g、钩藤 20g、肿节风 20g、蒺藜 15g、竹茹 15g、石菖蒲 15g、海螵蛸 20g、合欢皮 25g、郁金 10g,水煎服,日 1 剂,共 7 剂。2013 年 1 月 30 日二诊,服药后头痛减轻,发作时流泪少,无呕吐,反酸少,口干,大便次数增多。舌黯,苔薄白有裂纹,脉弦细。调方如下:患者头痛减,已无呕吐,可去菖蒲、郁金等和胃通络之品;仍有流泪,考虑风邪较盛,加用蜂房增强祛风通络止痛之功,益智仁滋补肝脾肾,改善记忆力;成药方面,加服川芎嗪片以益气养血通络。2013 年 3 月 13 日三诊,服上方 20 剂后,头痛减轻,操劳后加重伴呕吐。余无不适,眠可,多梦,大便稍软、次数稍多,舌脉同前。调整处方如下:去肿节风、益智仁,加川芎、首乌藤以养血安神止痛,白芷入阳明经引药力达病所,续服 20 剂巩固疗效,以防复发;成药方面,去川芎嗪加服银杏叶滴丸、全天麻胶囊以增强祛风养血止痛之功。

　　按:头为身之元首,五脏精华皆上聚于头。头痛为临床常见病多发病,历来受到医生重视。不论是外感六淫之邪,或是脏腑功能失调,均能阻塞经络,蔽覆清阳而引起头痛。刘教授认为,头痛的辨证首先要分清外感、内伤,若为外感头痛,针对所受邪气之异分别施以疏风散寒、清散风热及祛风胜湿,但风邪是首当其冲的,头为诸阳之会,身体之上,其位至高,易受风邪,风为阳邪,其性轻扬,高巅之上,唯风可到。内伤头痛情况就相对复杂一些,但也不外从风、火、痰、瘀、虚论治,万变不离其宗。病程较长者,多从虚、瘀论治,即叶天士所谓"久痛入络""久病多虚"之属;宗《丹溪心法·头痛》:"头痛多主于痰"之意,故本病风痰内阻,瘀阻脑窍者不在少数。中青年女性患者尤重视情志致病的可能性,此类患者多情志抑郁,肝气郁结,失于疏泄,郁久化火,引动肝风上扰清窍而发病。刘教授认为,本案中,患者病程虽短,但是既无明显外感之因,也没有外感的表现,故辨为内伤头痛;患者起病急,伴随明显的胃肠道症状,辨为土虚木乘之证,肝气犯胃则恶心呕吐、反酸;肝火生风上扰目窍则发作时出现流泪;脾虚气血生化不足,清窍、肢体失于濡养表现为记忆力减退、抽筋等不适。治宜疏肝健脾和胃,通络止痛。故用四君子汤去甘草固正虚之本,以钩藤、白蒺藜、郁金、肿节风、合欢皮疏肝风,清肝热止痛,白蒺藜兼能名目;配以竹茹、石菖蒲、海螵蛸制酸和胃,兼能通络止痛。成药中多为益气养血活血之品,濡养各形体官窍,药力较缓,适合长期服用。该病与情志密切相关,于三诊中加首乌藤配合欢皮安神定志,嘱患者保持心情愉快,则病自除。

(华荣,曾茜)

第二节　健脾补肾,平肝息风,涤痰祛瘀论治眩晕

一、风痰瘀虚为眩晕病机大要

刘教授认为,眩晕一证不离清灵之地,脑为清灵之府,凡风火、风痰上扰,痰瘀阻络,痰浊闭窍,或脑窍失去气血津精的荣养,则眩晕易作。因此,辨证时除注重肝、脾、肾三脏功能失调的病机外,不可忽视脑窍清灵之地的病变,注意气机之运化、升降、出入。本证病情错综复杂,病程缠绵,但肝风内动,痰瘀阻滞脑窍,脾肾两虚,气血亏虚,清窍失养,是病机关键。

内风扰动:《素问·至真要大论》曰"诸风掉眩皆属于肝",提出眩晕与内风有关,并指出病位在肝。若患者素体阳盛,阴阳失衡,阴亏于下,阳亢于上,脑窍受扰,发为眩晕;或忧郁恼怒,肝失条达,肝气郁结,气郁化火,火邪伤阴,肝阴暗耗,阴不制阳,风阳升动,上扰脑窍,或肾阴素亏,水不涵木,阴不维阳,风阳升动;肝为风木之脏,体阴用阳,主动主升,肝之阴阳失调,则肝阳上亢,虚风内动,脑窍受扰,发为眩晕。

痰瘀阻络:恣食肥甘,或忧思劳倦,伤及于脾,脾阳不振,健运失司,水谷不化,湿浊内生,积聚成痰;或肺气不足,宣肃失司,水津不布,津液聚而成痰;痰积日久,与瘀搏结,"脾为生痰之源,肺为贮痰之器。"痰瘀阻滞经络,清阳不升,浊阴不降,脑窍失利;更因内生之风阳,夹痰瘀而起,时时上扰,而致清窍被干,发为眩晕。"无痰不作眩"是也。

清窍失养：饮食不节，或忧思劳倦，伤及脾胃，或禀赋不足，或年迈阳衰，均可致脾胃虚弱。脾胃为后天之本，气血生化之源，病则运化失司，气血虚弱；或失血之后，气随血耗，或病久不愈，耗伤气血。气虚则清阳不展，清气不升，脑窍不利；血虚即致肝失所养，虚风内动。更因精血髓相互资生，一荣俱荣，一损俱损，而致精髓不足，脑海失养，发为眩晕。"无虚不作眩"是也。

二、健脾补肾，平肝息风，涤痰祛瘀为主要治法

眩晕多呈发作性，急性发作期及缓解期治疗方法有所区别。发作期轻者闭目片刻即止，或仅感头目昏沉不适，重者如坐舟车，旋转不定，站立不稳，恶心呕吐，汗出，甚则眩仆。如出现眩晕不止，呕吐频频，冷汗淋漓，四肢逆冷，呼吸微弱，或眩晕不止，肢麻舌强，头痛如劈，属眩晕危候。此时患者往往难以配合，服药不能，宜采取综合疗法治标救急为主，给予各种给药途径或多种治疗手段，进行综合治疗，或结合针刺等方法，效果更佳。并注意卧床休息，避免头部剧烈转动，饮食宜清淡，仔细寻找病因，尤其是反复发作不愈者，并尽可能阻断诱发因素。

缓解期治疗是中医治疗的关键时期，一则患者病情稳定，更易配合，其次缓则治本是中医治疗的不变法门，缓解期证候外显，为辨证施治提供了可能。刘茂才教授认为眩晕病主要以"本虚"为主，兼以标实。所谓"本虚"即元气耗损，气血不足，肝肾亏虚。气血不足，肝肾阴精亏虚则脑脉失养，髓海空虚，肢体功能活动障碍。所谓"标实"即风痰、瘀血阻滞脑窍脉络，内风夹痰上扰则发眩晕，风静痰伏则静，风动痰起则为眩晕，或呕恶，风痰阻络，清阳失布，或见肢体麻木。风痰瘀血为正气亏虚所致，"气行则血行"，气虚则运血无力，血流不畅而成瘀，水液不化而成痰。

因此，刘教授立"寓补于通，寄补为消"之法，补气补肾以益脑髓，扶正以祛邪，创复方北芪口服液处方。以补气健脾化痰，活血通脉合益肾滋阴潜阳之药味，共享而平调阴阳；使气血流畅，精气充足，脑髓得充，痰瘀自消。

临床上眩晕病反复发作成久病，久病主张痰瘀同治。久病脏腑亏虚，阴阳失调，气血津液代谢紊乱，"痰浊""瘀血"滞留，致清阳之气不得舒展，不

能上荣于脑,乃发眩晕。古有"无痰不作眩""久病多瘀"的理论,眩晕日久,必有痰瘀阻络之变,痰、瘀均为津液代谢失常的产物,且痰瘀可互相转化,互为因果,所以此时常需化痰活血通络并用,化痰除痰刘教授选用法夏、橘红、胆南星、牛黄粉、天竺黄、海藻、石菖蒲、竹茹、郁金等,活血通络选用当归,川芎,三七、土鳖虫、毛冬青、丹参、益母草、虎杖等,临床应用之,常获良效。若有因正虚而生痰、瘀者,当以扶正为主,从而达到气血充,脏腑盛,痰瘀祛,眩晕消的目的。虚证之中,尤以调补肝脾肾为主,因脾为生痰之源,脾胃既虚,运化无力,水津不布,痰浊内生;肾为水之下源,以温煦气化,水饮不生;肝失藏血,则血溢脉外而成瘀,肝阳化风夹痰瘀上扰者,皆本虚标实之证,务须运脾平肝养肾,息风涤痰祛瘀。

服药同时,注意提高身体素质,量力而行,适当锻炼,增强体质,劳逸结合,避免体力和脑力的过度劳累,避免强烈、突然的头部运动,以及少做旋转、弯腰动作,以免诱发眩晕。同时要结合调情志,保持心情舒畅乐观,忌暴怒、惊恐等刺激;饮食宜清淡,富于营养,忌暴饮暴食及过食肥甘之品,以免伤及脾胃,酿生痰浊而导致眩晕发作。

三、用药平和,通补兼用,调理升降,以平为期

刘教授用药多平和,甚少大辛大热、大寒攻逐之品,以平为期。在治疗眩晕之时,常通补并用,补者补脾益肾,益气养血;通者平肝息风,涤痰祛瘀通络。

2013年国家刘茂才名医传承工作室为进一步挖掘整理刘茂才教授治疗脑病经验,广东省科技厅课题"基于数据挖掘和深度访谈的刘茂才名老中医辨治眩晕学术思想研究"立项,研究中探讨刘茂才教授治疗眩晕病经验。其中李国铭等通过数据挖掘的研究方法,进行聚类分析,总结刘茂才教授治疗眩晕的治法方药经验,有一定指导意义。临床中刘茂才治疗眩晕治法方药主要涉及有健脾补肾,化痰息风,解郁安神,祛瘀清热四类:

第一组主以健脾补肾为主(出现频率较高的药物为:山萸肉、黄芪、党参、杜仲、牛膝、女贞子、桑寄生);

第二组以化痰息风为主(出现频率较高的药物为:天麻、钩藤、白术、远志、石菖蒲、茯苓);

第三组以解郁安神为主(出现频率较高的药物为:合欢皮、首乌藤、柴胡、白芍、酸枣仁);

第四组以祛瘀清热为主(出现频率较高的药物为:鸡血藤、川芎、当归、赤芍、丹皮、益母草、麦冬、知母);

刘茂才名医传承工作室通过类聚分析的方法,分析门诊治疗眩晕病143例,总结出刘茂才治疗眩晕常用药对7组,亦有一定指导意义:

1. 赤芍、牡丹皮 二药均味苦微寒,擅清热凉血、活血化瘀,用于温病热入营血之吐血衄血、发斑发疹,血行瘀阻之痛经、闭经、胸痹绞痛、肢体麻木、关节痹痛、跌打损伤以及肝火亢盛证,常相须为用。刘教授认为,瘀血阻滞是脑病的重要病理机制和病理产物,故重视活血祛瘀,然而常用活血药多性温燥,久用耗气伤血,唯赤芍、牡丹皮药性平和,且性寒入阴,行瘀不伤血。

2. 杜仲、牛膝 杜仲性补肝肾,直达下部筋骨气血,牛膝达下,走于经络血分之中,均为补肝肾强筋骨之要药。药性平和而性善下行,直入下焦肝肾之间,补益肝肾精血。且牛膝力能活血通络,刘教授善用此对药补益肝肾,通补之法,即寓通于补,平调为法。

3. 钩藤、益母草 钩藤主风,擅清热平肝,息风止痉,专治肝阳眩晕,肝火头痛;益母草主血,性善行走,能行血通经,消滚逐滞甚捷。一风一血,非"治风先治血,血行风自灭"之意何? 且钩藤、益母草皆厥阴之药,行肝血而息肝风,肝足厥阴之脉上行巅顶,故平抑肝风则脑窍自通。

4. 合欢皮、首乌藤 《本草求真》曰:"合欢皮味甘气……令五脏安和,神气自畅……重用久服,方有补益怡悦心志之效。"首乌藤益肾通络安神。两药合用,尤宜于妇人肝肾阴虚,肝郁火旺之心烦失眠,梦扰不宁者,常伍淮小麦、炙甘草,以奏益肾养血,解郁安神之功。

5. 黄芪、党参 刘教授认为,参芪均肺脾气药,益中土以养周身,"相须者,同类不可离也",故但凡肺脾不足,久病气虚者,适予用之,以鼓舞清阳,上达清窍,旁及四末,诸脏皆为所养。党参偏于阴而补中,黄芪偏于阳而实表。二药相合,一里一表,一阴一阳,相互为用,益气之力更宏,共奏扶正补气之功。又肺脾者,太阴也,足太阴脾土尤为阴中之至阴,于太阴之中引动清阳,阴阳相生也。若有津伤较甚者,予太子参,亦此意也。

6. 天麻、山萸肉　天麻为肝经气分药,本草纲目谓其为"治风之神药","眼黑头旋,风虚内作,非天麻不能治"。山萸肉性本收敛而养肝肾,然其收涩之中兼具条畅之性,故又通利九窍,流通血脉,治肝虚自汗,肝虚胁疼腰疼,肝虚内风萌动,且敛正气而不敛邪气,养肝阴。两者相合,一收一散,一升一降,标本兼治,平敛肝阳,阴柔息风。眩晕肝肾虚于下,风痰扰于上,天麻与山萸肉上下并治。

7. 茯苓、白术　白术味苦而甘温,能健脾益气,燥湿利水,止汗,安胎。茯苓甘淡平,专利水渗湿,健脾宁心。白术以健脾燥湿为主,茯苓以淡渗利湿为主,两药相合,健脾而渗湿,则水有出路,诸水湿痰饮悉除。

【典型病案】

病案一

梁某,女,66岁,因头晕头痛3年于2015年11月4日来诊。发作时伴头部胀闷感,昏沉感,耳鸣,听力下降,无天旋地转感,偶有胸闷不适,偶有腰痛,口干欲饮,纳可,眠差,小便调,大便偏烂。舌黯,苔薄白,脉弦细。既往高血压病史。

中医诊断:眩晕。

证候诊断:气虚血瘀。

治法:益气活血通络。

处方:黄芪45g　党参20g　茯苓15g　白术10g　川芎10g　天麻10g
杜仲20g　郁金15g　三七10g　首乌藤30g　姜黄15g　炙甘草10g

水煎服,7剂。

2015年11月18日二诊,头晕明显好转,晨起背部发凉,仍头胀闷感,昏沉,耳鸣,听力下降,无天旋地转,偶有胸闷不适,偶有腰痛,口干欲饮,纳可,睡眠较前好转,小便调,大便烂,舌黯红,苔薄白稍腻,脉弦细。

处方:黄芪45g　党参20g　茯苓15g　白术10g　川芎10g　天麻10g

狗脊 15g　郁金 15g　川加皮 15g　首乌藤 30g　姜黄 15g　巴戟天 15g

水煎服,7 剂。

按:《黄帝内经》云:"上虚则眩;又云,肾虚则高摇髓海,不足则脑转耳鸣。"可见虚作为病机对于眩晕尤为重要,其中,刘老认为,尤以脾肾亏虚最为突出。故用药尤其注重滋养脾肾。其中肾主先天,实难速固,脾主后天,即宜温补。故重用黄芪为君益气升阳,佐以四君为益气健脾之首方;郁金、三七、首乌、姜黄共奏活血祛瘀通络之功,亦见祛瘀以治眩之法,杜仲培补肝肾,以肾阳既充,则生养无穷;天麻、川芎专治上部风邪为病,以高巅之上,唯风可到,故亦为引经要药。二诊诉背寒。晨起一阳生,为阳气生发之时,背部又为人阳气所聚,故二诊自觉晨起背凉为阳气不足之象。故改杜仲为狗脊、川加皮、巴戟天,加强温肾壮阳之用。过用活血恐耗气动血,故去三七。诸药合用,共奏健脾补肾,平肝息风,涤痰祛瘀之功,诸证遂减。

医案二

张某,男,63 岁,因头晕 2 年余于 2015 年 11 月 25 日来诊,诉头晕,颠顶部胀闷昏沉,天气变化时加重,偶视物旋转,无恶心呕吐,无胸闷胸痛,耳鸣,脑鸣,记忆力下降,烦躁易怒,梦多,流涎,腰痛不适,指甲青紫,口苦口干,纳可,小便如常,大便稍烂。舌淡黯,苔白滑,脉弦。

中医诊断:眩晕。

证候诊断:脾肾两虚,痰浊上泛。

治法:健脾益肾,祛痰息风。

处方:黄芪 45g　党参 20g　茯苓 15g　炒白术 15g　天麻 15g　川芎 20g　法夏 15g　巴戟天 15g　淫羊藿 15g　石菖蒲 15g　远志 20　干姜 10g

水煎内服,7 剂。

2015 年 12 月 2 日二诊:头晕较前好转,近日烦躁易怒。舌黯,苔白滑,脉弦。

处方:黄芪 45g　党参 20g　茯苓 15g　炒白术 15g　天麻 15g　川芎 20g　姜竹茹 15g　生山萸肉 15g　淫羊藿 15g　石菖蒲 15g　远志 20　钩藤 15g

水煎内服,7剂。

按:脾为后天之本,肾为先天之本,肾虚则精气不能上承濡养清窍,清窍失养,脾虚则痰湿内生,湿浊上泛,蒙蔽清窍,故见头晕昏沉。肾虚水不涵木,加之脾虚,肝自乘之,故见耳鸣,脑鸣,烦躁易怒。涎为脾之液,脾虚失摄,故见流涎。腰为肾之府,肾虚失温,故见腰痛不适。《杂病广要》谓"风头眩者,由血气虚,风邪入脑而引目系故也。五脏六腑之精气,皆上注于目,血气与脉并于上系,上属于脑,后出于项中。逢身之虚,则为风邪所伤,入脑则脑转而目系急,目系急故成眩也。"阐述了眩晕发作时风邪入目系导致视物旋转,不能睁眼,跌倒欲扑,恶心呕吐,患者恐惧汗出,甚至呕吐腹泻等表现,故刘老以芪、参、术、苓健脾益气;法夏、菖蒲、远志祛痰化湿;巴戟天、仙灵脾、干姜温补脾肾;天麻祛风,又以"血行风自灭",故以川芎行气活血祛风,川芎又上行头目,以"高巅之上,唯风可到",可见川芎之用尤其精妙。刘老师承林夏泉先生善用山萸肉滋补肝肾,因该药性本收敛而养肝肾,然其收涩之中兼具条畅之性,故又通利九窍,流通血脉,天麻与山萸肉配伍,一收一散,一升一降,标本兼治,平敛肝阳,阴柔息风。眩晕肝肾虚于下,风痰扰于上,天麻与山萸肉上下并治。方中白术、茯苓、法夏、菖蒲、远志,痰瘀并治之功,亦见刘老治眩晕之风痰瘀虚。用药后头晕减轻,其症为治,唯复烦躁,舌黯,恐温煦太过,反助内热,故去法夏、仙灵脾、干姜,改予姜竹茹、山萸肉、钩藤,是祛痰之中加以清热,补肾之间削其温燥,更加强祛风功效。随访,诸证减。

(文灼彬,华荣,李国铭)

第三节 岭南名医林夏泉除痫散辨治癫痫经验

林夏泉先生(1908—1980年),广东台山人,1931年毕业于广东中医药专门学校,是广东省中医院建院史上九大名医之一,生前曾任广东省中医院内科主任、医务部主任、副院长等职,以医术精湛、学识渊博、临床多效验,而深受广大患者的尊敬和热爱,并于1979年被授予"广东省名老中医"称号。林老擅长治疗内科、妇科和儿科疾病，尤擅癫痫、脾胃病的治疗，并积累了丰富的临床经验。林老认为癫痫乃诸因素导致体内气血虚弱、脏气不平，而风、痰、虚交互为患，血虚风痰气逆所致，病位在肝脾肾三脏，病性为本虚标实；治以祛风、化痰、养血为法，发作期治以养血息风、除痰开窍定痫，缓解期则宜补肾健脾柔肝，立"除痫散"一方，用治癫痫疗效颇佳。刘茂才早年师承岭南名医林夏泉，经过刘茂才教授创立脑病科以后的传承与发扬，首先是继承了林老运用当归活血养血治疗脑病的思想，其次是发扬光大经验方的专科应用，研制了院内制剂益脑安胶囊，在我院临床治疗癫痫十多年，收效满意。

癫痫中医学称之为"痫病"，俗称"羊痫风"，以突发意识丧失，甚则跌仆倒地，神志不清，面色苍白，牙关紧闭，口吐涎沫，手足抽搐，两目上视，并发出猪羊叫声，甚至二便失禁，不久渐渐苏醒，症状消失，全身疲乏无力。发作前可有头晕眼花、头痛胸闷欠伸等不适表现。西医学认为癫痫是多种原因所致的脑部神经元群阵发性异常放电所致的一系列发作性运动、感觉、精神、自主神经等功能异常的疾病。

林夏泉先生认为癫痫之因，考前人论述有先、后天之分，而临床所见则以后天因素居多。后天因素包括风、寒、暑、湿、燥、火、疫毒之外感因素，喜、怒、忧、思、悲、恐、惊之精神因素，饮食不节、过食膏粱厚味损伤脾胃之生活因素，跌仆损伤脉络之外伤因素等，上述因素每每相互交错，或互为因果。

然究其根本，林老认为癫痫之所生，乃诸因素导致体内气血虚弱，脏气不平，而致风、痰、虚交互为患，血虚风痰气逆所致。因此癫痫之发作总不离本虚而标实。虚者正气虚，如大惊大恐、饮食失节，致脏腑气血虚弱；实者，邪气实，痰浊不化、肝火旺盛，致风痰壅盛。一旦肝气失于调和，血虚风动，触及积痰，乘势上逆，壅闭经络，阻塞清窍，则突发痫病，主要由血虚风痰气逆所致。从先天因素而论，此病多发于儿童时期，"从胎气而得之"，《小儿卫生总微论方·惊痫论》有云："儿在母胎中时……母调适乖宜，喜怒失常，或闻大声，或有击触，母惊动于外……因有所犯，引动其痰……是胎痫也。"故先天之痫病亦因母体之气机失常或恐惊伤肾，虚而风痰气逆所致。

因此，本病的病机是脏腑气血虚弱、风痰虚交互为患，病位在肝脾肾三脏,病性为本虚标实。肾虚则肝失濡养,水不涵木,肝风内动,脾虚则精微不布,痰涎内结,偶因情志失调,饮食失节,劳累过度,肝风夹痰随气上逆,清窍被蒙而突然发作。眩晕头痛、胸闷欠伸均为风痰上逆之前驱症状;肝风内动夹痰上逆,乱于胸中,心神被蒙,故见神昏;风痰上壅故吐涎;痰走窜经脉,故抽搐两目上视;风痰聚散无常,故时发作。癫痫患者苔多白腻,脉多滑,均为痰浊蕴内之象。

林夏泉先生辨证施治痫病,认为痫病症状典型,然病情不一,如发作有长短,频率有多寡,程度有轻重,或日发数次,或数日至数月一次。此皆与痰结深浅,正气虚损程度有密切关系。一般初起较轻,如若失治而反复发作,则正气渐衰,痰结不化,愈发愈频,正气益亏,循环往复而病情亦逐渐加重。痫证主痰,痰邪是癫痫发病之根源,与风、火、瘀、虚等相互搏结,蒙蔽清窍,冲扰神明;治痫必先治痰,息风涤痰是癫痫重要治则。治宜抓住风、痰、虚之机,而立祛风、化痰、养血之法,且治宜分缓急,发作期宜养血息风、除痰开窍定痫,缓解期则宜补肾健脾柔肝,调气血,祛风,养心,益肾。是以林老创制"除痫散"一方,谨守病机,用于临床颇有验效。

除痫散组方:天麻72g,全蝎60g,当归150g,炙甘草60g,胆南星21g,共为细末,重者日服3次,轻者服2次,每次3g,开水送服。

林老对该方的配伍独有心悟,组方严谨,用药精当。风之由来,以肝血虚所生,肝风内动则眩晕抽搐,所谓"诸风掉眩,皆属于肝";"诸暴强直,皆属于风"。故重用当归以养血、活血和血,当归的用量是天麻、全蝎的2~3倍,而得到血行风自灭的效果,此为本方的君药;以天麻、全蝎为臣药,其以天麻祛风镇痉,且有疏痰气、清血脉之功;全蝎入肝,搜风以定痫,与天麻合用相得益彰;佐以胆南星清热平肝,化痰息风;以炙甘草补气缓急,调和诸药,且固中而助当归之补养。

林老在治疗癫痫时,常以汤剂与除痫散配合应用,以散剂长期服用,汤剂则间断服用。在发作较频时,配合汤剂以加强药效,取"汤者荡也"之意。汤剂仍以除痫散为基础方,用量加以调整,并随症加减。如天麻6g,全蝎4.5g,当归15g,炙甘草4.5g。如兼痰多,舌苔白腻,脉滑者加法半夏9g;顽痰不化者加礞石4.5g;脾虚气弱,舌淡苔白,脉细弱者加党参15g、云苓15g、乌豆衣9g;肝火旺而心烦善怒,舌质红,脉弦者加生地15g、白芍12g、石决明15g或珍珠母30g;肾虚耳鸣,腰酸者加女贞子9g、菟丝子9g,川断15g;血虚面色苍白,舌淡,脉细者加首乌15g、桑寄生15g、鸡血藤15g;心悸惊恐,睡眠不宁者加麦冬6g,五味子4.5g,生龙齿15g;大便稀薄者加云苓15g、蚕砂15g;大便秘结者加肉苁蓉15g、秦艽12g。

广东省中医院脑病学科创始人和带头人刘茂才师从林老,不断传承创新,2013年广东省中医院建院80周年之际林氏流派传承工作室应运而生。刘茂才教授在总结林老癫痫治疗经验基础上,结合自身的临床实践对癫痫的病因病机又有新的认识,他认为血虚风痰因素在痫证发作中确属重要,但瘀血阻滞脑髓脉络亦是癫痫发作的主要因素之一。

癫痫之证多是反复发作经久不愈,血虚痰凝,必致血行不畅而瘀滞脉络,且久病多兼瘀。再者,临床痫病常见于颅脑外伤史、脑血管疾病后、各种颅脑手术后等,这类西医学称之为继发性癫痫,从中医角度皆存在痰瘀阻滞脑髓脉络。鉴于此,刘茂才教授在林老"除痫散"养血祛风为主的基础,加蜈蚣、石菖蒲等化瘀涤痰,制成院内制剂益脑安胶囊,在我院临床治疗癫痫十多年,收效满意。

以除痫散为本创立的益脑安胶囊,临床及基础研究均证明该方对于癫痫的治疗有较好疗效。刘茂才等总结益脑安治疗癫痫39例,结果显效18例,有效15例,无效6例,总有效率为84.62%。黄燕等通过动物模型实验证明益脑安延长致痫的潜伏时间、降低致痫电位的幅度、缩短惊厥发作的持续时间,并且未发现明显毒副作用。覃小兰等研究发现益脑安对戊四唑(PTZ)点燃的癫痫模型大鼠的发作级别、发作次数及发作持续时间均有一定的抑制作用。其进一步研究发现,给药4周后,益脑安能降低模型组兴奋性氨基酸的含量,从而阻止钙离子大量内流导致的钙失稳态而诱发癫痫。陈广贤等临床研究表明57例西医治疗不理想的患者在加用益脑安治疗后效果优于单纯西药治疗组,该方对各种外伤性、颅脑手术后癫痫有较好疗效。

验案举隅:赖某,男,10岁,于1973年5月发热后十余天出现全身阵发性不自主抽动,日十余次不等,在某医院曾做脑电图等检查诊断为癫痫。1973 年 8 月上旬来诊时亦曾发作一次。病孩面色萎黄,喉间痰多,舌淡,脉细滑。此为正虚外感,邪与痰郁于络脉。治以补虚、祛风、化痰、镇痉。处方:天麻 6g,全蝎 4.5g,当归 15g,胆南星 6g,法夏 6g,党参 12g,菟丝子 6g,进服 2 剂后,随症加减礞石、云苓、乌豆衣等味,共进 20 剂,抽搐完全消失,遂以除痫散日 1 次以巩固疗效,至当年 9 月 25 日均无发作。

该例患儿,发热后出现癫痫频发,西医诊断考虑颅内感染引起的症状性癫痫,中医四诊合参,辨证为气血两虚、风痰痹阻络脉所致痫病,以当归、党参、云苓、乌豆衣、菟丝子健脾益气养血、滋补肝肾,当归、乌豆衣养血柔肝息风,天麻、全蝎、胆南星、法夏、礞石除痰通窍息风定痫,病重时先用汤剂,20 余剂抽搐完全消失,切中病机,发作控制,颇有效验,后改用除痫散日 1 次,巩固疗效,短期随访无发作。

综上,痫证主风痰,从中医学脏象学说认为肝风内动,“风胜则动”,“治风先治血,血行风自灭”,肝风内动证是肝脏气血阴阳平衡失调,肝失所养引起的以眩晕欲扑、抽搐、震颤等具有动摇特点一类症状的证候。常见四种证候类型,即肝阳化风、热极生风、阴虚动风、血虚生风。林老以“养血息风、涤痰定痫”立法,创制了除痫散,方中天麻、胆南星平肝清热息风,重用当归养血活血和血针对血虚生风,全蝎等搜风涤痰,擅入脑络,兼顾“风、痰、虚、瘀”之机,病程中发作期以“养血祛风、化瘀涤痰”,缓解期以“补肾健脾柔肝”为治疗原则,并依病之缓急取汤剂、散剂、胶囊等配合服用,因时因势制宜,可获良效。

（华荣,黄燕,刘茂才,侯紫君等原载于 2015 年《广州中医药大学学报》）

第四节　养血息风,涤痰定痫治疗癫痫经验

癫痫在中医学称之为“痫病”,俗称“羊痫风”,表现为突发意识丧失,甚则跌仆倒地,神志不清,面色苍白,牙关紧闭,口吐涎沫,手足抽搐,两目上视,并发出猪羊叫声,甚至二便失禁。病情轻者发作持续时间短,间歇期长,

不久渐渐苏醒,可症状消失或仅见神识呆滞,全身疲乏无力;病情重者发作时症状严重,发作持续时间长,间歇期短。本病发作前可有头晕眼花、头痛胸闷欠伸等不适表现。西医学认为癫痫是多种原因所致的脑部神经元群阵发性异常放电所致的一系列发作性运动、感觉、精神、自主神经等功能异常的疾病,以上症状可单独或者合并出现。

一、癫痫的病因病机

癫痫的病因,参照先贤所述有先、后天之分。《素问·奇病论》"人生而有病癫疾者……病名为胎病,此得之在母腹中,其母有所大惊,气上而不下……故令子发为癫疾也",指出了本病的先天因素为母体受惊导致胎儿脏气不平。而临床所见癫痫之病因则以后天因素居多。后天因素包括风、寒、暑、湿、燥、火、疫毒之外感因素,喜、怒、忧、思、悲、恐、惊之精神因素,饮食不节、过食膏粱厚味损伤脾胃之生活因素,跌仆损伤脉络之外伤因素等……上述因素每每相互交错,或互为因果。

对于癫痫的病机,《三因极一病证方论·癫痫序论》指出:"癫痫病,皆由惊动,使脏气不平……或在母胎中受惊,或少小感风寒暑湿,或饮食不节,逆于脏气",指出癫痫的病因在于先天或后天等因素导致的脏气不平。《丹溪心法·痫》指出"无非痰涎壅塞,迷闷孔窍",指出癫痫的病机在于痰涎壅盛,迷蒙脑窍。《医述·癫狂痫》引《临证指南》:"人身亦一阴阳也,阴阳和则神清志宁,一有偏胜,则有不测之痫。……古人集癫、狂、痫,辨以为阳并于阴,阴并于阳。……医者惟调其阴阳,不使有所偏胜,则郁逆自消,而神气得反其常矣。"该段话提出了癫狂痫等发病都在于阴阳失和。而清代医家王清任进一步认识到痫病与元气虚、脑髓瘀血有关,并创龙马自来丹、黄芪赤风汤治气虚血瘀之痫,为痫病的治疗开辟了新的途径。

因此,本病的病机是脏气不平、风痰瘀虚交互为患,病位在肝脾肾三脏,病性为本虚标实。肾虚则肝失濡养,水不涵木,肝风内动,脾虚则精微不布,痰涎内结,偶因情志失调,饮食失节,劳累过度,肝风夹痰随气上逆,清窍被蒙而突然发作。眩晕头痛、胸闷欠伸均为风痰上逆之前驱症状;肝风内动夹痰上逆,乱于胸中,心神被蒙,故见神昏;风痰上壅故吐涎;痰走窜经脉,故抽搐两目上视;风痰聚散无常,故时发作。癫痫患者苔多白腻,脉多滑,均为痰浊蕴内之象。

怪病多痰,痰邪是癫痫发病的最重要因素。刘茂才教授指出"癫痫患者之痰非比寻常,胶着顽固非一时可化,其一也;深伏颅内、筋骨、脏腑,常匿于无形,其二也"。辨治在重视"有形之痰"之基础上更关注"无形之痰",有形易见,无形者可从面色之晦浊、颜面肢体之浮肿、反应之灵钝、舌脉二象及现代辅助检查加以求证。而《景岳全书》指出:"故痰之化无不在脾,而痰之本无不在肾。"因此健脾益肾,既可扶正,亦可杜绝痰浊之源。

另一方面,刘茂才教授认为瘀血阻滞脑髓脉络也是癫痫发作的主要因素之一。因为一则久病致瘀,癫痫多反复发病,迁延难愈,久则必然耗伤气血而导致瘀滞脉络;二来临床所见癫痫之疾,大部分有明确的病因病史,如产伤、颅脑外伤、脑血管疾病及各种颅脑手术史等,都会导致脑中瘀血形成。因此刘茂才教授总结癫痫的病因病机主要由于体内气血虚弱,脏气不平,而造成风、痰、瘀、虚交互为患。急性发作,每多风动或夹火,触动伏痰,痰随气升而蔽窍,亦可兼瘀血,与痰为奸,共蒙清窍,瘀滞脑络,发为痫病。癫痫大、小发作的区分要点在于清窍受蒙或经络阻滞孰轻孰重。缓解期以脏腑气血虚弱夹痰为主,总不离本虚标实。

二、癫痫的治疗

在癫痫的治疗方面,必先治痰,息风涤痰是治疗癫痫始终一贯的法则。发作期以风胜痰壅之邪实为主,急则治其标;缓解期以风痰内伏,脏腑气血虚弱为主,宜标本兼治,兼顾脏腑气血虚弱之本。

急性期治法可采用息风涤痰、活血通络、清热平肝、开窍,亦可采用解毒、通腑、宁心等。其中治痰多以祛风降痰、清热涤痰、行气消痰、豁痰开窍、通腑导痰、辛温破痰、健脾断痰等法。缓解期重视气血的调补,并注重健脾益肾以固本。《景岳全书》提出"五脏之病,虽俱能生痰,然无不由乎脾肾",故痰之化在脾,而痰之本在肾,健脾补肾,既可以扶正,也可以杜绝痰浊之源,有助于防止癫痫的反复发作。前人提出,补虚定痫,以固其本,刘茂才教授指出"癫痫缓解期,健脾益肾,可绝痰之源,亦可御风妄动"。刘老利用五行制化理论加以阐释,"经云:'诸风掉眩皆属于肝''风胜则动'。肝属木,若土虚木动风生,法宜崇土固木而风止;若水涸木楛风动,法宜滋水荣木而风熄;若木气本虚,多责于肝血不足,重用当归养血而风灭"。治本常以黄芪、党参、白术、茯苓、甘草培土,当归、肉苁蓉、何首乌、女贞子等滋肾润肝,生山茱萸肉、白芍敛肝,再佐以天麻、半夏、钩藤息风化痰,石菖蒲、远志豁痰开窍。或参选介类之牡蛎、石决明、珍珠母,矿石类之代赭石以镇潜,虫类如全蝎、蜈蚣、僵蚕、地龙、蝉衣以搜风,随证变动,灵活调遣,以应病症千象。在辨证基础上,必须重视养血活血,如当归之类。癫痫常与气血瘀滞有关,常可配合丹参、红花、桃仁、川芎等活血化瘀之品。在临床中注意到,一些脑血管病所致癫痫,运用毛冬青甲素、川芎嗪等静脉点滴,对症状缓解有益。

另外,在癫痫的治疗中,常常汤剂与益脑安胶囊配合使用,以胶囊剂长期服用,汤剂则间断服用,发作时配合汤剂加强疗效。同时注重生活起居调理在本病的治疗上占有重要地位,患者必须避免劳累过度,情志过极和饮食不节,力求去除发病之诱因。

益脑安胶囊:益脑安是刘茂才继承岭南名医林夏泉的除痫散并加以改进而制成的院内制剂,该方选用入肝经之天麻、全蝎、当归为主药,天麻息风定惊,且有疏痰气、清血脉之功;全蝎入肝经,搜风以定痫,通络止痉;然风之由来,是肝血虚,血少而生风,肝风内动则眩晕抽搐,用当归以养血、活血,而得到"血行风自灭"的效果,诸药共奏养血息风、活血通络、涤痰定惊,安神止痛之功。该方的特点在于重用养血活血之当归,药理研究表明当归的挥发油对大脑有选择性的镇静作用。

三、对于防治复发的体会

反复发作是癫痫的起病特点,也是癫痫治疗的难点。针对如何防止反复发作,以期根治,刘茂才教授强调首先应力求准确地辨证施治。由于构成癫痫发作的因素极多,必须对不同的病因病机对症下药,并随着证型的演变，及时调整治疗方案。癫痫反复发作无不与风、痰两者相关，患者多为素蕴痰湿，且遇惊恐、劳倦、饮食不节，则可致气机逆乱，风阳内动，触动宿痰，痰随风动，风痰闭阻，蒙闭元神，发为癫痫。息风涤痰、镇痉通络，可平风阳、化痰浊，使抽搐停止，故息风涤痰当为本病的基本治法。痰作为癫痫病的重要致病因素，历代医家多认为痫证存在由各种因素所致的"痰涎壅塞"，痫证久发不愈，使正气愈虚，甚则伤及先后天之本，而痰浊亦愈结愈深。《景岳全书》指出："五脏之病，虽俱能生痰，然无不由于脾肾"，而"痰之化生无不在脾，痰之本无不在肾"，故健脾益肾，既可扶正固本，杜绝生痰之源，又助防止反复发作。故刘教授擅以黄芪、党参、山茱萸、菟丝子、杜仲等益气健脾培元固本之品治疗癫痫。对于不同的病人，往往有不同的诱发因素，如七情、饮食、劳逸、睡眠、月经来潮、感受外邪等均可能成为诱发因素。故此，为寻找出病人各自的诱因采用相应的措施加以预防，乃是防止本病复发的重要措施。刘教授认为癫痫除与风痰关系密切外，尚与瘀血停滞和气血亏虚有关。癫痫发作之时，必然有气血郁滞，而其反复发作也必耗伤气血，故此，他在强调息风涤痰的同时，重用养血活血，如当归、首乌之类，如院内中成药"益脑安"胶囊。

四、癫痫持续状态

对于癫痫发作中的癫痫大发作、癫痫持续状态或癫痫频繁发作等特殊状态，刘茂才教授依据多年的临床经验亦提出要重视痰热腑实的病机。临床上宜泻热降浊，通腑利气，使内郁之痰浊、热邪随之而泻于外。

西医学认为癫痫持续状态可以引起严重的脑水肿，脑细胞水肿使得抗癫痫药物难以进入脑组织并加重昏迷，是癫痫持续状态难治的原因之一。中医认为癫痫持续状态是一个急性的过程，会导致脾胃升降失常，中州运化失司，糟粕内停，且此期多为风火亢盛，火热内炽既可烁液成痰，助阳化风，又可以消烁津液，导致肠胃燥结，腑气不通。加之患者多卧床，饮食失养、运动减少，进一步加重腑实。腑实可以作为癫痫持续状态的一种病理状态，持续存在于病程中。

因此对于此种特殊状态,要重视通腑法的应用。通腑法具有通腑泄热、醒神开窍的作用,既可以敷布气血、畅达血脉,又可上病下取,使得邪有出路,从而达到清瘀热、化痰浊、通腑实、消水肿的效果。现代药理研究认为通腑法可以排出肠内容物,清除肠内源性毒素,增加腹腔脏器血流量,使胃肠功能得以恢复,并改善新陈代谢,保证机体能量来源,使自主神经功能紊乱得以调整,应激反应能力得力增强。同时,通腑攻下可以降低腹压和稳定血压,使得颅内压升高和脑水肿得以纠正,对改善脑细胞缺血缺氧十分有利。

因此对于癫痫持续状态的病人出现大便秘结、烦躁不安,舌苔黄腻或由白转黄,脉实者,在迅速控制发作和积极维持生命功能的同时可考虑使用通腑法。用药方面不必拘泥,可用大承气汤随症加减。如兼见喉间痰鸣、面色紫黯,脉沉弦者,则可加用牡丹皮、川红花、桃仁、赤芍、当归、制南星、菖蒲、瓜蒌仁等。也可以清热通腑之中药煎剂做保留灌肠,临证时往往能收到较好的效果。需注意的是,中病即止,谨防过下伤正,切不可用于脱证。应用时可酌情配合补液措施,以避免水电解质紊乱和酸碱平衡失调。

息风清热法与益气回阳法的协调应用:癫痫发作的轻重程度与风火的盛衰、正气的强弱有密切关系。在癫痫持续发作的过程中,风火的盛衰、正气的强弱互为因果。因此在其治疗过程中,需要把握好正虚与邪实之间的"消长平衡"。例如对于癫痫持续状态中表明为面红身热,息粗痰鸣,四肢抽搐强有力,舌绛红,脉滑数的患者,中医认为虽这类患者也有正气亏虚的病机存在,却是以风火壅盛为主要表现,在治疗时应该以息风清热法为主,可予安宫牛黄丸凉开水灌服,或(和)清开灵注射液 40ml 加入 5%~10% 葡萄糖液 250~500ml 静脉滴注,高热者还可以给予柴胡注射液 4ml 肌注,或紫雪丹 1 支灌服。反之,对于表现为面色苍白,汗出肢冷,气息微弱,脉细弱的患者,则以正虚为矛盾的主要方面,需以益气回阳之法,可用参麦注射液 20ml 加入 50% 葡萄糖 20ml 静脉推注,或(和)参附注射液 20ml 加入 50% 葡萄糖 20ml 静脉推注或参附注射液 40ml 加入 5%~10% 葡萄糖 500ml 静脉滴注。临证时审慎辨别证候的虚实是治疗的关键。

【典型病案】

病案一:益气养血、息风涤痰法治疗癫痫一案

黄某,男,24 岁,反复癫痫发作 10 年,加重 1 周。反应迟钝,气短懒言,面色无华,头痛失眠,纳差,舌质淡,苔白厚,脉弦细。治宜养血益气、息风涤痰。

黄某,男,24 岁,工人。患癫痫病已 10 年,发作时间不规律,一般 1 周到半月发作 1 次,常服苯妥英钠等药,未能根除。近 1 周因精神刺激连续发作 3 次,发时先大叫一声,之后昏倒,不省人事,面部抽搐,牙关紧闭,口吐白沫,小便失禁,持续 5~6 分钟渐清醒。醒后头痛,乏力嗜睡,表情淡漠,不欲饮食,昨日又发作一次,故今日来求中医治疗。

初诊(1997 年 6 月 10 日):神疲乏力,反应迟钝,气短懒言,面色无华,头痛失眠,纳差,舌质淡,苔白厚,脉弦细。诊为癫痫(心脾气血亏虚,风痰闭阻)。治宜养血益气、息风涤痰,以经验方除痫散加味:

天麻 15g	当归 9g	全蝎 5g	首乌 20g
党参 20g	白芍 15g	川芎 10g	蜈蚣 3 条
法夏 9g	钩藤 12g	石菖蒲 9g	蚤休(七叶一枝花)30g
甘草 6g			

上方 7 剂清水煎服,日 1 剂。

二诊:服药期间发作 1 次,病情较前好转,瞬时苏醒,抽搐、口中白沫减轻,精神状况亦明显好转,舌质淡红,苔白,脉弦滑。法切病机,药中病所,效不更方,守原方继服 7 剂。

三诊:药后癫痫未再发作,纳食增加,精神好转,可上班工作,时有头痛,失眠,舌质淡红,苔薄白,脉弦。风痰渐去,气血得复,上方去钩藤加炒枣仁 30g 以养心安神,另加自行研制的具有养血息风,涤痰开窍,定痫止痉作用的益脑安胶囊口服。

该患者守上方案治疗 3 个月余,癫痫未发作,随访 1 年一直未复发。

按:癫痫病位在脑,急性发作时多表现为风痰、痰火内闭,休止期、缓解期以风痰内伏,正气亏虚为主,尤注重息风涤痰,养血活血法的灵活运用。

盖癫痫久发不愈，多属虚痫，临床每见头晕目眩、面色苍白、心悸失眠、神疲乏力、反应迟钝、记忆力下降、手脚麻木等症。此乃血虚之象，据"血虚生风""治风先治血，血行风自灭"的理论，强调在息风涤痰的基础上，必须重用当归、首乌、白芍等养血药。该例患者癫痫反复发作多年，久病耗伤气血，兼风痰内伏，形成本虚标实之候，故方选首乌、白芍、当归养血活血，党参补气，天麻、钩藤、法夏、菖蒲平肝息风，化痰开窍，久病入络，以虫类药全虫、蜈蚣搜络剔邪，息风止痉，加蚤休解毒清热通络，内清痰热之毒。配合养血息风，涤痰开窍，定痫止痉作用的益脑安胶囊口服而取佳效。

病案二

李某，男，16岁，因"脑外伤后反复抽搐1年余，再发一次近1月"于2014年1月4日来诊。患者发作时四肢抽搐，口吐白沫，双眼上窜，意识丧失，历时数分钟渐能自行缓解，约每周发作1~2次。发作前曾有头部外伤史。

一诊：症见：发育良好，反应较迟钝，注意力不集中，左侧肢体肌力较差Ⅳ级，其脉弦，舌淡红，苔黄腻。诊为痫病。证属瘀血阻络、脑神失养。法当活血化瘀、醒脑通窍、息风止痉治疗。处方如下：丹参15g，川芎20g，天麻15g，石菖蒲15g，远志15g，法夏15g，胆南星15g，天竺黄15g，甘草15g，僵虫15g，全虫5g，蜈蚣2条，厚朴20g。14付，水煎服，日1剂。

二诊：服上方后，暂无抽搐发作，精神稍差，查舌脉同前，上方加生石膏30g、寒水石30g以清气分之热，入党参30g防石膏苦寒伤胃。

三诊：患者抽搐减轻，近1周未发。精神稍好转，查舌脉同前。首方去全虫，加蝉衣10g、黄芩15g，继服14剂。患者病情稳定继续服本方，嘱患者定期复诊。

按：癫痫病位在脑，虽以风火痰瘀为患，但亦有虚实两端。本例患者病程不长，发育良好，加之有颅脑外伤史，应瘀血等实证为主。故以丹参、川芎、全虫活血通络，天竺黄、石菖蒲、远志、法半夏清热涤痰开窍，蜈蚣、僵虫息风止痉。二诊入生石膏、寒水石，刘老认为，癫痫之病，发作时邪在营分，缓解时邪在气分，若发作期取得疗效，不可大意，应继续清其气分之热。但石甲类药物多伤脾胃，应以党参之属健脾益气，固护中焦。世人治疗癫痫，多因畏惧药物之毒性而辅用补益之品,反耽误病情,若见壮实无患、正气充足之人无惧药性之剧烈,当重拳出击取得疗效。

(华荣,侯紫君,卢鸿基)

第五节　养血调肝法治疗失眠经验

失眠症,又称不寐,主要与心脾肝肾和阴血不足,脑海失养关系最为密切,其病理变化,以阳盛阴衰,阴阳失交为主。《灵枢·大惑论》曰:"卫气不得入于阴,常留于阳。留于阳则阳气满,阳气满则阳跷盛,不得入于阴则阴气虚,故目不瞑矣。"治疗应根据病机特点,以调整阴阳、养心宁神为法则,在辨证的基础上,如何选用安神药亦很重要,同时,诊治该病时,也要注意一些药物以外的事项,往往对疾病的痊愈有很大的帮助。

不寐总与心脾肝肾虚损而致阴血不足,脑海失养关系最为密切。但其中来说,还是以肝气不舒为主。现代医家马智教授亦提出"肝为畅情志之枢,心为出神明之府;肝为起病之源,心为传病之所"的学术思想,认为不寐起源于肝。Beck提出的感情障碍认知模式提示我们,外界诱发的负面情绪(中医之肝郁)有可能是直接导致失眠的根本原因。《素问·灵兰秘典论》曰:"肝为将军之官。"肝脏体阴而用阳,以血为体,以气为用,在志为怒,或因焦虑、抑郁、烦躁,肝舒泄功能失常则气机不畅,或肝气郁久而化火,而肝内寄相火,为风木之脏风火相煽,风借火势,火助风威,风火扰动心神,或肝火炽盛,燔灼阴血,肝阴不足,肝阳上亢,王冰曰:"心者,任治于物,故为君主之官。清净栖灵,故曰神明出焉",心神扰动,发为失眠。刘茂才教授认为,现代人随着工作压力与日俱增,不寐虽多责之于肝气不舒,但处方用药时应辨证准确,依据辨证治法可分为疏肝、平肝、清肝、滋阴、潜阳等,药物常用柴胡、牡丹皮、菊花、薄荷、莲子疏肝、清肝,用天麻、钩藤等平肝息风,白芍、生山萸肉、大枣滋阴养血以养肝之体,佐以龟甲、龙骨、牡蛎等取潜阳用意。用药如用兵,临证当把握得当。

久病必损于脏,致气血不足,五脏亏损。因病而致虚致损的,调之可复,补之可足。大抵虚损之病，五脏都有，但多见于心肾不交，肝阳上亢。心虚则为虚汗，怔忡，心悸，不寐，神志抑郁甚或错乱。肾虚则为骨蒸，梦泄，头痛，腰痛，耳鸣，健忘。肝虚则为善怒，筋挛，头晕，目眩，胁痛。心主血，肾藏精，而心肾虚则血燥精竭，肾气虚则走于下，心气虚则火炎于上。肝肾同源，肝阴虚则阴虚生内热，风火内动，水火不交，肝阳上扰而加重虚损，这都是生于心肝肾的，所以治法应当补心养肝益肾，以交水火，潜浮阳。水火交，浮阳降，则五脏之阴不会再受影响，失眠证也就可治愈。

珠母安神汤是常用的方剂，用珍珠母 30g，龙齿 30g，夜交藤 24g，酸枣仁 18g，五味子 6g，女贞子 15g，麦冬 12g，熟地黄 15g，白芍 12g 等药组合成方，治疗临床常见心、肝、肾虚损所致的失眠证。临床见头晕、心悸者，加何首乌、桑寄生；神志不宁者，加茯神、柏子仁、远志；气虚者加党参、黄芪；胁部隐痛，面色黯淡者，加丹参、郁金；情绪抑郁者，加香附、素兴花、郁金；肝火旺而面赤者，加龙胆草、夏枯草；肝虚血少者，加何首乌、桑寄生、桑椹子、乌豆衣；湿多者加茯苓、白术；心悸者加浮小麦、糯稻根、牡蛎；肾虚腰痛者加杜仲、菟丝子、川断；耳鸣加磁石、牡蛎、石菖蒲；梦遗加金樱子、山萸肉、莲须；临床应用，效果尚可。

刘茂才研制了院内制剂养心安神口服液，由酸枣仁、首乌、川芎、合欢皮、夜交藤等组成，功能养血安神，主治肝血不足所致的虚烦失眠，临床疗效较好。方中以酸枣仁养血安神为主药；辅以首乌、川芎养血调肝；合欢皮、夜交藤宁心安神；诸药同用，有养血安神的功效，使肝血充，虚烦止，则睡眠安宁。临床上尤其适用于长期失眠须经常服药者。

【典型病案】

病案一：补肾平肝，宁心安神法治疗失眠

周某，28 岁女性，失眠半年余，多梦，易醒，难以入睡，伴神疲乏力，头昏沉，时有心悸，口干口苦，纳差，二便尚可。舌质黯红，苔薄黄而干，脉弦。治宜补肾平肝，宁心安神。

周某，女，28 岁，于 1999 年 3 月 3 日初诊。患者诉于 1998 年 10 月被人劫持后受惊吓，出现失眠多梦，稍有响动即惊醒，难以入睡，甚则彻夜难眠，

伴神疲乏力,头昏沉,时有心悸,口干口苦,纳差,二便尚可。曾在某医院检查心电图、脑电图均未见异常,经中西医治疗效欠佳,慕名来诊。

初诊(1999年3月3日):症状同前,舌质黯红,苔薄黄而干,脉弦。证属心肾不交,肝阳上扰。治宜补肾平肝,宁心安神。处方如下:

知母 15g	炒枣仁 30g	合欢皮 30g	郁金 15g
丹参 20g	浮小麦 30g	白芍 15g	石菖蒲 10g
女贞子 20g	桑椹子 20g	天麻 15g	川芎 10g
夜交藤 20g	甘草 6g		

每日1剂,并开导患者减轻心理压力。服完7剂后,睡眠明显改善,头昏、头痛减轻,仍感精神不振,周身乏力,原方加用北芪45g,再服14剂后,诸症基本消失。

按:失眠的病机,与心肝肾虚损而致阴血不足,脑海失养关系最为密切。所谓虚损是指气血不足,五脏亏损。因病而致损的,调之可复,补之可足。大抵虚损之病,五脏都有,但多见于心肾不交,肝阳上亢。心虚则为虚汗、怔忡、心悸、不寐、神志抑郁。肾虚则为骨蒸、梦泄、头痛、腰痛、耳鸣、健忘。肝虚则为善怒、筋挛、头晕、目眩、胁痛。心主血,肾藏精,而心肾虚则血燥精竭,肾气虚则走于下,心气虚则火炎于上。肝肾同源,肝阴虚则阴虚生内热,风火内动,水火不交,肝阳上扰而加重虚损,这都是生于心肝肾的,所以治法应当补心养肝益肾,以交水火,潜浮阳。水火交,浮阳降,则五脏之阴不会再受影响,失眠证也就可治愈。该患者失眠因惊吓所得,惊则气乱,恐则气下,恐气归肾,惊气归心,伤及心肾,气机逆乱,肝肾阴亏,心神受扰,故治以补肾平肝,宁心安神为法。临床常用炒枣仁、白芍、麦冬、知母、合欢皮养心安神;女贞子、桑椹子、首乌、山萸肉等滋阴补肾,远志、菖蒲、夜交藤、丹参等祛瘀化痰,宁心安神,诸药合用使肝血充、虚烦止,则睡眠安宁,尤其适用于长其失眠须经常服药者。

病案二:清肝泄火,滋阴养心安神治疗失眠

黄某,38岁,女性,失眠1年余,难以入睡,头晕头痛,口干口苦,大便干结,舌红苔黄,脉滑。治宜清肝泄火,滋阴养心安神。

黄某,女,38岁,1996年10月8日初诊,因家事不和,经常生气,性急易怒,夜间失眠,难以入睡,甚则彻夜不眠,头晕头痛,服安定片等药夜间可睡3~4小时,但因疗效欠佳,且全身乏力,遂不敢再服,今求中医诊治。诉近日又因情绪不佳,失眠加重,彻夜难眠,白天神疲乏力,头晕头痛,口干口苦,大便干结,舌红苔黄,脉滑。诊为失眠,证属肝火扰心,阴血亏虚,治宜清肝泄火,滋阴养心安神。处方如下:

丹皮 12g	山栀 12g	菊花 15g	水牛角 30g
知母 15g	麦冬 15g	龟板 20g	女贞子 20g
生地 30g	山萸肉 15g	瓜蒌皮 12g	合欢皮 30g

7剂,清水煎服,日1剂。

二诊:诉口干口苦,性急易怒明显减轻,大便通畅,睡眠亦改善,每晚可睡5~6小时。继以上方加减服用一月,诸症痊愈。

按:失眠即不寐,张景岳对该病论述最详,《景岳全书·卷十八·不寐》指出:"不寐证虽病有不一,然唯知邪正二字则尽之矣。盖寐本乎阴,神其主也,神安则寐,神不安则不寐,其所以不安者,一由邪气之扰,一由营气之不足耳;有邪者多实证,无邪者皆虚证。"明确提出以邪正虚实作为本病辨证的纲领。本例患者之不寐责之于郁怒伤肝,肝气郁结,郁而化热,郁热内扰魂不守舍,故不能入睡,或通宵不眠,即使入睡,亦多梦易惊悸;肝郁日久,化热必伤阴血,心神失养,加重病情。故立虚实兼顾之原则,方以水牛角、丹皮、山栀、菊花清泄肝火;麦冬、知母、龟板、女贞子、生地、山萸肉滋阴养血、凉血清心,合欢皮宁心安神。

(华荣,丘宇慧)

第六节 补肾填精,益气豁痰法治疗 老年性痴呆

痴呆是一种获得性进行性认知功能障碍综合征,影响意识内容而非意识水平。智能障碍包括记忆、语言、视空间功能,均有不同程度的受损,人格

异常和认知（概括、计算、判断、综合和解决问题）能力降低，常伴行为和情感异常，患者日常生活、社交和工作能力明显减退。老年期痴呆是痴呆的主要部分，占痴呆的绝大多数。本篇主要论述老年期痴呆，临床包括阿尔兹海默病、血管性痴呆及混合性痴呆、脑叶萎缩证，正压性脑积水等。中医属"呆证""善忘""痴呆""郁证"等范畴。

刘茂才教授在多年的临床中，认为老年期痴呆的病机在于本虚标实，老年人气血亏虚、肝肾不足为本，痰瘀阻滞清窍为标，治疗上重视补气血、益肝肾、涤痰活血，并在此理论基础上研制了痴复康口服液，临床上取得了不错的疗效。

一、病因病机

老年期痴呆的发病人群是老年人，人至年老，气血阴阳渐不足，脏腑功能减退，年高则阴气自半，以肝肾亏虚为主。《素问·上古天真论》云："肾者主水，受五脏六腑之精而藏之。"肾之精气主骨，生髓，上通于脑，故称脑为髓海。老年期痴呆病位在脑，肾精不足则不能充脑髓，髓海空虚以至髓减脑消、神机失用而成痴呆。清·汪昂《医方集解》中载"人之精与志皆藏于肾，肾精不足则志气衰，不能上通于心，故迷惑善忘也"。《本草备要》："人之记性，皆在于脑……老人健忘者，脑渐空也。"清·王清任《医林改错》指出"年高无记性者，脑髓渐空"。《灵枢·本神》云："随神往来者，谓之魂"，"肝藏血，血舍魂"，若肝之阴血不足，则魂等精神活动发生异常，且肝肾精血同源，肝肾阴虚多同时并见，致痴呆善忘。《素问·经脉别论》："食气入胃，散精于肝，淫气于筋"，肝血不足，筋脉失养，则肢体动作笨拙，活动不灵，甚则筋挛拘急。由此可见，肾虚髓空、肝血不足是老年性痴呆发生的主要病机基础。

清·赵濂《医门补要》中言："人至老年，未有气血不亏者"，气和血是构成和维持人体生命活动的基本物质，是脏腑经络等组织器官进行生理活动的物质基础，又是脏腑功能活动的产物。肾气亏损，火不生土，脾虚不运，导致气血、精、津液生化乏源，不能上荣于脑，且水湿不化，痰湿内生，蒙蔽清窍，痰浊阻于窍络；气滞而致血瘀，闭阻脑络，脑失所养。本病或发生于中风反复发作之后,由于脑脉之痹阻,脑髓气血之郁积,导致气血不足,痰瘀浊气杂于脑髓,脑失清阳之助,蒙塞清窍,元神失聪。因此,气血不足,精亏髓少为发病的根本,而痰瘀既是病变过程中的病理产物,又是致病的因素,在病变过程中表现为虚实夹杂和以虚为主的证型,单纯实证的则较少。

二、临证心得

刘茂才认为老年期痴呆病理性质是本虚标实,临床上辨证治疗要扶正祛邪,标本兼治,扶正要重视补肝肾、益气血,祛邪要注意痰瘀同治。肾主骨生髓,为先天之本,人至老年,肾精衰枯,精亏血少,髓海空虚。《灵枢·海论》云:"髓海不足,则脑转耳鸣,胫酸眩冒,目无所见,懈怠安卧";"精成而脑髓生"。肾精不足,髓海必虚,脑髓不足使人的智力和运动功能失调,肾虚髓少脑空为发病基础。补肾宜用熟地、山茱萸、紫河车、龟甲胶、鹿角胶等;滋肝宜用枸杞子、白芍、酸枣仁、女贞子等;补益气血常用黄芪、党参、白术、茯苓、当归、白芍、鸡血藤等;佐以舒脑宁神,可选须用龙齿、龙骨、牡蛎、远志、合欢皮等。

祛邪要注意痰瘀同治,痰浊、瘀血在老年期痴呆发病中居重要地位。痰浊、瘀血是脏腑功能失调的病理产物,这些病理产物作为致病因素可引起多种病证。痰瘀生成,停于体内,滋生百病。痰瘀上犯,蒙蔽清阳,神明失养,灵机记忆皆失,呆钝健忘;痰瘀闭阻,肢体脉络气血运行不畅,肌肤筋脉失于濡养则㖞僻不遂。治疗老年期痴呆还应注重活血涤痰药物的应用,常用活血化瘀之品有丹参、桃仁、红花、川芎、赤芍、地龙、鸡血藤等;涤痰开窍宜用菖蒲、远志、郁金、胆南星、半夏、瓜蒌等。因此,治疗本病以补肾填精充脑治其本,豁痰化瘀开窍以治其标,补肾之法贯于始末。

在多年临床过程中,刘茂才教授认为气血不足、精亏髓少、痰瘀阻窍为痴呆的基本病机,在治疗上主张补肾益气、健脑益智、化痰醒脑、活血补血,使病邪去,气血畅,化源充足,脑髓得养,智能得以恢复,在此理论基础上研制了中药复方痴复康口服液/冲剂。选用了紫河车、巴戟天、黄芪等补肾益气,半夏、菖蒲等化痰醒脑,首乌、当归等补血活血,在临床上运用取得了良好的疗效。

三、痴复康口服液 / 冲剂研究基础

通过痴复康治疗血管性痴呆大鼠的实验研究,我们认为痴复康治疗血管性痴呆的机制之一可能是:通过减少氧自由基代谢对神经细胞的损伤作用,从而改善脑细胞的代谢,促进脑细胞功能的恢复,使血管性痴呆患者的智能得到改善,症状得到缓解。

动物实验表明:经痴复康治疗的痴呆大鼠,其学习、记忆能力明显改善,与模型组、脑复康组相比具有显著性差异这从实验的角度说明痴复康具有改善血管性痴呆大鼠的学习、记忆能力,为临床痴复康治疗血管性痴呆的有效性提供了实验依据。

临床研究通过对用痴复康和脑复康分别治疗 20 倒血管性痴呆患者的血液流变学及血脂的观察,探讨痴复康治疗血管性痴呆可能的某些作用机制。痴复康对血管性痴呆患者的血液流变学及血三脂均具有明显的影响,西医学研究证明,血管性痴呆患者的大脑血流量喊少,而增加痴呆患者大脑的血流量可以改善痴呆的症状。血液流变学检查说明痴复康具有抗血小板聚集,降低血液黏度。增加毛细血管通透性的作用,从而能增加大脑血流量,改善大脑缺血,促进脑坏死组织的吸收及脑细胞功能的恢复,西医学认为痴呆的治疗原则是改善脑代谢。维持残存的脑组织功能,而痴复康通过增加大脑血流量,改善脑微循环及脑代谢,促进脑细胞功能的恢复。使痴呆患者症状得到改善,智力得到提高。

欧海宁采用该制剂治疗中风后健忘患者,治疗组 30 例服用痴复康口服液,对照组 32 例服用尼莫地平疗。在治疗前、治疗后采用 Rivermead 行为记忆测试(RBMT)、香港文字记忆测试(HKLLT)进行记忆功能评价。结果显示治疗组和对照组 RBMT 总分、HKLLT 的记忆编码、保存、提取分值在治疗后均明显提高,与治疗前相比,差异有统计学意义。提示痴复康口服液可改善中风后患者的记忆障碍。郭建文的研究采用痴复康口服液治疗血管性痴呆患者,治疗组 36 例服用痴复康口服液,对照组 32 例服用多奈派齐,疗程 30

天后,采用修改后的长谷川痴呆量表(HDS-R)、日常生活能力(ADL)量表评价认知功能,发现痴复康可明显改善患者的认知功能。黄培新早期的研究,采用痴复康口服液治疗老年期痴呆患者,治疗组 30 例服用痴复康口服液,对照组 27 例服用尼莫地平,疗程 30 天,结果提示治疗组长谷川痴呆量表(HDS-R)、日常生活能力(ADL)量表均有明显改善,与对照组相比,差异有统计学意义。多个临床研究表明痴复康治疗老年期痴呆患者症状明显改善。

痴呆的病因病机复杂,西医学仍然不能完全解释其病因病机,在临床治疗中,不能固守一种辨证及治疗,应随症加减,辨证论治,还应结合多种手段(功能锻炼、心理调节、护理等),才能取得良好的疗效。

【典型病案】

补肾填精,豁痰开窍法治疗痴呆案

庄某,男,84 岁,退休干部。表情呆滞,近事遗忘 2 个月,头晕眼花,口干口苦,腰膝酸软,失眠,纳差,便干,舌质黯红苔白,脉弦细。治当补肾填精,化痰祛瘀开窍,效果甚佳。

庄某,84 岁男性。患者两年前因脑梗死,遗留有右下肢少力症状,生活尚可自理。近两月来,渐出现近事遗忘,表情呆滞,反应迟钝,抑郁寡欢,饮食起居皆需人照料,遂求中医治疗。

初诊(1998 年 6 月 19 日):症见表情呆滞,反应迟钝,抑郁寡欢,头晕眼花,口干口苦,腰膝酸软,失眠,纳差,便干,舌质黯红苔白,脉弦细。当诊为呆病(肾精亏耗,髓海不足,痰瘀阻窍),治当补肾填精,化痰祛瘀开窍,方以龟板鳖甲汤主之。处方:

龟板 15g	鳖甲 15g	白芍 30g	山茱萸 15
丹参 20g	益母草 30g	天麻 12g	菖蒲 12g
海藻 15g	川芎 15g	北芪 45g	首乌 20g
甘草 6g			

上方 10 剂,清水煎服,日 1 剂。痴复康口服液 1 支,日 3 次。

二诊:口干、面红、便结症状减轻,余症同前,舌质黯红苔白,脉弦细。以上方去川芎、白芍,加益智仁 15g,远志 9g,川芎 10g,白芷 12g。14 剂,煎服。

痴复康口服液 1 支,日 3 次。

三诊:患者头晕眼花,口干口苦,腰膝酸软,失眠,大便秘结症状均除。仍表情呆板,行动迟缓,寡言少动,气短懒言,善忘,时哭笑无常,纳呆,口角流涎,舌质淡白,边有齿痕,苔白腻,脉滑。现证属脾肾亏损,痰浊蒙蔽脑窍,为防滋腻之品伤脾碍胃,法随证转,当以健脾补肾,化痰开窍为法。方以还少丹加减,处方如下:

太子参 10g	益智仁 15g	陈皮 10g	法夏 12g
远志 10g	菖蒲 18g	茯神 15g	肉苁蓉 20g
巴戟天 15g	杜仲 12g	怀牛膝 18g	山药 30g
炒枣仁 18g	郁金 12g	葛根 18g	炙甘草 6g

10 剂,煎服。痴复康口服液 1 支,日 3 次。

四诊:气短懒言,口角流涎,纳差症状好转,仍表情呆滞,健忘,少动,反应迟钝,睡眠、二便尚可,舌质淡苔白腻,脉滑。效不更方,以上方做丸药长期服用。

后随访 1 年,患者生活可自理,精神好转,记忆力有所恢复,可与别的老人一起散步、聊天。

按:本病病位在脑,与心肝脾肾脏腑功能失调有关,多发于中风反复发作之后,由于脑脉之痹阻,脑髓气血之瘀积,导致气血不足,痰瘀浊邪杂于脑髓,脑失清阳之助,蒙塞清窍,元神失聪。故气血不足,精亏血少为发病的根本,而痰瘀既是病变过程中的病理产物,又是致病的因素。病程中出现虚实夹杂和以虚为主的证型。该病的治疗正是抓住患者年体衰,气血亏虚,脑髓失养,肾虚髓空为本,痰瘀留滞脑髓,迷蒙清窍为标之病机关键,以补肾填精,益气养血,豁痰祛瘀为法而取效。补肾填精,充养脑髓选用龟板、鳖甲、白芍、山茱萸、首乌、益智仁、肉苁蓉、巴戟天、杜仲、山药、女贞子、桑椹子等药;化痰祛瘀选用益母草、丹参、郁金、毛冬青、川芎、鸡血藤、远志、菖蒲、海藻、法夏等药;并擅用虫类药如全虫、蜈蚣、土鳖虫、乌蛇等药走窜开窍,临床随证选用疗效较佳。

(华荣,丘宇慧)

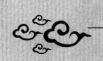

第四章　医案选录

第一节　常见脑病医案

1. 中风案四则

（1）补气活血化痰通络中风医案

张某，男，55岁，籍贯广东，脑出血恢复期病史，现遗留左侧肢体拘急瘫痪，口角时有流涎，纳眠可，舌红，苔薄白，脉弦细。本案肝肾亏虚为病之本，痰瘀互阻为病之标。久病气虚血瘀，痰瘀阻滞脑窍、肢体经络，故治以益气化痰，活血通络，收效甚佳。

患者张某，既往脑出血恢复期病史，现遗留左侧肢体拘急瘫痪，口角时有流涎，神疲乏力，西医诊断为脑出血恢复期，中医诊为中风—痰瘀阻络，曾多方治疗效果欠佳，今来诊。现无口干，纳眠可，二便调，舌红，苔薄白，脉弦细。

初诊（2013年12月4日）：症见左侧肢体拘急瘫痪，口角时有流涎，神疲乏力，偶有头晕，昏沉不适，纳眠可，二便调，舌红，苔薄白，脉弦细。对于本病的诊疗，刘茂才教授认为，中风发病不外乎本虚标实，本虚多为肝肾亏虚，气血不足，标实主要表现为"风、火、痰、瘀"。"邪之所凑，其气必虚"，疾病缠绵不愈，表明正不能胜邪，故强调"久病属虚"。另外，中风病后多呈现一系列阳亢、血瘀、痰盛等"邪实"现象，整个过程贯穿着"本虚邪实"。其关键在于补虚泻实，调整阴阳。治疗立法上则应遵循"急则治其标，缓则治其本"，祛邪安正，益气活血，化痰通络。此患者四诊合参，当诊为中风（肝肾亏虚，痰瘀阻络），以补益肝肾，益气活血，化痰通络为法，拟方如下：

黄芪 45g	太子参 20g	生山萸肉 15g	女贞子 15g
益母草 15g	赤芍 15g	牡丹皮 15g	法半夏 10g
胆南星 10g	土鳖虫 10g	宽筋藤 20g	甘草 5g

水煎内服,共 7 剂

二诊(2013 年 12 月 11 日):肢体拘急不适感较前减轻,舌淡红,苔薄白,脉弦。加重黄芪用量继续加强补气之效,加丹参以加强活血化瘀之力,加伸筋草以舒筋活络,通行血脉。继服 14 剂。

三诊(2013 年 12 月 25 日):肢体拘急不适感较前明显好转,晨起偶有口干,无口苦,纳眠可,小便调,大便干。舌红,苔白,脉弦。加北沙参以滋阴清热,加火麻仁润肠通便,并求上病下取,利于醒脑通脉。继服 14 剂。

按:刘教授认为,中风之发病多为老年人,病理基础多为肝肾亏虚。因肝肾亏虚,则肝阳易于上亢,复加饮食起居不当,情志刺激或感受外邪,气血上冲于脑,神窍闭阻。本患者中分后遗留左侧肢体拘急不适,为风痰横窜经络,血脉瘀阻,气血不能濡养机体之征。病机关键在于肝肾亏虚,气血失调,痰瘀为患。痰、瘀是脏腑功能失调的病理产物,其产生之后,又可阻滞脉络,壅闭脑窍,诱发和加重病情。故而补益肝肾,痰瘀同治则应贯穿始终。本方以北芪、太子参等大补元气之亏虚,以山萸肉、女贞子等补益肝肾,益母草、丹参、赤芍、牡丹皮等以活血化瘀,法半夏、胆南星等祛风化痰,伸筋草、宽筋藤等疏通肢体经络。另本方中刘教授用土鳖虫以祛瘀通络,是考虑到虫类药为血肉之质,具有动跃攻冲之性,体阴用阳,能深入髓路,直至肢体经脉旋转阳动之气,攻剔痼疾结之瘀积。诸药同用,共助补益肝肾,益气活血,化痰通络之效。

(郑春叶)

(2)气阴亏虚痰瘀阻络中风医案

梁某,男,60 岁,籍贯广东,脑出血后遗症期,现遗留左侧肢体无力,时有抽搐,头晕,言语不利,纳眠可,舌红,苔薄,脉弦。患者既往高血压病史。本案肝肾亏虚为病之本,痰瘀阻络为病之标。故治以补益肝肾,益气化痰,活血通络,收效甚佳。

患者梁某,既往脑出血、高血压病史,现遗留左侧肢体瘫痪,神疲乏力,头晕,言语不利,时有抽搐,纳眠可,舌红,苔薄,脉弦。西医诊断为脑出血后遗症期,中医诊为中风,曾多方求治而效果欠佳,故而来诊。

初诊(2014年6月4日):症见左侧肢体瘫痪,神疲乏力,时有头晕,昏沉不适,言语不利,诉偶有抽搐发作,口干口苦,纳眠可,二便尚调,舌红,苔薄,脉弦。对于本病的诊疗,刘茂才教授认为,中风病不外乎本虚标实,本虚多为肝肾亏虚,气血不足,标实主要表现为"风、火、痰、瘀"。治则上其关键在于补虚泻实,调整阴阳。此患者四诊合参,当诊为中风(肝肾亏虚,痰瘀阻络),以补益肝肾,益气活血,化痰通络为法,中成药以益脑健胶囊益气健脑、银杏叶滴丸活血化瘀通络,拟方如下:

黄芪 45g	太子参 15g	天麻 15g	钩藤 20g
盐杜仲 20g	怀牛膝 15g	赤芍 15g	牡丹皮 15g
三七片 10g	土鳖虫 10g	女贞子 15g	益智 15g

水煎内服,日1剂,共7剂。

二诊(2014年6月18日):服药后精神改善,左侧肢体瘫痪同前,仍有头晕,无头痛,暂无抽搐发作,舌黯淡,苔白,脉弦。患者头晕,考虑气虚血瘀,浊邪上犯清窍,前方去赤芍、牡丹皮,加益母草、川芎增强活血化瘀之力,加生山萸肉、泽泻育阴泄浊,继服7剂。

三诊(2014年8月13日):患者间断来诊,服中药数十剂后,现精神可,无头晕发作,抽搐次数减少,行路时左侧下肢重着无力感,伴有左侧口角下垂,言语不利,纳眠一般,二便可,舌黯淡,苔微黄,脉弦缓。治疗上以扶正为主,固本培元,平调阴阳。

按:中医"中风"病包括西医学的脑出血和缺血性脑梗死,中风病是指由于气血逆乱,产生风、火、痰、瘀,导致脑脉痹阻或血溢脉外,临床上以突然昏仆、半身不遂、口舌歪斜、言语謇涩或不语、偏身感觉麻木为主症,以意识有无丧失,分有中经络和中脏腑。刘茂才教授根据多年临床经验,总结出中风急性期以风证、火热证、痰证及其组合证型多见;后遗症期以气虚证、血瘀证多见。痰瘀互结是中风的基本病机,并贯穿疾病的始终。另外,应该注意到,水湿之邪与痰饮同源,水湿浊邪上犯清窍亦可致眩,反观本患者,浊阴不降,则清阳不升,以泽泻泄水湿,而头晕缓解。本案中,患者属中风后遗症期,治疗前期以"标本兼治"为法,在补肝肾、益气健脾基础上,加强息风、活血通络之功,后期主以培元固本而收全功,这种分期、分层论治的思想,值得后生借鉴。

(郑春叶)

（3）益气活血通络法治疗中风案

杨某,男,60岁,籍贯广州,因"右侧肢体乏力半年余"就诊。症见右上肢肌力减退,双手掌侧刺痛感,饮水呛咳,偶头晕,伴耳鸣,面色黧黑,无心悸胸闷,无口干口苦,纳眠可,舌红苔厚黄,脉弦缓。诊为中风 - 中经络,证属气虚痰瘀阻络,治以益气活血通络。

初诊（2013年4月24日）:脑梗死半年后(外院诊断,未见CT等影像学资料),现右上肢肌力减退,双手掌侧刺痛感,饮水呛咳,偶头晕,伴耳鸣,无心悸胸闷,面色黧黑,无口干口苦,纳眠可,舌红苔厚黄,脉弦缓。既往高血压、急性胰腺炎、双肾囊肿,右肾结石,前列腺炎病史。现规律服用络活喜,阿司匹林。否认糖尿病、高脂血症病史。诊为中风 - 中经络,证属气虚痰瘀阻络,以益气活血通络为法,拟方如下:

黄芪 45g	党参 15g	天麻 10g	川芎 15g
杜仲 20g	牛膝 15g	石菖蒲 15g	夏枯草 20g
茵陈 15g	益母草 15g	土鳖虫 10g	丹参 15g

水煎内服,共7剂。

益脑健4粒,每日3次,银杏叶滴丸5丸,每日3次。

二诊（2013年5月8日）:服药后双上肢疼痛有所缓解,肢体乏力稍改善,牙痛,余症同前,舌红苔白厚,脉弦缓。调方如下:上方去杜仲、牛膝,加知母、肿节风养阴清热,通络止痛。成药同上方。

按:中风病是具有高发病率、高致残率、高复发率人类健康三大杀手之一,作为一代脑病大家,刘教授多年来专注于中风病的防治研究,不断探索,形成了一套行之有效的辨证诊疗思路。刘教授宗古人之旨,认为中风病应分期论治,不同时期疾病表现出不同的生理病理改变,故在治疗上应实行"辨证论治"的个体化治疗方案,有的放矢,各个击破。刘教授认为中风先兆期重在益气活血、息风化痰;在急性期治疗中,刘教授认为痰瘀贯穿疾病始终,腑实为常候,以急则治其标为原则,以破瘀、涤痰、通腑为通法;其最大的贡献就是提出了"中风病急性期分阴类证、阳类证"的辨治方案,在临床上起到了执简驭繁的作用,故在阳类证中经络兼以清热泻火、平肝息风,阳类证中脏腑兼以清热开窍;阴类证中经络兼以益气温阳,阴类证中脏腑兼以宣郁开窍;脱证以益气回阳、救逆固脱为法。中风恢复期和后遗症期,刘教授认为主要以本虚为主,兼以标实,本虚为气血不足,肝肾阴精亏虚,脑脉肢体失养,运动功能障碍,标实即痰瘀痹阻脑窍脉络,故强调益气活血涤痰通络之法,同时也重视肝肾同治。本案患者处于中风后遗症期,根据本虚标实的病证特点,刘教授以黄芪、党参、杜仲、牛膝补气健脾,扶助肝肾;以川芎、益母草、丹参、菖蒲、土鳖虫活血化瘀涤痰通络,患者舌红苔黄厚,牙痛,并有血压偏高,考虑少许肝火,辅以夏枯草、绵茵陈清肝火,由此则面面俱到,长期服用定有良效。

(华荣,曾茜)

(4)益气补肾活血息风中风医案

陈某,男,58岁,籍贯广州,右侧肢体乏力4年余,伴记忆力减退,舌淡黯,苔薄黄,脉弦。本例患者中风后遗留偏身乏力,记忆减退,度其病后本虚邪实,气虚血瘀为主,即本有气血内虚,又加积损正衰,致气虚气滞,血行无力或脉通不畅,致气虚血瘀而脑脉瘀滞不通。故治以益气通脉之法。

患者陈某,4年前中风后遗留右侧肢体麻痹乏力,伴记忆力减退。此番来诊,本人及家属希望可稍改善当前症状,并预防加重再发。现患者生活可基本自理,但偶有吞咽呛咳,语言表达欠利,并有痛风发作,近期于当地医院诊断为糖耐量异常。

初诊(2014年11月5日):症见偏侧肢体麻痹乏力,记忆减退,少气倦怠,偶有呛咳,无口干口苦,纳眠可,二便调,舌淡黯,伸舌偏右,苔薄黄,脉弦。此患者四诊合参,当诊为中风(气虚血瘀,髓海不足,神机失养),以益气通脉

为法,拟方如下:

黄芪 30g	党参 20g	茯苓 15g	白术 10g
制何首乌 15g	粉葛 30g	赤芍 15g	牡丹皮 15g
玉米须 30g	盐杜仲 20g	天麻 10g	川芎 15g

水煎内服,日1剂,共14剂。

二诊(2014年12月3日):服药后家人诉患者言语较前稍流利,记忆力稍好转,右侧肢体乏力未有明显好转,痛风未再发作。舌淡黯,伸舌偏右,苔薄黄,脉弦。前方加丹参,继服14剂。

三诊(2015年1月7日):此次来诊,患者右侧肢体乏力稍有好转,余症基本同前,唯夜尿频数,舌脉亦同前相仿。气稍充,瘀亦通,故加强补益肝肾,以补中扶正。处方如下:

黄芪 45g	党参 20g	茯苓 15g	白术 10g
丹参 15g	粉葛 30g	赤芍 15g	牡丹皮 15g
生山萸肉 15g	牛膝 15g	天麻 10g	川芎 15g

水煎内服,日1剂,共14剂。

益脑健胶囊,4粒 po tid,共14天。

后患者病情逐渐好转稳定,间歇来院复诊,随症加减,随访数月,疗效满意。

按:血瘀型多见于缺血性中风,临床上多见单纯证型,同时还常与阳亢、贼风或痰浊等相兼。血瘀型中风多有气虚之体质,每于思虑或烦劳过度,精神抑郁或受凉后、使其气虚益甚,气机郁结导致气血凝滞,往往在安静、睡眠状态下起病,症状逐渐加重。由于气血凝滞,瘀组脑络,故出现血少无以濡养脑髓之脑缺血局面。缺血性中风亦有在情志激动、大怒或饱餐、饮酒等情况发病的,此为血与气上冲,但尚未达到"满脉去形"之血液外溢程度,而是导致"气结血瘀、瘀阻脉络"的后果。

治疗上,刘茂才教授主张注重补气养血,老年多用补益肝肾。《黄帝内经》言:"正气存内,邪不可干。"因此,本案初诊,刘教授察患者久病,正虚邪盛,乃先固其正,以四君子汤加黄芪为底,补五脏诸虚尤以脾胃气虚为主,辅以赤芍、丹皮、川芎活血通脉,首乌、杜仲补益肝肾。后患者复诊,余症皆见好转,唯其夜尿频数,故予牛膝、山萸肉增滋补肝肾之力。刘教授认为,中风之病,本多发生在脏腑气血内虚的基础上,故在其后遗症治疗上注重补养气血。有气血亏虚典型临床表现的患者注重补气养血,有很多无典型气血亏虚临床表现的患者,也同样注重补气养血的治疗。临证补气多用北芪、党参、太子参等,养血多选当归、白芍等,尤其更擅长补气药在中医脑病中的应用,在内科杂病中,大多选用北芪、党参等,北芪用量一般在 30~45g,脑病中一般在 45~60g,并常嘱病人用北芪煲汤;党参用量一般 20~30g。他认为,除非有明显的阴虚内热的征象,一般均可用北芪、党参等补气,有口干等表现者,往往用太子参替党参;另外,在有阴虚内热的杂病中,亦用补气药,佐以养阴清热之品。《黄帝内经》言:"年四十,阴气自半,起居衰矣。"刘教授认为,老年病人多有肝、肾不足,且以肝肾阴虚多见,临床不必具有肝肾不足的典型表现,中风后遗症尤其是久病患者,均可预以补益肝肾治疗;多以补阴为主,或阴阳双补。临床常选用山茱萸、白芍、何首乌、枸杞子、杜仲、菟丝子、巴戟天、怀牛膝等。

(郑春叶)

2. 眩晕案八则

(1) 滋补肝肾,益气养血法治疗眩晕案

周某,女,69 岁,籍贯江西上饶,因"反复头晕 30 年"于 2012 年 10 月 17 日来诊。症见:头晕,伴耳鸣、多汗、心慌、乏力,遇寒可诱发。遇风、阴雨天可出现皮肤水肿,易发口疮、牙痛,纳可,寐差,二便调,舌淡红,苔薄黄腻。未询及高血压病史。诊为眩晕,证属肝肾气血亏虚。治宜滋补肝肾,益气养血。

初诊(2012 年 10 月 17 日):头晕,伴耳鸣、多汗、心慌、乏力,遇寒可诱发。遇风、阴雨天可出现皮肤水肿,易发口疮、牙痛,纳可,寐差,二便调,舌淡红,苔薄黄腻。未询及高血压病史。四诊合参,诊为眩晕,证属肝肾气血亏虚。以滋补肝肾,益气养血为法,拟方如下:

黄芪(北芪)45g	党参(熟党参)20g	天麻 15g
生山萸肉 15g	石菖蒲 15g	白术 10g

竹茹 15g　　　　茯苓（云苓）15g　　　　芡实（茨实）15g

制何首乌 15g　　女贞子（盐女贞子）15g　　麦冬 10g

水煎内服，共 7 剂。

复方北芪口服液 1 支，每日 3 次，银杏叶滴丸 5 丸，每日 3 次。

二诊（2012 年 10 月 24 日）上方服 7 剂，药后心慌好转，仍头晕，但较前减轻，口微干，纳可，寐可，大便可，小便调。舌淡红，少许齿印，苔黄白腻，脉弦细。调方如下：患者舌苔由黄转白，热象较前减轻，可去麦冬、竹茹、茨实，加川芎、巴戟天、淫羊藿以期阳中求阴，阴阳并补，增强肾中动力以助气血之生化。

三诊（2012 年 10 月 30 日）：服药 14 剂，患者头晕缓解明显，现头部少许昏沉感，晨起明显，无耳鸣，双耳无堵塞感，无听力减退，无头痛，睡眠较前好转，多汗畏寒，纳可，二便调，舌淡红，苔薄白，脉弦细。调方如下：患者现畏寒汗出明显，可在上方基础上易女贞子为益智仁，并加用鹿角霜、浮小麦以助阳实卫敛汗。

四诊（2012 年 11 月 7 日）：头晕、畏寒汗出、睡眠等好转明显，近期有口疮，去鹿角霜，加麦冬滋阴清热，余无不适，获效守方继服 14 剂，巩固疗效，中成药补中益气丸、复方北芪口服液可长期服用，随访数月眩晕未再发作。

按：近年来，随着生活水平的提高，生活方式的改变，工作压力的加大，眩晕的发病率逐年增加。中医文献中对其病因病机、治法方药有着非常丰富的论述，古代医家对其的论治不外以下几个方面：①从痰论治，代表人物当属朱丹溪，其在《丹溪心法·头眩》中有云："头眩，痰挟气虚并火，无痰则不作眩，痰因火动，又有湿痰者，有火痰者。"②从痰瘀论治，由于津血同源必然致痰瘀相关，张仲景云："血不利则为水。"痰瘀常伴随出现，治痰不忘瘀是论治眩晕的重要方法。③从风论治，《素问·至真要大论》就提出"诸风掉眩，皆属于肝。"引起眩晕的风，既可以从外感受的风邪，更多的是由于气血阴阳失调而引动的内风。④从火热论治，头为诸阳之会，火性炎上，同气相求则易上扰清窍，肝阳上亢，风火生眩也是非常常见的。⑤从虚论治，临床上眩晕多与虚有关，张景岳最早提出"无虚不作眩"，并认为眩晕因虚所致者十有八九,尤其是老年人肝脾肾三脏功能逐渐衰退,非补不能从根本上治眩。

刘老也认为老年人脑病的发生多与肝脾肾亏虚,脑髓渐空相关,故多以补立法,在此基础上根据兼夹的不同病理产物佐以息风、涤痰、活血通络之药,用之临床多有良效。本案患者表现出阴阳两虚之象,痰瘀象不显,初诊时舌苔少许黄腻,考虑此时尚存在虚热之邪,患者平素易发口疮、牙痛也说明患者易生虚热之邪,故以山萸肉、女贞子、制首乌、芡实滋补肝肾之阴为先,并稍加竹茹、菖蒲清热化湿开窍,待至二、三、四诊时,患者舌苔转白,热象已除,此时兼顾患者阳虚之本,加用淫羊藿、鹿角霜、巴戟天等暖肾之品以阳中求阴,阴中求阳,阴阳并补;用党参、白术、茯苓等取四君子之意补养后天以助气血生化,并重用黄芪益气升提载气血上达脑窍。先后之本得补,病本得除,佐以天麻、川芎等治眩晕之要药则面面兼顾,疗效确切。

(华荣,曾茜)

(2)补中益气补肾滋肝眩晕医案

伍某,女,73 岁,籍贯广州花都,阵发性头晕十余年,近期加重,伴头痛,恶心汗出,舌黯红,苔薄,脉弦细。本证属本虚标实,乃是中气亏虚,肝脾不足,故治以补中益气,补肾滋肝,收效颇佳。

患者伍某,阵发性头晕十余年。3 个月前患者头晕加重,伴头痛,夜间为主,天气变化及劳累后尤甚,时有恶心,汗多,恶寒恶热,故而来诊。现无胸闷心悸,无耳鸣耳聋。口干不欲饮,二便调,舌黯红,苔薄,脉弦细。

初诊(2014 年 5 月 29 日):除上述症状之外,患者自述头晕发作时自觉周围物体旋转,步态不稳,卧则好转,伴剧烈恶心呕吐,冷汗淋漓,少许头痛,偶有耳鸣,神疲乏力,舌黯红,苔薄,脉弦细。四诊合参,诊为眩晕,证属中气亏虚,肝脾不足,以补中益气,补肾滋肝为法,拟方如下:

黄芪 45g	党参 20g	天麻 10g	川芎 15g
盐山萸肉 15g	菟丝子 15g	补骨脂 15g	法半夏 10g
茯苓 15g	白术 15g	淫羊藿 10g	五味子 10g

共 7 剂。

复方北芪口服液,1 支,po tid,共 7 天。

金水宝胶囊,3 粒,po tid,共 7 天。

二诊(2014 年 6 月 5 日):自诉服药后头晕发作次数减少,仍有头痛不适,双颞侧、巅顶为主,天气变化及劳累后尤甚,无发热恶寒,偶有咽喉疼痛不适,下颌淋巴结稍肿大,轻触痛,口腔溃疡,口干不欲饮,二便调,舌黯淡,苔薄白,脉弦细。处方调整如下:方中党参、茯苓补中益气,伍葛根升举清阳,麦冬、糯稻根、乌豆衣养阴,蒺藜平肝息风,山萸肉、女贞子补益肝肾,全方配以羌活上达巅顶。配合中成药知柏地黄丸以滋阴清热。

党参 15g	麦冬 10g	糯稻根 15g	乌豆衣 15g
茯苓 15g	蒺藜 10g	生山萸肉 10g	女贞子 15g
有瓜石斛 10g	粉葛 20g	羌活 10g	甘草 5g

水煎内服,共 7 剂。

知柏地黄丸,10 粒,po tid,共 7 天。

三诊(2014 年 7 月 3 日):患者经治逾月,现精神好转,头晕未有剧烈发作,诸证较前减轻,现纳眠可,二便调。仍有心理恐惧,担心发作,不敢行动,嘱其不必服药,心理放松,缓慢适应。定期复诊。

按:眩晕之病,古人有"无虚不作眩""无痰不作眩"之说,刘老认为眩晕病位在脑,与肝脾肾有关,病机多以本虚标实为主,本虚责之于肝肾阴亏,脾失健运,气血乏源;标实责之风痰瘀血内闭脑窍,导致脑失所养,髓海不足。尤以肝为风木之脏,体阴用阳,主动主升,肝之阴阳失调,则肝阳上亢,虚风内动,脑窍受扰,发为眩晕,正如古人云之"诸风掉眩,皆属于肝"。

本证患者年事已高,其头晕之症迁延十数年之久,证属中气亏虚,肝脾不足。初诊治以补中益气,补肾滋肝。重用党参、茯苓补中益气,佐以山萸肉、女贞子补益肝肾。二诊时,效不甚佳,究其原因,非药之患,乃时天酷暑,患者不堪其热,邪火上炎。故前方伍葛根升举清阳,麦冬、糯稻根、乌豆衣养阴,蒺藜平肝息风,总泻其火补其阴为治。三诊来告,一如所期。

关于治疗理论,刘师多遵叶天士之说,认为眩晕乃"肝胆之风阳上冒",其证有夹痰、夹火、中虚、下虚之别,治法亦有治胃、治肝之分,"火盛者先生用羚羊角、山栀、连翘、花粉、玄参、鲜生地、丹皮、桑叶以清泄上焦窍络之热，此先从胆治也；痰多者必理阳明，消痰如竹沥、姜汁、菖蒲、橘红、二陈汤之类；中虚则兼用人参，《外台》茯苓饮是也；下虚者必从肝治，补肾滋肝，育阴潜阳，镇摄之治是也"。

（郑春叶）

（3）肝肾阴虚，肝阳上亢型眩晕案

刘某，女，71岁。患者头晕间断发作6年余，重时视物旋转，站立不稳，伴头胀痛，耳鸣，现头部昏沉感，无视物旋转，无恶心呕吐，无肢体乏力，两目干涩，平素失眠多梦，腰膝酸软，小便调，大便干，舌质稍红而黯，少苔，脉弦细。中医诊断为眩晕，证属肝肾阴虚，肝阳上亢。叶天士云："水亏不能涵木，厥阳化火鼓动，烦劳阳升，病期发矣。"故治疗当以滋养肝肾，平肝息风为主要治法。眩晕之证，多反复发作，久病入络，瘀血阻络不容忽视，临证应佐用活血化瘀之品，以获奇效。

缘患者头晕间断发作6年余，重时视物旋转，站立不稳，伴头胀痛，耳鸣，经中西医综合治疗后，头晕症状不能缓解，遂至我院门诊就诊。

初诊：头部昏沉感，无视物旋转，无恶心呕吐，无肢体乏力，两目干涩，平素失眠多梦，腰膝酸软，小便调，大便干，舌质稍红而黯，少苔，脉弦细。中医诊断为眩晕，证属肝肾阴虚，肝阳上亢。治以滋养肝肾，平肝息风为主。予以天麻钩藤饮加减：

天麻 10g	钩藤（后下）15g	刺蒺藜 15g	女贞子 15g
旱莲草 15g	夏枯草 30g	决明子 15g	丹参 15g
桑寄生 30g	怀牛膝 15g	合欢皮 15g	夜交藤 30g
火麻仁 30g			

日1剂，水煎服，分2次温服，14剂。

二诊：头部昏沉感较前好转，耳鸣、两目干涩、失眠多梦、腰膝酸软程度较前减轻，大便已不干，小便调，舌质稍红而黯，少苔，脉弦细。原方减去郁李仁、火麻仁，加枸杞子15g，菊花10g，生龙骨30g（先煎），生牡蛎30g（先煎）。继服14剂。

三诊：头部无明显昏沉感，无耳鸣、两目干涩，失眠多梦、腰膝酸软程度较前减轻，续予以前方7剂善后。并嘱咐服用松龄血脉康3月巩固疗效。

按：眩晕为临床常见病证，中老年人多发，可见于现代医学高血压病、颈椎病、高脂血症、椎基底动脉供血不足、短暂性脑缺血发作等多种疾病。孙景波老师认为，本病可由气血不足，肝肾亏虚，头目失荣，或肝阳上亢，痰火上逆，上扰清窍等多种因素所致。本例患者考虑为肝失疏泄，郁而化火，暗耗肝阴，或肾阴素亏，水不涵木，肝阳上亢，风阳升动，循经上扰清窍，发为眩晕。肝肾阴虚，肝阳上亢，故见头晕头痛，甚则肝阳化风，视物旋转，站立不稳；阴虚火旺，虚热扰神，因而失眠多梦；阴虚肠燥，故大便干结；耳鸣，两目干涩，腰膝酸软，少苔，脉弦细，皆为肝肾阴亏之征象。

眩晕一证，虽因致病因素不同，临床表现各异，但其病位在脑窍，与肝肾密切相关。《素问·至真要大论》指出"诸风掉眩，皆属于肝"，肝为刚脏，肝气易升、易动，达巅而致眩晕。肝体阴而用阳，病理上表现为阳常有余，阴常不足。故本病以肝肾阴虚为本，阴虚不能敛阳，肝阳上亢，清窍受扰而为标，正如叶天士所云："水亏不能涵木，厥阳化火鼓动，烦劳阳升，病期发矣。"故治疗当以滋养肝肾，平肝息风为主要治法。方中女贞子、旱莲草、桑寄生、补益肝肾；天麻、钩藤、刺蒺藜、夏枯草、决明子平肝潜阳；怀牛膝引血下行；合欢皮、夜交藤养心安神；火麻仁润肠通便。考虑久病入络，予以丹参活血化瘀。

刘茂才教授认为，眩晕之证，多反复发作，久病入络，瘀血阻络不容忽视，酌加活血之品往往效果更佳，故本方筛选丹参以活血化瘀通络，疗效甚佳。

（翁銮坤，李国铭）

（4）益气养阴，平肝息风，祛瘀清热法治疗眩晕案

李某，男，52岁，头晕反复发作10年余，呈天旋地转，伴恶心呕吐，耳鸣，口干，纳差，大便干，小便多，舌质黯红苔黄，脉弦。治以益气养阴，平肝息风，祛瘀清热为法。

李某，男，52岁，1997年11月6日初诊。患者10年来每因劳累则发

头晕,发作时自觉周围物体旋转,步态不稳,卧则好转,伴剧烈恶心呕吐,耳鸣,神疲乏力,曾在多次住院治疗,诊为椎基底动脉供血不足,经中西医治疗无效。

初诊(1997年11月6日):症见头晕乏力,视物旋转,卧则好转,行走不稳,需人搀扶,伴恶心,耳鸣,口干,纳差,大便干,小便多,舌质黯红苔黄,脉弦。自诉服用川芎、全虫、甘草后胃痛。诊为眩晕(气阴两虚,肝风上扰,瘀热内阻),治以益气养阴,平肝息风,祛瘀清热为法,方如下:

党参 20g	北芪 45g	葛根 30g	益母草 30g
毛冬青 30g	天麻 12g	钩藤 15g	知母 12g
白芍 15g	山萸肉 12g	石菖蒲 9g	

7剂,清水煎服,日1剂。

二诊:头晕、耳鸣减轻,精神好转,口干、恶心止,仍行走不稳,大便干,舌质黯红苔黄,脉弦,方已取效,今加决明子15g以平肝潜阳,润肠通便,继服7剂。

三诊:头晕未再发作,大便通畅,精神振作,因担心劳累后复发,要求继服药巩固疗效,遂以上方稍事加减服用,随访两年头晕未发。

按:眩晕之病,古人有"无虚不作眩""无痰不作眩"之说,刘教授认为眩晕病位在脑,与肝脾肾有关,病机多以本虚标实为主,本虚责之于肝肾阴亏,脾失健运,气血乏源;标实责之风痰瘀血内闭脑窍,导致脑失所养,髓海不足,正如《灵枢·海论》所说:"髓海不足,则脑转耳鸣,胫酸眩冒",尤重血瘀作眩,因瘀阻脑脉,致脑失所养,髓海不足。关于治疗,多遵叶天士之说,认为眩晕乃"肝胆之风阳上冒",其证有夹痰、夹火、中虚、下虚之别,治法亦有治胃、治肝之分,"火盛者先生用羚羊角、山栀、连翘、花粉、玄参、生地、丹皮、桑叶以清泄上焦窍络之热,此先从胆治也;痰多者必理阳明,消痰如竹沥、姜汁、菖蒲、橘红、二陈汤之类;中虚则兼用人参,外台茯苓饮是也;下虚者必从肝治,补肾滋肝,育阴潜阳,镇摄之治是也"。此患者四诊合参,当辨为气阴两虚,肝风夹瘀热上犯脑窍,方用北芪、党参补中益气,伍葛根升举清阳;白芍、知母、山萸肉以滋补肝肾之阴;天麻钩藤平肝息风,更以毛冬青、益母草祛瘀清热;石菖蒲化痰开窍,诸药合用共奏益气滋阴,平肝息风,清热祛瘀之功,而获佳效。

(华荣,曾茜)

(5) 肝郁脾虚,风痰上扰型眩晕案

林某,女,41岁,因"摔倒后头晕、失眠2年"于2013年12月8日来诊。症见:头晕,昏沉感,时有头痛,双颞部为主,精神不振,睡眠欠佳,入睡难,梦多易醒,自觉记忆力减退,口干,二便调。舌边尖红,苔薄白,脉弦细。有痛经史。诊为眩晕,证属肝郁脾虚,风痰上扰,治宜疏肝健脾,化痰息风,以半夏白术天麻汤加减。

患者2年前不慎摔倒,当时神智清醒,无恶心呕吐,无头部明显外伤。其后经常出现头晕,昏沉感,时有头痛,双颞部为主,多次至中医门诊求诊,遍寻名医而不得治;近日头晕昏沉感加重,遂慕名求诊于刘茂才教授。

初诊:头晕,昏沉感,时有头痛,双颞部为主,精神不振,睡眠欠佳,入睡难,梦多易醒,自觉记忆力减退,口干,二便调。舌边尖红,苔薄白,脉弦细。有痛经史。诊为眩晕,证属肝郁脾虚,风痰上扰,治宜疏肝健脾,化痰息风,以半夏白术天麻汤加减。处方如下:

天麻10g	白术10g	党参15g	茯苓15g
丹皮15g	山萸肉15g	酸枣仁20g	合欢皮15g
女贞子15g	法夏10g	石斛15g	知母10g。

二诊:上方服用7剂,头晕、昏沉感减轻,睡眠稍好转,继续以上方微调服用近1个月,患者头晕、失眠基本已好,后嘱其注意生活调试,适度外出运动。

按:本案患者虽然以头晕、失眠为主诉,虽然有外伤史,但没有明显的瘀血表现。病久则伤气耗阴,导致气阴两虚。此患者头晕有昏沉感,正是气阴不足,无以养脑的表现,精神不振,记忆力减退、脉细亦可佐证;头晕部位以双颞部为主,正是少阳之位,少阳、厥阴相表里,同时又可见梦多易醒、脉弦等症,说明患者还有肝郁气滞的病机。所以,治宜益气养阴,疏肝理气,以半夏白术天麻汤加减。方中,白术、茯苓、党参、山萸肉、女贞子、天麻,重在补

益气阴;合欢皮、酸枣仁则重在疏肝。又因为患者阴虚则易生虚热,虚热内扰亦会难寐,且舌边见红,故又以丹皮、知母、石斛去热也。患者病程较久,补虚尚需时日,遂服药时间较长。此案给我们的启发是,病史虽然很重要,全面了解情况更重要。如该患者有外伤史,很容易以瘀血来治之,但其没有瘀血的临床表现,所以我们既要知病史,又要不泥于病史。

(翁銮坤,李国铭)

(6) 补益气血法治疗眩晕案

张某,女,40岁,籍贯广州,因"反复头晕4年"于2013年4月18日来诊。症见:头晕,天旋地转感,伴恶心欲吐,听力下降,出汗,心慌,疲倦,时有头痛,月经量多,夹少量瘀块,舌淡红,苔少,脉细弱。诊为眩晕,证属气血亏虚,治以补益气血。

初诊(2013年4月18日):头晕,天旋地转感,伴恶心欲吐,听力下降,出汗,心慌,疲倦,时有头痛,月经量多夹少量瘀块,舌淡红,苔少,脉细弱。诊为眩晕,证属气血亏虚,以补益气血为法,拟方如下:

黄芪 45g	党参 20g	天麻 10g	川芎 15g
生山萸肉 15g	茯苓 15g	白术 15g	法半夏 10g
制何首乌 15g	石菖蒲 10g	淫羊藿 10g	大枣 10g

水煎内服,共7剂。

复方北芪口服液1支,每日3次,全天麻胶囊2粒,每日3次,共7天。

二诊(2013年5月9日):头晕、心悸、汗出、疲倦等症明显好转,听力改善,基本无恶心呕吐,月经量多夹少量瘀块,二便正常,舌淡红,苔少,脉弦细。调方如下:患者头晕改善,已无恶心呕吐,现月经量多夹少许瘀块,可在原方基础上去淫羊藿、法半夏、石菖蒲等辛温通利之品,加用熟地、金樱子滋肾阴,补阴血,收敛固涩,改善月经量多,益母草养血活血为调经之要药。成药方面,患者头晕基本缓解,可去全天麻胶囊,继服北芪口服液益气养血定眩。随访数月,头晕偶发,症状明显减轻,月经改善。

黄芪 45g	党参 20g	天麻 10g	川芎 15g
生山萸肉 15g	茯苓 15g	白术 15g	熟地黄 15g

制何首乌 15g　益母草 15g　　金樱子 15g　　大枣 10g

按：眩晕的西医诊断、治疗是非常复杂的,可涉及全身各个系统,常见疾病如内耳性眩晕(梅尼埃综合征)、动脉硬化症、高血压、贫血、神经衰弱症以及某些脑部疾患等病证,都会有眩晕为主症的表现。中医学从虚实来论治眩晕,认为脑髓空虚,清窍失养;痰火瘀血,上犯清窍,与肝、脾、肾密切相关是眩晕的基本病机。临床常见证型为肝阳上亢、痰浊中阻、气血亏虚、肾精不足四证,气血亏虚之证尤以女性患者居多,女性以肝为先天也说明了精血对女性来说更为重要,也容易亏虚,并且此类患者多因节制饮食,损伤脾胃,气血生化乏源。在本案中,刘教授认为此患者气血亏虚的表现非常明显,心慌、疲倦、月经量多、舌淡红,苔少,脉细弱都是气血不能濡养各脏腑形体官窍之征。诚如《灵枢·口问》篇有云:"上气不足,脑为之不满,耳为之苦鸣,头为之苦倾,目为之眩。"对于眩晕的虚证,刘教授多喜从先后天之本论治,即以四君子汤加黄芪益后天脾土而气血生化有源;亦不忘先天肾命,多以山萸肉、女贞子、制首乌、仙灵脾、巴戟天、芡实等滋先天肾中之阴阳。根据患者年龄、虚损的程度适当调整先后天滋补的力度。本案中,患者年仅四十,先天肾命亏耗尚轻,故以补后天脾土为主。患者眩晕发作时伴有恶心呕吐,刘教授认为此多为痰浊中阻,影响胃之和降,故辅以石菖蒲、半夏和胃化痰通窍以标本兼治。另外,刘教授认为,患者月经量多既可能是其致气血亏虚的原因之一,也有可能是气血不足所导致的疾病的表现之一。中医的整体观念指导我们要用联系的观点看问题,抓住主要矛盾,以异病同治,同病异治。

(华荣,曾茜)

(7) 肝肾亏虚,气阴不足型眩晕案

梁某,女,65岁,因"头晕伴左侧肢体麻木3天"于2014年3月14日来诊,症见:神清,精神可,左上肢麻木基本消失,左下肢脚掌仍少许麻木,时有头晕发作,后枕部少许胀痛,发作时自觉走路不稳,自觉心慌心跳,睡眠欠佳,口干无口苦,形体消瘦,纳可,大便质稍干,小便调。舌淡红,苔黄微腻,脉弦细。诊为眩晕,证属肝肾亏虚,气阴不足。治以滋补肝肾,益气养阴为法。

本病因患者年老体弱,肝肾不足,脾虚不运,气阴亏虚,虚风夹痰浊上扰清窍所致。病位在脑,与肝脾肾相关,证属本虚标实,本虚为肝脾肾亏虚,表实为痰浊久蕴,上扰清窍。

一诊:神清,精神可,左上肢麻木基本消失,左下肢脚掌仍少许麻木,时有头晕发作,后枕部少许胀痛,发作时自觉走路不稳,自觉心慌心跳,睡眠欠佳,口干无口苦,形体消瘦,纳可,大便质稍干,小便调。舌淡红,苔黄微腻,脉弦细。诊为眩晕,证属肝肾亏虚,气阴不足。治以"滋补肝肾,益气养阴"为法,酌兼以息风化痰。处方如下:

北芪 45g	太子参 20g	山萸肉 15g	枣仁 20g
丹皮 15g	麦冬 15g	牛膝 20g	竹茹 15g
枳壳 10g	天麻 10g	合欢皮 20g	钩藤 10g

二诊:服用上方14剂后,患者眩晕及肢体麻木情况较前改善,续服前方以巩固疗效。

按:张景岳云"无虚不作眩",《丹溪心法·头眩》"无痰不作眩"。患者年过六旬,肝肾亏虚,阴血不足,手足失养,发为肢体"麻木";阴虚水不涵木,肝风内动,上扰清窍,发为"眩晕",故时有头晕头痛。平素性格焦虑,思虑过度,暗耗阴血,阴虚生内热,虚热扰心神,故夜眠欠佳、心慌心悸。另患者年老体衰,脾气已虚,脾虚运化失司,痰湿内伤,蕴而化热,故见苔微黄腻。综合分析,辨证为"肝肾不足,气阴两虚"。治以"标本兼治,补虚泻实"为则,以"滋补肝肾,益气养阴"为法,酌兼以息风化痰。

(翁銮坤,李国铭)

(8)健脾益气,滋补肝肾法治疗眩晕案

余某,男,56岁,籍贯广州,因"头晕1年"就诊。症见:头晕不适,神疲,困倦乏力,腰酸膝软,双手麻木,伴有耳鸣,时有胸闷心悸,胃纳一般,眠可,无口干口苦,大便时稀烂,小便调,舌淡黯,苔黄微腻,脉弦细。诊为眩晕,证属脾肾不足,肝失疏泄,治以健脾益气,滋补肝肾。

初诊(2010年11月17日):头晕不适,神疲,困倦乏力,腰酸膝软,双手麻木,伴有耳鸣,时有胸闷心悸,胃纳一般,眠可,无口干口苦,大便时稀烂,

181

小便调,舌淡黯,苔黄微腻,脉弦细。诊为眩晕,证属脾肾不足,肝失疏泄,以健脾益气,滋补肝肾为法,拟方如下:

党参 20g	茯苓 15g	白术 15g	法半夏 15g
益智 15g	郁金 15g	丹参 15g	制远志 10g
天麻 10g	女贞子 15g	山茱萸 15g	麦冬 15g

水煎服,共 7 剂。

归脾丸 10 粒,每日 3 次,银丹心脑通软胶囊 2 粒,每日 3 次,共 7 天。

二诊(2011 年 12 月 22 日):自诉现症状较前好转很多,仍有头晕不适,坠重感,视物模糊,神疲,困倦乏力,腰酸膝软,双手麻木,耳鸣减少,时有胸闷心悸,胃纳一般,眠可,口干口苦,少许咳嗽,大便可,小便多,舌淡黯,苔黄微腻,脉弦结。辨证基本同初诊。拟方:

党参 20g	茯苓 15g	黄芪 45g	法半夏 15g
川芎 15g	白芷 15g	丹参 15g	制远志 10g
天麻 15g	菟丝子 15g	山萸肉 15g	麦冬 15g

水煎内服,共 7 剂。

天麻素胶囊 1 粒,每日 3 次,振源胶囊 1 粒,每日 3 次。

三诊(2012 年 1 月 6 日):眩晕疲倦较前改善,耳鸣减少,腰酸膝软,双手麻木,胸闷心悸有所缓解,胃纳一般,眠可,仍口干口苦,二便可,舌淡黯,苔微黄,脉弦细。调方如下:上方去党参易太子参 15g 以养阴生津,易半夏为竹茹 15g,去川芎、白芷、菟丝子,加女贞子 15g、合欢皮 20g、内仁肉 15g 以养肝疏风。

四诊(2012 年 2 月 5 日):头晕、耳鸣减少,口干口苦改善,咳嗽,黄痰,余证同前,舌红,苔厚黄焦腻,脉弦细。调方如下:上方去太子参、竹茹、女贞子、合欢皮、内仁肉,加党参 20g、半夏 15g,瓜蒌皮 10g,丹皮 15g,郁金 15g 以健脾化痰宣肺止咳。随访数月,病情基本稳定。

按:古人有云"眩晕为中风之渐",即今日所谓的中风先兆症,如果能早期对眩晕进行有效的干预,对减少中风的发生是有重要意义的,这也是中医治未病思想的体现。刘教授为现代"驱风大师",他不仅对中风的论治有自己独特的见解,他也非常重视眩晕的治疗,经过多年的临床实践,逐步形成了自己的临床用药经验。刘教授认为对眩晕的论治宜以急则治其标,缓则治其本为原则,即发作期病机主要为肝风夹痰上扰脑神、或痰气交滞、脑脉不畅而致脑髓失养,脑神失用,发为眩晕。此时治疗上宜平肝息风、涤痰活血为主,方选天麻钩藤饮、镇肝熄风汤之属,药用天麻、钩藤、法半夏、茯苓、橘红、泽泻、丹参、川芎、益母草、毛冬青等,往往佐用石菖蒲、合欢皮等宣窍宁神。缓解期以扶正为主,多从先后天入手,以健脾益气、滋补肝肾为法,常用黄芪、党参、白术、茯苓、山茱萸、女贞子、何首乌、白芍等。刘教授临证并不拘泥于此类缓急的辨证,而是根据患者自身体质特点灵活变通。临床上很多老年人就是脏腑气血不够,风痰瘀血等实邪表现不明显,此时不论发作还是缓解,治疗上都宜补养气血,补益肝肾为主,用药不宜峻猛,容易损伤老年人已虚之正气。正如本案患者出现的神疲困倦乏力、腰酸膝软、耳鸣、双手麻木,大便烂等一派虚象,此时宜以党参、白术、茯苓、黄芪健脾益气,女贞子、山茱萸、益智仁、麦冬滋补肝肾,培补先后天,佐以菖蒲、远志、郁金等芳香开窍之品,有助于脑窍功能恢复,如此则标本兼治,治本为主。

(华荣,曾茜)

3. 头痛案十一则

(1) 肝阳暴涨,风火相煽型头痛案

胡某,女,46岁,以"头痛2周"为主诉就诊,症见头痛如爆,呈麻胀感,以两侧枕颞部为着,伴有搏动感。目胀如脱,视物昏蒙,心烦恶心欲吐,彻夜难眠,平素无所苦。舌质淡红,苔薄,脉沉缓。中医诊断为头痛,初诊辨证为肝阳暴涨,风火相煽,治疗以重镇平肝潜阳,柔肝息风和胃,予以镇肝熄风汤加减后痛势不减;《伤寒论》263条"少阳之为病,口苦,咽干,目眩也",当知其为太阳少阳传变,故辨证为少阳证,治以和解少阳,疏肝和胃之法。予以小柴胡汤加减。7剂愈。

述两周前晨起左侧枕部胀痛,连及同侧颈项,时伴有牵拉感,并未在意。第二日晨起头疼加剧,由枕部向同侧顶颞部波及,呈胀痛。遂到社区医院门诊就诊,予查颈椎片以颈椎病诊治,经治疗后效果不明显,当天头痛继续加

183

重,整个头部胀痛,如爆炸样,两太阳呈跳动感,伴有恶心,甚至呕吐,继续于当地社区医院门诊静脉注射对症处理,经全面常规检查,排除颅内器质性病变,诊断"偏头痛"。连续1周治疗头痛并未缓解,遂至我院就诊。

初诊:头痛如爆,呈麻胀感,以两侧枕颞部为着,伴有搏动感。目胀如脱,视物昏蒙,心烦恶心欲吐,彻夜难眠,平素无所苦。舌质淡红,苔薄,脉沉缓。考虑脑为清空之府,依据症状当属肝阳暴涨,风火相煽,扰及清空所致。重镇平肝潜阳,柔肝息风和胃为要,予以镇肝熄风汤加减:

代赭石 30g	怀牛膝 20g	白芍 30g	生龙骨 30g(先煎)
生牡蛎 3g(先煎)	茵陈 10g	川楝 15g	麦冬 20g
半夏 15g	茯苓 20g	夏枯草 30g	九节茶 20g
延胡 15g	甘草 5g		

3剂,水煎服;并予以二十五味珊瑚丸口服。

二诊:3剂后头痛如初,无效,经反复询问病人患病之初感冒两次,近1周除头痛系列症状外,主要是眼胀如脱,头昏眩,口苦甚,泛恶,每日状若感冒,但无发热恶寒。舌脉如前。此为少阳证,治以和解少阳,疏肝和胃之法。予以小柴胡汤加减:

柴胡 15g	黄芩 15g	半夏 15g	党参 15g
白芍 15g	青皮 15g	陈皮 10g	川楝 15g
延胡 15g	炙甘草 10g	生姜 3片(自备)	大枣 2枚

7剂,水煎服。

三诊:头痛眼胀已缓解,头部昏沉感已好转,仍口苦,二目仍有胀之象。考虑药已中病,再守原方7剂。药后诸症尽释,如常人。

按:偏头痛不属于疑难病,但是难治病。中医药对此病确可突出特色,彰显优势。通过对本医案的回顾有两点可资借鉴。

①临证不可先入为主,偏执一证。西学东渐,中医受西医学的影响,尤其中西医结合思维的人士更是临证时多从西医病名入手,某病某证用某方,一线贯穿,当今教材莫不如此。导致中医辨证论治特色在减少。临床遇病凭多年经验往往先入为主,偏执一证。

该医案患者发病突然,头胀痛如爆,以两侧枕颞部为着,目胀如脱,视物昏蒙,心烦恶心欲吐,舌质淡红,苔薄,脉沉缓。单凭上述症状很容易认定为肝阳上亢,扰及清空。以此法,镇肝熄风汤药后无效。经详细询问方知遗漏了重要的佐证:病初感冒两次,头痛伴有头昏眩,口苦,泛恶等症。此为少阳证,以此再进小柴胡汤则愈。由此,望闻问切四诊合参不可偏废。尤其问诊,患者大多不能很准确地把病情描述清楚,医者临证时围绕主症多问一句要比少问一句为好。此教训值得铭记!

②抓主症,细斟酌,参悟经典。该患者的临床主症是头胀痛如爆,以两侧枕颞部为着,目胀如脱,头昏眩,口苦,泛恶等症。《伤寒论》263 条:"少阳之为病,口苦,咽干,目眩也。"又 96 条"伤寒五六日中风,往来寒热,胸胁苦满,默默不欲饮食,心烦喜呕……小柴胡汤主之。"依据上述两条不过口苦、目眩、喜呕三症状。尽管有"伤寒中风,有柴胡证,但见一证便是,不必悉具"之说,但尚缺乏充分说辞,如何断得少阳证? 根据两点:一方面,从六经传变规律来判定。少阳证是居于太阳阳明之间的半表半里证,多由太阳病不解转属而来,当然也可少阳本经自病。该患病初有两次感冒,先是颈项拘急疼痛,最后波及全头胀痛。由此可知,此少阳证当为太阳传变而来。另一方面,从病势分析。少阳居于太阳阳明之间。少阳经外则太阳,内则阳明,在两经的夹层之间,若邪居少阳,不能外达太阳内入阳明,只能循少阳经层面向上涌动。该患发病突然,传变快,邪气盛,病势强,加之头为清空之府,无处宣泄,所以主要表现为头痛如爆,胀痛不已,目胀如脱,头昏蒙等症。因此辨证准,方能起效,寥寥几味而愈大症。辨证准,经方才可治大病。

(翁銮坤,张佛明)

(2) 活血祛瘀法治疗经期头痛案

黎某,女,36 岁,反复左侧头痛 3 年余,经前期发作为主,以左颞侧为着,呈锥刺样疼痛,甚则伴有恶心、呕吐,舌质黯,舌底脉络怒张,苔白,脉细涩。以通窍活血汤先除瘀血,瘀血去后,治宜固本之血源,补心脾,益气,疗效甚佳。

黎某,36 岁女性。每因情绪不佳、劳累、经前期反复头痛不适,以左颞侧为著,呈锥刺样疼痛,甚则伴有恶心、呕吐,持续 10 小时余,每月发作 5~6 次,经休息后缓解。曾在多家医院诊为偏头痛,中西医治疗效欠佳,近日头痛又发作,遂来求中医治疗。

初诊(1997 年 10 月 18 日):近日适逢经期,因劳累后头痛又发作,以左颞侧为著,呈锥刺样,日 5~6 次,甚则呕吐,伴耳鸣、胸闷、乏力、纳差,月经色黯有块,少腹胀痛,舌质黯,舌底脉络怒张,苔白,脉细涩。急则治其标,以通窍活血汤先除瘀血,处方如下:

赤芍 15g   川芎 10g   桃仁 8g   红花 12g
当归 12g   北芪 30g   丹参 20g   葛根 20g
五灵脂 9g   柴胡 9g   白芷 12g   甘草 6g

上方 7 剂,清水煎服,日 1 剂。

二诊:服上药后,月经排出黑色血块,腹部胀痛明显减轻,头痛次数减为日两次,呈刺痛,纳差,全身乏力,二便尚可,舌黯红苔白,舌底脉络曲张较前好转,脉细涩。瘀血渐消,以上方加全虫 6g,蜈蚣 3 条。上方 7 剂,清水煎服,日 1 剂。

三诊:头痛未再发,自觉全身乏力,少气懒言,纳差,失眠,梦多,时心慌,大便溏,舌淡红,苔薄白,脉细无力。瘀血已尽,以本虚为主,证属心脾气血亏虚,治宜固本之源,补心脾,益气血。方以归脾汤加减:

北芪 45g   当归 12g   白芍 15g   山萸肉 10g
炒枣仁 20g   党参 20g   白术 18g   茯苓 15g
川芎 12g   蔓荆子 10g   丹参 20g   合欢皮 15g
炙甘草 6g

10 剂,清水煎服,日 1 剂。

四诊:患者经月余治疗,现精神好转,头痛未再发作,本月月经正常,色稍黯,无腹痛,饮食、睡眠、二便均正常,舌质淡红苔薄白,脉细弱。因禀赋不足,元气亏虚,经后天调理,虽诸症未发,但应不忘培本固护正气,以防劳累过度等诱发。嘱继以上方研为细末,炼蜜为丸,长期服用,定时门诊复查。

1年后随访,患者头痛仅发作4次,较前大为减轻,持续时间短,取得了满意的疗效。

按:经期头痛是女性偏头痛的常见临床类型,临床多见经期前后发作或加重的头痛,伴有不同程度气滞血郁表现。因经期为女子体内阴阳转化之时,重阳必阴,若气血运行不畅,阴阳失调,气机升降不利,可加重气滞,上阻脑窍,下壅胞宫,因劳累伤气,经期瘀血内阻,经血排出不畅,故上为清灵之脑窍闭塞,不通则痛,痛如锥刺;下阻胞宫,经色黯有块,少腹胀痛。而在五脏之中,刘教授认为,尤以肝脏最为密切。以女子以肝为先天,肝又为藏血之脏,与肾同居下焦,肾之天癸赖肝血充养,若肝气不舒,升降乖戾,不能推动血行,血瘀乃成。所以治疗当以活血化瘀为主,故用赤芍、川芎、桃仁、红花、当归、丹参、五灵脂大队活血祛瘀药行血中瘀滞;佐以柴胡解郁行气;阳明又为气血之主,阳明气血充足则可上荣清窍,故辅以北芪、葛根、白芷。虫类药搜风剔骨,引药上行,以高巅之上,唯风可到,故以全虫、蜈蚣搜风通络。病后气血俱虚,故以当归补血汤为底,佐以补益肝肾、活血祛风之药味以收功。

(华荣,文灼彬)

(3)健脾养肝化痰除瘀头痛医案

陈某,女,55岁,籍贯广州,反复头痛数年余,以头顶部疼痛为甚,近期加重,记忆力减退,寐差多梦,入睡困难,舌淡,苔白,脉沉细。本证主要以肝脾两虚为本,痰瘀阻络为标。脾气虚则生痰,肝阴虚则肝阳上亢,直达巅顶,故治以健脾养肝、化痰除瘀,收效甚佳。

患者陈某,反复头痛数年余不愈,近日头痛加重,故来诊,现症见:头痛,以巅顶为甚,神疲乏力,记忆力减退,寐差多梦,入睡困难,纳可,二便调,舌淡,苔白,脉沉细。

初诊(2013年12月25日):症见头痛,以巅顶为甚,左手桡侧麻木,颈部不适,纳可,眠差,二便调,舌淡红,苔白微腻,脉细。对于头痛的诊疗,刘茂才教授认为,"不通则痛""不荣则痛""脑神受扰"是痛证的三大病机,所以临证治疗头痛在审因论治和辨证用药的基础上,往往从这三方面加以考虑,本案患者中气不足,酿生痰湿,头痛日久,多虚多瘀,阻滞脑脉,清阳不升,清窍失养,故见头痛;肝阴不足,肝阳虚亢,上窜巅顶;神明失养,故夜寐不安,四诊合参,当诊为头痛(肝脾两虚,痰瘀阻络),治以健脾补肝,化痰除瘀,予口服益脑康胶囊、银杏叶滴丸,另拟方如下:

黄芪 45g	党参 20g	天麻 10g	川芎 15g
生山萸肉 15g	杜仲 20g	牛膝 15g	首乌藤 30g
酸枣仁 20g	土鳖虫 10g	法半夏 15g	甘草 5g

共 7 剂。

二诊(2014 年 1 月 22 日):服药后头痛较前减轻,有头胀感,偶有潮热,精神较前好转,睡眠质量改善,纳可,二便调,舌脉同前。调整处方如下:去土鳖虫、法半夏,加赤芍、牡丹皮、麦冬,以增强凉血活血之功,继服 7 剂。

三诊(2014 年 2 月 12 日):头痛症状明显减轻,潮热褪去,精神状态好,睡眠质量进一步改善,偶有胃酸,舌脉同前,调整处方如下:去生山萸肉、赤芍、牡丹皮,加海螵蛸,继服 7 剂善后,并予口服香砂养胃丸。

按:本案患者头痛反复不愈,以肝脾两虚为本,痰瘀阻滞为标,脾失健运,不能化生气血,又生痰湿,久病多虚多瘀,痰瘀互结,阻滞脑脉,故见头痛;肝阴亏虚,肝阳虚亢,上窜巅顶;神明失养,故入睡困难,治以健脾补肝,化痰除瘀,以黄芪、党参补中土,滋化源,天麻、生山萸肉、杜仲、牛膝滋补肝肾,以土鳖虫入络逐瘀,法半夏除痰,酸枣仁、夜交藤以安神助眠;二诊时用赤芍、丹皮、麦冬以凉肝活血,待病情好转时又去掉不用。纵观全程,不离益气、化痰、平肝之宗旨,加减出入,思路清晰,故能收到较好疗效。刘教授认为"不通则痛"的病因病机比较复杂,可由外感六淫、内伤七情、外伤、久病等造成气血运行不畅产生头痛;"不荣则痛"或因气虚清阳不升、或血虚头窍失养、或肾精不足髓海空虚而生头痛。以上两者均可使脑神受扰,导致头痛发生。治疗上,刘教授往往从这三方面考虑进行辨证用药。"不通"者常用全蝎、川足、川芎、丹参、威灵仙、白芷、菊花、藁本、羌活、葛根、柴胡等;"不荣"者,常用黄芪、党参、白芍、山萸肉、杜仲、牛膝、鸡血藤等补益气血;"脑神受扰"者则常配用合欢皮、郁金、浮小麦、酸枣仁、远志等品。同时亦不忘加用少许引经药,如川芎、白芷、柴胡、藁本等。

（郑春叶）

（4）健脾益气调和气血头痛医案

邵某,女,54 岁,籍贯佛山南海,右侧头痛 7 年余,反复发作,伴恶心欲呕,舌红,少苔,脉弦。本证西医诊断为"血管神经性头痛",以中医理论则可视为阴阳气血失调,经脉失养而发生的头痛。治法以健脾益气,调和气血为主。

患者邵某,因右侧头痛 7 年余,反复发作来诊,其性以胀痛为主,发作时伴头晕恶心。现仍头痛明显,脾气暴躁,入睡困难,自觉右侧肢体发凉,口干无口苦,胃纳可,大便平素稀烂,舌红,少苔,脉弦。

初诊（2014 年 2 月 13 日）:症见发作性右侧头胀痛,伴有恶心欲呕,时有头晕,入睡困难,口干无口苦,胃纳可,大便平素稀烂,小便调,舌红,少苔,脉弦,当诊为头痛（气血不荣）,处方如下:

黄芪 45g	党参 15g	天麻 15g	川芎 15g
山药 15g	茯苓 15g	白术 15g	益智仁 15g
女贞子 15g	酸枣仁 20g	制远志 10g	麦冬 15g

水煎服,共 7 剂。

归脾丸,10 粒,po tid,共 7 天。

二诊（2014 年 2 月 20 日）:患者右侧头部胀痛较前减轻,无恶心欲呕,时有头晕,入睡困难改善,仍觉右侧肢体发凉,胃纳可,大便仍稀烂,小便调,舌红,少苔,脉弦细。前方调整如下以暖中土:

黄芪 45g	党参 15g	天麻 15g	川芎 15g
山药 15g	茯苓 15g	苍术 15g	益智仁 15g
山茱萸 15g	淫羊藿 15g	制远志 10g	干姜 10g

水煎服,共 7 剂。

香砂养胃丸,8 粒,po tid,共 7 天。

三诊（2014 年 2 月 27 日）:右侧头部胀痛、右侧肢体发凉较前明显改善,睡眠转佳,腰部酸痛不舒,脚底偶有刺痛感,疑为腰椎间盘突出所致,大便偏

189

烂,小便量少,次数偏多,舌红,少苔,脉弦细。此次综合患者诸证,考虑肝肾不足为主,处方如下:

黄芪 45g	党参 15g	天麻 15g	川芎 15g
山药 15g	金樱子 15g	巴戟天 15g	益智仁 15g
茯苓 15g	鹿角霜 15g	丹参 15g	干姜 10g

水煎服,共 7 剂。

附子理中丸,10 粒,po bid,共 7 天。

四诊(2014 年 3 月 13 日):诸证好转,少许口干,纳眠尚可,二偏调。舌黯红,苔薄白,脉弦缓。补益肝肾为主,扶正祛邪,处方如下:

黄芪 45g	党参 20g	天麻 10g	川芎 20g
盐山萸肉 15g	首乌藤 30g	益智 15g	女贞子 15g
肉苁蓉 20g	甘草 10g	麦冬 15g	赤芍 15g

水煎内服,共 14 剂。

生脉胶囊,3 粒 po bid,共 14 天。

按:刘茂才教授临证多年,对头痛的病机、治疗有一定的经验,他勤求古训,精于实践,认真总结,务求提高。认为头痛之发生,除"不通则痛"外,非常重视"不荣则痛",治疗上大多从补气养血的角度立方,尤其认为"久病多虚",对于反复发作的疼痛,则以补养气血为主进行治疗。另外,认为痛证为脑神所主,治疗痛证强调佐用舒脑宁神之品。则"不通则痛""不荣则痛""脑神受扰"是头痛的三大病机,治疗当在辨证论治的基础上,强调通络止痛、扶正固本、舒脑宁神之治法。

本证治以补气血,舒脑宁神以除痛症。对于老年、久病之头痛,重视从"不荣则痛"论治。荣,含有温煦、濡润、荣养等作用,"不荣则痛"是指阴阳气血不足,脏腑经脉失养而发生的头痛。本案即为范例,教授首诊辨其为气血不荣之头痛,故重用黄芪为君,党参、茯苓、白术、山药为臣补虚补气,佐以川芎活血通脉,天麻、远志、枣仁止痛安神。扶正祛邪,表里兼顾。二诊患者诸证减轻,脾湿寒为主证,故重在暖中土,加苍术、干姜,并服中成药"香砂养胃丸"。三诊、四诊,脾胃渐实,患者年高病久,唯肝肾不足,故加减拟方缓图之。

气血虚弱多由久病、年老体弱或劳累过度,气血暗耗所致。如《医宗金鉴》曰:"伤损之证,血虚作痛。"或由于素体虚弱、肝肾亏损、房劳多产伤及精血等,导致筋骨经脉及脑髓失去濡养而生头痛。临床多以补气血为主,或兼补肝肾;多选用北芪、党参、鸡血藤、白芍、当归、杜仲、怀牛膝、山茱萸、枸杞子何首乌等。此外他认为,头痛属中医脑病范畴,人之所以知痛、知痒,全由脑神所主,疼痛之发生,须有脑髓清灵的参与,必须是元神受扰而产生。因而在治疗头痛时,常常使用舒脑安神之法。强调建立系统完整的新的痛证理论体系,有助于提高临床疗效。临证头痛在审因论治和辨证用药的基础上,强调舒脑宁神之治法,选用合欢皮、浮小麦、郁金、酸枣仁等。后续治疗则兼补肝肾,以固根本。

(郑春叶)

(5) 平肝疏风法治疗头痛案

庄某,男,43岁,因"头痛20余年"于2013年3月6日来诊。症见:头痛近期加剧,两侧尤重,头部拘紧感,发作时无视物模糊,无恶心呕吐,无心慌心悸,眠可,舌红,苔黄微腻,脉弦细。未询及高血压病史。诊为头痛,证属肝风上扰,治以平肝疏风。

初诊(2013年3月6日):头痛近期加剧,两侧尤重,头部拘紧感,发作时无视物模糊,无恶心呕吐,无心慌心悸,舌黯,苔白,脉弦细。四诊合参,诊为头痛,证属肝风上扰,以平肝疏风为法,拟方如下:

桑叶 15g	菊花 15g	天麻 15g
钩藤 15g	白芍 15g	郁金 15g
合欢皮 25g	肿节风 20g	牡丹皮 15g
柴胡 15g	夏枯草 20g	生山萸肉 15g

水煎内服,共7剂。

清热消炎宁胶囊口服,3粒,每日3次,全天麻胶囊口服,2粒,每日3次,共7天。

二诊(2013年3月13日):上方服用7剂,药后头痛、头部拘紧感减轻。

无口干有口气,二便调,眠稍差,多梦,舌脉同前。调方如下:上方去柴胡、白芍、生山萸肉,加田七 10g、麦冬 15g、首乌藤 30g,续服 14 剂。成药方面改为服用川芎嗪片口服以养血活血通络。

按:头为诸阳之会,处于高巅之上,唯风可到,头痛宿有"头风""脑风""首风"之名。《素问·风论》有云:"风气循风府而上,则为脑风","新沐中风则为首风"。可以说风邪是导致头痛最重要的原因之一,故李东垣在《兰室秘藏·头痛论》中说过:"凡头痛皆以风药治之。"风虽有外风与内风之别,但都与肝相关,《黄帝内经》最早就提到风气是通于肝的,《素问·至真要大论》也说:"诸风掉眩,皆属于肝。"外感风邪或肝风内动都能导致肝经气血逆乱,循经上犯而致头痛。所以刘教授治疗头痛喜用祛风药,祛风药性辛散味薄,善于上行,内伤头痛也可适当配伍运用,祛风药性味各不相同,须随证选。如偏于寒者刘老多用白芷、藁本、细辛之属,偏于热者可用桑叶、菊花、薄荷之类,内伤肝风为甚者宜息风潜阳,宜选钩藤、羚羊角、天麻等。刘教授认为,本案中,患者长期头痛,近期加重,可能是由于近期感受外风进而引动内风所致,患者掣痛感及头痛以双侧为甚都是辨为肝风头痛的依据。此时宜内外风兼治,以平肝疏风潜阳为法。患者苔微黄腻,偏于热象,故以桑叶、菊花、夏枯草、天麻、钩藤之属平肝疏风潜阳,佐以柴胡、郁金、白芍疏肝理气并能引药入肝胆经。患者头痛日久,久病入络,刘老认为头为清空之府,邪不可干,头痛日久,多为有形之邪阻滞,对于久病头痛者多施以活血祛瘀通窍之品,如川芎、丹皮、赤芍、菖蒲之类;另外,缘头为元神之府,神安则脑窍气血运行有序"通而不痛",肝风头痛患者情绪一般都相对焦虑、烦躁,故刘老在治疗头痛时辅以安神定志之品,如合欢皮、首乌藤、酸枣仁、远志都是常用之品。

(华荣,曾茜)

(6)气血亏虚风阳上扰瘀血阻滞头痛医案

罗某,男,72 岁,籍贯珠海,反复头痛多年,偶伴头晕,舌黯,苔薄白,脉弦。诊断为头痛,本病常反复发作,多属本虚标实,虚为气血、脾肾亏虚,实则为风阳上扰,脉络瘀滞。故本案治以补益气血以扶其本,祛风止痛、化瘀通络以治其标,收效甚佳。

　　患者罗某,反复头痛多年,时有头晕,既往有高血压病史,多次至外院门诊就诊,予止痛药后可缓解,但头痛反复发作,现为求中医诊治,故而来诊。现患者头痛同前,以双颞侧及巅顶为主,头顶沉重感,按之舒服,偶有头晕,无口干口苦,纳可,眠差,梦多易醒,二便调,舌黯,苔薄白,脉弦。

　　初诊(2014 年 10 月 21 日):症见头痛,以双颞侧及巅顶为主,头顶沉重感,按之舒服,偶有头晕,无口干口苦,纳可,眠差,梦多易醒,舌黯,苔薄白,脉弦。诊察之余,刘茂才教授认为,对头痛的治疗应抓住病机,以补益气血、祛风活血止痛为则,同时头痛的发病常与情志密切相关,故可加用疏肝解郁安神的药。此患者四诊合参,当诊为头痛(气血亏虚,风阳上扰,瘀血阻滞),以补益气血,兼以行气活血、祛风止痛为法,拟方如下:

黄芪 45g	党参 20g	当归 10g	川芎 20g
白芷 15g	羌活 15g	法半夏 15g	合欢皮 25g
蜂房 10g	郁金 15g	柴胡 15g	炙甘草 10g

水煎内服,共 7 剂。

　　二诊(2014 年 10 月 28 日):服用前方后,头痛减轻,但觉神疲乏力,偶有腰部酸软,余症同前,考虑到病久及肾,故在前方基础上去白芷、羌活,加用生山萸肉、枸杞子、巴戟天、菟丝子以补益肝肾,继服 7 剂。

　　三诊(2014 年 11 月 11 日):头痛明显好转,腰部酸软等情况亦改善,为巩固疗效,遂以上方稍事加减服用,随访两月头痛情况好转稳定。

　　按:头为诸阳之会,脑为清灵之腑,五脏六腑之精气皆上注于此,故外感、内伤等诸多因素瘀阻脑络与清窍,清阳不达,浊阴翳蔽,故而痛作。刘教授认为“久病多虚”,对于反复发作的头痛,其常从补益气血脾肾角度入手。同时其认为头痛为脑神所主,故治疗在补益气血以扶正固本的基础上,强调舒脑宁神、通络祛风止痛。用药方面,其临证多选用黄芪、党参、白芍、当归、鸡血藤、何首乌、山萸肉、枸杞、杜仲、巴戟天、怀牛膝等以补益气血脾肾;在此基础上,再根据辨证,外感风热者,多加用蔓荆子、菊花、葛根等以疏散风热止痛;外感风寒者,多选用白芷、细辛、羌活等散寒止痛;久病多瘀,故常加用川芎、鸡血藤等活血之品,若头痛久远且重者,可选用全蝎、蜈蚣、蜂房等祛风通络之品;在上述基础上,选用合欢皮、郁金、酸枣仁、柴胡等药以舒脑宁神。故全方标本兼治,诸药运用得当,屡获佳效。综观本案,抓住病机,选药精当,实属大家风范。

（郑春叶）

(7) 气血虚弱,感受风寒型头痛案

刘某,女,42岁。主诉:头痛10余年,加重3天。患者10年来反复头痛,常于经后或受凉后发作,近3年来失眠易醒,醒后难以入睡。现症见:头痛,颈项强,恶风寒无汗,鼻塞,肢冷,心慌乏力,舌苔薄白,脉浮紧。中医诊断为头痛,辨为素体气血虚弱,感受风寒,经脉凝滞,治宜疏散风寒止痛,佐以补益气血。临证用药以麻黄细辛附子汤合川芎茶调散加减。

患者10年来反复头痛,常于经后或受凉后发作,近3年来失眠易醒,醒后难以入睡。现为求中医治疗,慕名前往。

初诊:头痛,颈项强,恶风寒无汗,鼻塞,肢冷,心慌乏力,舌苔薄白,脉浮紧。辨为素体气血虚弱,感受风寒,经脉凝滞,治宜疏散风寒止痛,佐以补益气血:方以麻黄细辛附子汤合川芎茶调散加减,具体处方如下:

麻黄 6g	制附片 9g	细辛 6g	当归 10g
川芎 12g	白芍 10g	白芷 12g	防风 12g
羌活 12g	薄荷 6g	酸枣仁 30g	茯神 30g
党参 10g	炙甘草 6g		

7剂,水煎服,每日1剂,分2次服。

二诊:自述头痛已除,失眠,心慌乏力减轻,余症已消。舌淡苔薄白,脉缓弱。病情已变,以气血虚弱为主,治以补益气血,养心安神,佐以疏风:

党参 15g	黄芪 15g	白术 15g	当归 10g
茯神 20g	远志 10g	酸枣仁 15g	广木香 6g
桂圆肉 10g	山药 20g	芡实 15g	夜交藤 15g
防风 6g	白芷 10g	炙甘草 10g	

7剂,水煎服,每日1剂,分2次服。

三诊:头痛未发,失眠偶发,此方证已应,故谨守二诊方14剂,以巩固疗效,并嘱其注意休息。

按:该患者以头痛为主证,长期头痛反复发作,常因经后或受凉等诱因发作,得知其素体虚弱,不任风寒。此就诊时头痛加重三天,伴恶风寒无汗,鼻塞,肢冷,心慌乏力,舌苔薄白,脉浮紧,此乃典型的外感风寒头痛证。头为"诸阳之会",风寒之邪循经上犯清窍,阻遏清阳,气血凝滞而发为头痛。《景岳全书·头痛》云:"风寒外袭于经也,治以疏散。"急则治其标,故以疏风散寒止痛为主,处以麻黄细辛附子汤合川芎茶调散加减。麻黄细辛附子汤出自《伤寒论》第301条"少阴病,始得之,反发热,脉沉者,麻黄细辛附子汤主之。"为太少两感之证而设,有表里同治,温经解表之功。"头痛必用风药,以巅顶之上,唯风药可到也"。方中川芎性温,上达头目,长于祛风止痛,为诸经头痛之要药,羌活、白芷、细辛均可祛风止痛,细辛还可宣通鼻窍。防风、薄荷疏风而透邪外出,又可清利头目,再加党参、白芍、当归补气养血,又可制诸风药过于温燥。酸枣仁、茯神宁心安神。诸药合用,共奏疏风止痛之功。二诊时,外感表证已祛,病机以气血两虚为主,故治以益气补血,养心安神,处以归脾汤加减,方中党参、黄芪、白术、桂圆肉,补气养血,以充血脉之虚,茯神、远志、酸枣仁宁心安神,再配夜交藤以加强养血安神之效,木香理气醒脾与补气养血药配伍,使之补而不滞,炙甘草益气补中,调和诸药,佐以防风、白芷疏风散寒止痛,散尽余邪,山药、芡实两味实乃画龙点睛之笔,二者相须为用,固摄之力益著,一来防止风药升散太过,二可收敛气血,以达速补之功。全方补消兼施,散敛相合,共奏气血速生速长之力。

纵观该病例全局,实乃分两个阶段,各阶段有标本缓急之变,正如张介宾所言:"凡诊头痛者,当先审久暂,次辨表里。盖暂痛者,必因邪气,久病者,必兼元气。"刘茂才教授深得该句之精髓,动态观察病情转变,并非因一诊效而死守原方,而是抓住主要矛盾,辨证论治。初诊时治法佐以补气血,二诊时佐以疏风寒,又充分体现了整体观念思维之所在。标本同治,主次分明,故十年之疾,仅在不到一个月的时间就病告痊愈。

(翁銮坤,张佛明)

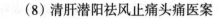

（8）清肝潜阳祛风止痛头痛医案

张某,女,61岁,籍贯陕西,反复头痛6年余,舌红苔微腻,脉弦。颈动脉彩超提示颈动脉轻度硬化,头颅CT未见异常。诊断为头痛,本病发病涉及肝脾肾,但主要与肝有关,肝气郁滞,久郁化火,阳亢火升,上扰清空,故而发为头痛,又病于高巅之上,风邪上先受之,故多因风而诱发。故本案治以清肝潜阳、祛风止痛为主,兼以宁心安神,疗效显著。

患者张某,反复头痛6年余,呈胀痛、沉重感,发作时眼睛胀痛不适,曾于外院颈动脉彩超提示双侧颈动脉轻度硬化,头颅CT未见异常,诊断为头痛,予以治疗后头痛可缓解,但发作次数无减少,遂来求中医诊治。现症见头痛呈胀痛、沉重感,发作时眼睛胀痛不适,无视力模糊,无流泪,无恶心呕吐,偶有耳鸣,无四肢麻木,偶有口干口苦,二便调,纳眠一般,舌红,苔微腻,脉弦。

初诊(2014年2月12日):症见头痛呈胀痛、沉重感,发作时眼睛胀痛不适,偶有耳鸣,无四肢麻木,偶有口干,舌红,苔微腻,脉弦。结合四诊,此为"肝失疏泄,气郁化火,阳亢火升,上扰清窍"所致,法当清肝潜阳、祛风止痛;又久病入络,故稍事活血化瘀,同时头痛的发病常与情志密切相关,故可给予加用疏肝理气安神之药。拟方如下:

天麻 10g	川芎 15g	藁本 15g	蒺藜 15g
赤芍 15g	牡丹皮 15g	合欢皮 25g	郁金 15g
菊花 15g	茯苓 15g	夏枯草 10g	甘草 5g

水煎内服,共7剂。

二诊(2014年2月20日):服用上方后,头胀痛感较前减轻,发作次数减少,口干口苦已消,考虑到中病即止,且苦寒易伤脾胃,故去夏枯草,并加用肿节风、姜黄以加强祛风活血之功,继服7剂。

三诊(2014年3月25日):经过月余调理,头痛次数明显减少,且发作时胀痛感已不明显,为巩固疗效,遂以上方稍事加减服用,后患者间断至当地医院开上方服用,随访1年,患者头痛仅发作8次,且头痛程度较前明显减轻。

　　按：头为诸阳之会，清阳之腑，为髓海所在，五脏精华之血，六腑清阳之气皆上注于此。故当外感六淫之邪上犯，阻遏清阳，或痰浊、瘀血痹阻脑络，或肝气郁滞，久郁化火，阳亢火升，上扰清空，抑或脾肾气血亏虚，脑髓失养，皆可致头痛。刘茂才教授对此病强调平肝潜阳、通络止痛、扶正固本、舒脑宁神。临证上，肝阳偏亢者，多选用夏枯草、天麻、菊花、钩藤等清肝潜阳息风；肝肾气血亏虚者，多选用黄芪、党参、白芍、当归、山萸肉、枸杞、怀牛膝等以补益气血肝肾；痰湿者，多选用竹茹、薏苡仁、苍术等祛湿降浊；肝郁气滞者，选用合欢皮、郁金、酸枣仁、柴胡等药以疏肝解郁宁神；久病入络，故其对于多数患者在辨证基础上多加用川芎、赤芍、牡丹皮等活血化瘀之品；同时，刘教授很重视风邪在头痛发病过程中的作用，其认同李东垣之观点"高巅之上，唯风可到，故味薄者，阴中之阳，乃自地升天者也"，故其临床上多选用白芷、细辛、羌活、藁本等以祛风止痛。故诸药运用得当，收效甚佳。

（郑春叶）

　　（9）疏风清热，平肝止痛法治疗头痛案

　　李某，男，29岁，左后枕部刀割样剧痛3天，头面发热，口干口苦，目赤，咽干痛，便秘，舌质红苔黄，脉浮数。治以疏风清热，息风止痛。

　　李某，29岁男性，患者诉3天前因"感冒"后发热，咽干痛，左后枕部刀割样剧痛并向头顶、外耳放射，呈阵发性加剧，彻夜难眠。在某院诊为"枕大神经炎"，经服银翘散、板蓝根冲剂及感冒通、抗炎药后，诸症稍有缓解。但头部刀割样剧痛仍阵发性发作，甚则头痛如裂不可忍，波及头顶、双眼，伴有头面发热，口干口苦，目赤，咽干痛，便秘，遂求中医诊治。查舌质红苔黄，脉浮数。2000年6月24日刘教授初诊为头痛，证属风热外袭，循足太阳经上犯清窍，治以疏风清热，平肝止痛。处方如下：

桑叶12g	羚羊骨（先煎）18g	忍冬藤20g	葛根15g
知母15g	生石膏30g	桑枝20g	七叶莲30g
荷叶15g	板蓝根20g	菊花15g	甘草6g

5剂，清水煎服，日1剂。

　　二诊：患者诉服完3剂后，头痛即大减，发作次数减少，可以忍受。尽剂后唯头部隐痛，余口干口苦，目赤，咽干痛，便秘等症状消失，舌质红苔薄黄，脉浮数。祛邪务尽，继以上方加川芎10g，3剂，尽剂后患者喜告痊愈。

按：头痛之症临床多见，后世医家多遵李东垣之说以内伤头痛、外感头痛诊治。《证治准绳》对头痛的病因病机颇多阐发，"头象天，三阳六腑清阳之气，皆会于此；三阴五脏精华之血，亦皆注于此。于是天气所发，六淫之邪，人气所变，五贼之逆，皆能相害。或蔽覆其清明，或瘀塞其经络，因与其气相薄，郁而成热则脉满，满则痛。"该例患者初起即见风热外袭之表证，"伤于风者，上先受之"，且风为百病之长，多夹时邪为患，风热之邪循足太阳经上犯清空，热为阳邪，其性属火，故头痛甚则如裂，面红目赤；热盛耗津，故口渴欲饮，便秘；苔黄舌红，脉浮数为风热邪之象。对头痛治疗，张景岳云："凡诊头痛者，当先审久暂，次辨表里，盖暂痛者必因邪气……治宜疏散，最忌清降。"叶天士："火风变动，与暑风邪气上郁而为头痛者，用鲜荷叶、苦丁茶、蔓荆、山栀等，辛散轻清为主。"据此，以疏风散热，清利头目为法，方以桑叶、菊花辛散疏风，上清头目；生石膏、知母辛寒清气，透热外达，防外邪化热入里；羚羊骨清热息风止痉；忍冬藤、七叶莲、桑枝以清热解毒，通经活络止痛；岭南气候潮湿多雨，多夹湿邪为患，故以鲜荷叶清暑化湿，葛根升举清阳，板蓝根清热解毒。用药紧抓病机，非见痛止痛，头痛医头，药随证转，值得效法。

（华荣，曾茜）

（10）疏肝健脾，祛风止痛法治疗头痛案一则

张某，女，52岁，籍贯广东省博罗县，因"反复头痛1周"于2013年10月9日来诊。症见：头痛，眉棱骨部尤甚，发作时伴流泪，恶心呕吐，反酸，记忆力稍下降，口中和，时有口疮，夜间睡眠时有小腿抽筋，小便调，大便硬。舌黯，苔薄白，脉弦细。诊为头痛，证属脾虚肝郁，风邪上扰，治以疏肝健脾，祛风止痛。

初诊（2013年1月9日）：患者诉近日反复头痛，眉棱骨部尤甚，发作时伴流泪，恶心呕吐，反酸，记忆力稍下降，口中和，时有口疮，夜间睡眠时有小腿抽筋，小便调，大便硬。舌黯，苔薄白，脉弦细。既往患有高血压3年，一直服用替米沙坦（1# qd）目前血压控制良好；高胆固醇血症病史。诊为头

痛,证属脾虚肝郁,风邪上扰,以疏肝健脾,祛风止痛为法,拟方如下:

党参 20g	茯苓 15g	白术 10g	天麻 15g
钩藤 20g	肿节风 20g	蒺藜 15g	竹茹 15g
石菖蒲 15g	海螵蛸 20g	合欢皮 25g	郁金 10g

水煎内服,共 7 剂。

益脑康胶囊 3 粒,每日 3 次,共 7 天。

二诊(2013 年 1 月 30 日):服药后头痛减轻,发作时流泪少,无呕吐,反酸少,口干,大便次数增多。舌黯,苔薄白有裂纹,脉弦细。调方如下:患者头痛减,已无呕吐,可去菖蒲、郁金等和胃通络之品;仍有流泪,考虑风邪较盛,加用蜂房增强祛风通络止痛之功,益智仁滋补肝脾肾,改善记忆力;成药方面,加服川芎嗪片以益气养血通络。

三诊(2013 年 3 月 13 日):服上方 20 剂后,头痛减轻,操劳后加重伴呕吐。余无不适,眠可,多梦,大便稍软、次数稍多,舌脉同前。调整处方如下:去肿节风、益智仁,加川芎、首乌藤以养血安神止痛,白芷入阳明经引药力达病所,续服 20 剂巩固疗效,以防劳复;成药方面,去川芎嗪加服银杏叶滴丸、全天麻胶囊以增强祛风养血止痛之功。

按:头为身之元首,五脏精华皆上聚于头。头痛为临床常见病多发病,历来受到医生重视。不论是外感六淫之邪,或是脏腑功能失调,均能阻塞经络,蔽覆清阳而引起头痛。刘教授认为,头痛的辨证首先要分清外感、内伤,若为外感头痛,针对所受邪气之异分别施以疏风散寒、清散风热及祛风胜湿,但风邪是首当其冲的,头为诸阳之会,身体之上,其位至高,易受风邪,风为阳邪,其性轻扬,高巅之上,唯风可到。内伤头痛情况就相对复杂一些,但也不外从风、火、痰、瘀、虚论治,万变不离其宗。病程较长者,多从虚、瘀论治,即叶天士所谓"久痛入络""久病多虚"之属;宗《丹溪心法·头痛》:"头痛多主于痰"之意,故本病风痰内阻,瘀阻脑窍者不在少数。中青年女性患者尤重视情志致病的可能性,此类患者多情志抑郁,肝气郁结,失于疏泄,郁久化火,引动肝风上扰清窍而发病。刘教授认为,本案中,患者病程虽短,但是既无明显外感之因,也没有外感的表现,故辨为内伤头痛;患者起病急,伴随明显的胃肠道症状,辨为土虚木乘之证,肝气犯胃则恶心呕吐、反酸;肝火生风上扰目窍则发作时出现流泪;脾虚气血生化不足,清窍、肢体失于濡养表现为记忆力减退、抽筋等不适。治宜疏肝健脾和胃,通络止痛。故用四君子汤去甘草固正虚之本,以钩藤、白蒺藜、郁金、肿节风、合欢皮疏肝风,清肝热止痛,白蒺藜兼能明目;配以竹茹、石菖蒲、海螵蛸制酸和胃,兼能通络止痛。成药中多为益气养血活血之品,濡养各形体官窍,药力较缓,适合长期服用。该病与情志密切相关,于三诊中加首乌藤配合欢皮安神定志,嘱患者保持心情愉快,则病自除。

(华荣,曾茜)

(11) 益气祛风通络止痛头痛医案

蒋某,女,57 岁,籍贯湖南新宁,反复头痛 20 余年,近期加重,以前额胀痛为主,伴精神疲倦,舌淡苔白,脉弦细。本病主要以久病伤正为本,风邪内中为标,久病耗伤正气,不能抵御外邪,风邪侵袭,"正气存内,邪不可干",故治疗以益气祛风通络止痛为法。

患者蒋某,反复头痛 20 余年,近日头痛加重,故来诊。现症见:头痛,以前额胀痛为主,伴精神疲倦,心烦不安,夜眠差,胃纳一般,口干无口苦,小便调,大便时干时稀,舌淡苔白,脉弦细。否认高血压病史。童年时期有外伤史。2013 年 5 月 2 日我院头颅 CT 未见明显异常。

初诊(2013 年 5 月 2 日):症见精神疲倦,心烦不安,头痛,以前额胀痛为主,无恶心欲呕,无肢体乏力麻木,无视物模糊,无发热恶寒,无咳嗽流涕,夜眠差,胃纳一般,口干无口苦,小便调,大便时干时稀,舌淡苔白,脉弦细。四诊合参,当诊为头痛(气虚风邪内中),治以益气祛风通络止痛,兼以舒脑宁神,予益脑安胶囊口服,另拟方如下:

党参 20g	天麻 15g	川芎 20g	首乌藤 30g
合欢皮 25g	柴胡 10g	法半夏 10g	蜂房 10g
蒺藜 15g	白芷 15g	白术 10g	甘草 5g

水煎内服,日 1 剂,共 14 剂。

二诊(2013 年 5 月 30 日):服药后头痛较前好转,以前额及后枕部胀痛为主,时有头晕,无天旋地转感,无恶心欲呕,无耳鸣、听力下降,胃脘胀满,餐后尤甚,纳欠佳,睡眠较前改善,但仍多梦易醒,小便可,大便1~4日一行,量少,矢气多,舌淡红有裂纹苔薄脉濡。平素怕冷,头部怕风。继续予以益脑安胶囊祛风养血通络,加用香砂养胃丸温中和胃。另调整处方如下:去川芎、法半夏、蜂房、蒺藜、白芷,加香附、海螵蛸、佛手、郁金、竹茹理气和胃。服药后患者头痛缓解,数月未发。

三诊(2014年1月23日):近日受风后头痛再发,呈全头胀痛,紧缩感,恶风,伴恶心欲呕,脘腹胀,反酸呃逆,难入睡,睡眠质量欠佳,多梦易醒,面色偏黄,口干口苦,纳欠佳,大便可,舌淡苔薄白,脉弦细。中成药予珍子王片行气和胃、制酸消食。调成中药处方如下:去香附、柴胡、竹茹,加白芷、蒺藜、川芎以行气祛风止痛。共14剂。

四诊(2014年2月6日):头痛基本缓解,胃脘胀满明显减轻,胃纳、夜眠改善,诸症向好,以上方稍事加减服用巩固疗效。

按:头痛之症临床多见,后世医家多遵李东垣之说以内伤头痛、外感头痛诊治。《证治准绳》对头痛的病因病机颇多阐发,"头象天,三阳六腑清阳之气,皆会于此;三阴五脏精华之血,亦皆注于此。于是天气所发,六淫之邪,人气所变,五贼之逆,皆能相害。或蔽覆其清明,或瘀塞其经络,因与其气相薄,郁而成热则脉满,满则痛"。本病患者头痛发作已反复20余年,刘教授认为久病多虚,久病伤正,导致脑髓失去濡养,不荣则痛,因此对于这类反复发作的疼痛,需要补养扶正为主进行治疗。故以党参为君药,配合白术、甘草以益气扶正。同时,他认为"不通则病"论对头痛证有重要的指导意义。"痛随利减",以通字立法,治疗各种头痛,疗效满意。《临证指南医案》云:"至于气血虚实之治,古人总以一'通'字立法,已属尽善。此'通'字,勿误认为攻下通利讲解,所谓'通其气血则不痛'是也。"历代医家认为川芎性辛主升散,走窜力强,为血中之气药,是治疗头痛的要药,观其意,乃在于通。天麻、柴胡、法半夏、蜂房、蒺藜、白芷祛风通络止痛亦取其"通"之意。另,头痛属中医脑病范畴,人之所以知痛、知痒,全由脑神所主,疼痛之发生,须有脑髓清灵的参与,必须是元神受扰而产生。因而在治疗头痛时,他常常配合

201

使用舒脑安神之法,故选用首乌藤、合欢皮。

(郑春叶)

4. 不寐案十一则

(1)补养肝肾养心安神不寐医案

杨某,女,69岁,籍贯广州,反复失眠5年余,入睡3~4小时,早醒,舌黯红,苔薄白微黄,脉弦细。本证主要以本虚为主,患者年过七七,太冲脉衰少,肝肾亏虚,心神失养,故治以补养肝肾、养心安神,收效良好。。

患者杨某,反复失眠5年余,每晚入睡3~4小时,早醒,持续门诊中药汤剂及西药治疗,症状有所反复,现精神疲倦,脾气急躁,纳一般,便溏,进食油腻食物后尤甚。

初诊(2013年10月16日):失眠,精神疲倦,脾气急躁,口干口苦,纳一般,无腹胀痛,无嗳气,便溏,进食油腻食物后尤甚,小便可,舌黯红,苔薄白微黄,脉弦细。四诊合参,当诊为不寐(肝脾肾不足),以健脾养肝肾、清心安神为法,予口服益智健脾胶囊,另拟方如下:

太子参15g	茯苓15g	莲子15g	芡实15g
白芍15g	首乌藤30g	糯稻根15g	麦冬10g
生山萸肉10g	合欢花10g	丹参10g	甘草5g

水煎内服,日1剂,共14剂。

二诊(2013年11月6日):药后精神状态好转,仍眠差,入睡3~4小时,早醒,无心悸气促,平素脾气急躁,易紧张,无口干口苦,纳可,无嗳气,无腹胀痛,大便烂,稀水样,小便可,舌黯红,苔白,脉弦细。中药处方中,太子参改为北沙参,茯苓改为茯神,去莲子、白芍、首乌藤、生山萸肉、丹参、甘草,加有瓜石斛、酸枣仁、制远志、百合、女贞子,去清热之力而增滋阴养肝、宁心安神之效,加薏苡仁、山药以健脾渗湿止泻。

三诊(2013年11月27日):药后睡眠状况未见改善,难入睡,精神状态一般,偶有咽痛不适,稍口干不欲饮,无口苦,二便调,舌黯红,苔白,脉弦数。中药处方改回初诊首方,并加大丹参用量,改糯稻根为浮小麦,去茯苓、芡实、首乌藤、甘草,加五味子、龙齿、百合、有瓜石斛,增加清热滋阴、潜镇安神之效。

四诊(2013年12月11日):服药后睡眠状况明显改善,入睡时间增加,每晚入睡5~7小时,早醒,精神状态一般,余症同前,舌黯红,苔薄白,脉弦数。继续予上方加减继服两周,睡眠改善,诸症向好。

按:不寐在《黄帝内经》称为"不得卧""目不瞑",认为是邪气客于脏腑,卫气行于阳,不能入阴所得。《类证治裁·不寐》云:"阳气自动而之静,则寐;阴气自静而之动,则寤;不寐者,病在阳不交阴也。"不寐的病因虽多,但其病理变化,总属阳盛阴衰,阴阳失交。一为阴虚不能纳阳,一为阳盛不得入于阴。其病位主要在心,与肝、脾、肾密切相关。因心主神明,神安则寐,神不安则不寐。而阴阳气穴之来源,有水谷之精微所化,上奉于心,则心神得养;受藏于肝,则肝体柔和;统摄于脾,而生化不息;调节有度,化而为精,内藏于肾,肾精上奉于心,心气下交于肾,则神志安宁。明·戴元礼在《证治要诀·虚损门》中提出"年高人阳衰不寐"之论;清代《冯氏锦囊·卷十二》亦提出"壮年人肾阴强盛,则睡沉熟而长,老年人阴气衰弱,则睡轻微易知。"本例患者,年迈体虚,年过七七,太冲脉衰少,肝肾亏虚,心神失养,以本虚为主,故治以补养肝肾、养心安神为法。方中生山萸肉、芡实、白芍、麦冬补养肝肾、滋阴养血宁心,太子参、茯苓、甘草健脾益气宁心,首乌藤、合欢皮宁心安神,佐以莲子、糯稻根、丹参以清心除烦。对于此类长期顽固性不寐患者,临床多方治疗效果不佳,伴有舌质偏黯,刘茂才依据古训"顽疾多瘀血"的观点,可在方中少佐祛瘀之品,共奏活血化瘀、通络宁神之效。

(郑春叶)

(2)补益心脾调补肝肾化痰祛湿不寐医案

陈某,男,47岁,籍贯增城,睡眠欠佳,难入睡,梦多,伴烦躁乏力,记忆力下降,舌淡胖,苔白腻,脉弦。本证总与心脾肝肾虚损有关。脏腑虚损,气血不足,则脑海失养,发为不寐,故治以益肾补肝健脾、养心安神,以交水火,潜浮阳,若水火交,浮阳降,则不寐自可治愈。

患者陈某,平素睡眠欠佳,难入睡,早醒,每晚可睡约4小时,伴梦多、记忆力下降,辗转于当地多家医院均未获效,故而来诊。现患者睡眠障碍同前,全身乏力,烦躁,少许胸闷,口干无口苦,纳一般,二便调,舌淡胖,苔白腻,脉弦。

初诊(2014年10月29日):症见睡眠欠佳,入睡难,早醒,梦多,烦躁,乏力,记忆力下降,胸闷,少许口干,舌淡胖,苔白腻,脉弦。诊察之余,刘茂才教授认为,对不寐的治疗应根据病机特点,以调整阴阳、养心宁神为则,在辨证的基础上选择合适的安神药。此患者四诊合参,当诊为不寐(心脾气血不足,肝肾亏虚,痰湿内蕴),以补益心脾、调补肝肾、化痰祛湿为法,拟方如下:

党参 20g	茯苓 15g	白术 10g	法半夏 10g
柴胡 15g	合欢皮 25g	郁金 15g	生山萸肉 15g
浮小麦 30g	女贞子 15g	首乌藤 30g	制远志 10g

水煎内服,共14剂。

二诊(2014年11月12日):胸闷、乏力减轻,精神好转,睡眠障碍改善,考虑到湿邪已减、久病多瘀,故在前方基础上去白术、茯苓、合欢皮,加用枳壳、川芎以行气活血,加酸枣仁、茯神以养心安神,继服14剂。

三诊(2014年11月26日):睡眠障碍明显好转,入睡难改善,心烦乏力减轻,因担心不寐复作,要求继服药巩固疗效,遂以上方稍事加减服用,随访1年睡眠情况好转稳定。

按:人之寤寐,心神主之,而营卫气血阴阳的正常运作是保证心神调节寤寐的基础,故每因饮食失宜、情志失调、劳倦体虚等因素,导致心神失养,神不守舍,而发为不寐。不寐之病,古人多归为阳盛阴衰,阴阳失交,发而为病。刘茂才教授总结前人对不寐的诊治,举一反三,临证过程中,其认为不寐总与心脾肝肾虚损、气血阴阳失调、脑海失养有关。因病致虚致损的,则调之可复,补之可足。故刘教授在临证中,主张"补益心脾、养肝益肾,以交水火、潜浮阳",从"肾为先天之本,脾为后天之本"入手,拟补益气血以养心神,达到宁心安神之目的,如大量使用党参以补养气血,山茱萸、女贞子等以补益肝肾;在补肝肾、益气血的基础上,加用安神之品,如酸枣仁、合欢皮、茯神、柏子仁、夜交藤、远志等,屡获良效。此外,刘教授认为,不寐还与情志抑郁、气机不畅关系密切,故常辨证加用郁金、香附、素兴花之属。本案选药精当,治分缓急,疗效良好。

(郑春叶)

（3）肝火扰心阴血亏虚不寐医案

罗某,男,42 岁,籍贯广东广州,失眠 1 年余,入睡难、易醒,前额发紧感,眼眵多,平素情绪不稳,较为紧张,纳眠可,二便可,舌淡黯,苔微黄,脉弦细。证属肝火扰心,阴血亏虚,治宜清热平肝,养心安神。

患者罗某,失眠 1 年余,难以入睡,甚则彻夜不眠,服用镇静安眠药后可入睡 1 小时,但因疗效欠佳,且前额出现发紧感,遂求治于中医。现晨起眼眵多,情绪不佳时,失眠加重,纳眠可,二便可,舌淡黯,苔微黄,脉弦细。

初诊（2013 年 9 月 26 日）:症见失眠,入睡困难,前额发紧感,晨起眼眵多,对病情较为紧张,纳眠可,二便可,舌淡黯,苔微黄,脉弦细。刘教授认为,本患者平素情绪不稳,肝气不舒,郁而化热,肝开窍于目,故见眼睛分泌物多,肝失条达,故心烦不寐,肝郁日久,化火伤阴,阴血暗耗,心神失养,故治以清热平肝,养心安神为法,拟方如下:

柴胡 15g	牡丹皮 15g	菊花 15g	薄荷 5g（后下）
莲子 15g	白芍 15g	生山萸肉 15g	大枣 10g
合欢皮 25g	浮小麦 30g	首乌藤 30g	酸枣仁 20g

水煎内服,共 7 剂。

养心安神口服液,2 支 po qn×7 天。

二诊（2013 年 10 月 10 日）:服用中药后,可入睡至 2 小时,且较前安稳,眼部分泌物仍较多,故上方加知母 15g、黄柏 10g 加强清热之力,继服 14 剂。

三诊（2013 年 10 月 31 日）:服用上方后,患者情绪较前平稳,自诉可控制自己的脾气,每晚可入睡 5 小时左右,眼眵亦较前明显减少,故上方去柴胡、知母、黄柏、牡丹皮,加用茯苓、党参健脾益气,健运中州。加减服用近 1月后,患者失眠情况较前改善,睡眠时间明显延长,诸证向好。

按:明代医家张景岳认为"心神不安"为不寐的中心病机,《景岳全书.卷十八.不寐》写到"不寐证虽病有不一,然唯知邪正二字则尽之矣。盖寐本乎阴,神其主也,神安则寐,神不安则不寐,其所以不安者,一由邪气之扰,一由营气之不足耳;有邪者多实证,无邪者皆虚证。"现代医家马智教授亦提出"肝为畅情志之枢,心为出神明之府;肝为起病之源,心为传病之所"的学术思想,认为不寐起源于肝,传变于心,在其发生发展过程中,同时累及或相继累及他脏,引起五脏六腑皆病,进一步可致热、湿、痰、瘀、食相因或相兼为病,使不寐病机更加复杂化。刘茂才教授认为,本患者之不寐责之于肝气不舒,日久郁而化热,热扰心神,暗耗阴血,心神失养,患者每于情绪不佳而失眠加重,故治则标本兼治,方以柴胡、牡丹皮、菊花、薄荷、莲子清泄心肝之火,白芍、生山萸肉、大枣滋阴养血以养肝之体,合欢皮、首乌藤、酸枣仁、浮小麦宁心安神,共奏其功;用药后期患者心肝之火渐消,故逐渐去除清泄心肝之火的用品,加用党参、茯苓健脾益气,健运中州,巩固疗效,效果颇佳。

(郑春叶)

(4)平肝潜阳养心安神不寐医案

刘某,女,67岁,籍贯广州,失眠半年,入睡困难,早醒,现服用阿普唑仑助眠,睡眠时间3~4小时,舌黯红,苔薄白,脉细滑。本证主要因年老体虚,肝肾虚损,阴血不足,以致肝阳偏亢,内扰心神,故治以平肝育阴、养心安神为法,收效甚佳。

患者刘某,半年前无明显诱因下出现失眠,入睡困难,早醒,现服用阿普唑仑0.8mg qn助眠,睡眠时间3~4小时,无胸闷心慌、无头痛头晕等不适,言语多,纳一般,大小便正常,口干口苦,舌黯红,苔薄白,脉细滑。既往高血压病史多年,自诉近期血压控制尚可。

初诊(2014年7月2日):症见失眠,入睡困难,早醒,现服用阿普唑仑0.8mg qn助眠,睡眠时间3~4小时,无胸闷心慌、无头痛头晕等不适,言语多,纳一般,大小便正常,口干口苦,舌黯红,苔薄白,脉细滑。四诊合参,当诊为不寐(肝肾阴虚),以平肝育阴、养心安神为法,予口服养心安神口服液、益智健脾胶囊,另拟方如下:

天麻15g	钩藤15g	山茱萸15g	酸枣仁20g

合欢皮 15g　　党参 15g　　茯神 20g　　制远志 10g

女贞子 15g　　牛膝 15g　　川芎 15g　　首乌藤 30g

水煎内服,日1剂,共7剂。

二诊(2014年7月16日):服药后睡眠稍好转,仍入睡难,需服用药物,易醒,时打鼻鼾,纳一般,大小便正常,舌黯红,苔薄黄,脉细。改益智健脾胶囊为归脾丸,并调整中药处方如下:去女贞子、川芎,加杜仲、益智以补益肝肾、安神定志。

三诊(2014年9月3日):服药后睡眠改善,入睡较前容易,仍易醒,时打鼻鼾,时有心慌,少许胸闷,无胸痛,口干口微苦,纳一般,大便干结,小便可,舌黯红,苔薄黄,脉细结。调整中药处方如下:初诊中药去牛膝、川芎,增加党参用量至20g并加麦冬以益气滋阴养心,加郁金以行气化瘀宽胸。

四诊(2014年9月17日):入睡困难症状改善,胃纳较前好转,仍有口干,舌黯红,苔薄白,脉细滑。继续予养心安神口服液,汤剂上方加减续服一周。睡眠改善,诸症向好。

按:失眠首先记载于《黄帝内经》,称其为"不得卧""目不瞑"。《黄帝内经》认为,其主要病机是"阴虚"所致。《灵枢·大惑论》:"卫气不得入于阴,常留于阳。留于阳则阳气满,阳气满则阳蹻盛,不得入于阴则阴气虚,故目不瞑矣。"《灵枢·邪客》:"阴虚故目不瞑。"《黄帝内经》还认为肝热也可导致失眠。《素问·刺热》:"肝热病者,小便先黄……手足躁,不得安卧。"对于失眠的治疗,刘老有自己独到的见解。他认为失眠与肝肾虚损而致阴血不足,脑海失养关系最为密切。所谓虚损是指气血不足,五脏亏损。因病而致损的,调之可复,补之可足。大抵虚损之病,五脏都有,但多见于肝肾阴虚,肝阳上亢。肝肾同源,肝阴虚则阴虚生内热,风火内动,水火不交,肝阳上扰,这都是生于肝肾的,所以治法应当补肾平肝,宁心安神。水火交,浮阳降,则五脏之阴不会再受影响,失眠证也就可治愈。该患者年过七七,年老体衰,肝肾阴亏,阴虚不足,以致肝阳上亢,心神受扰,故治以平肝潜阳、养心安神为法。方药予天麻、钩藤平肝潜阳,女贞子、山萸肉、牛膝滋补肝肾,酸枣仁、合欢皮、茯神、远志、首乌藤养心安神,党参健脾益气宁心,川芎通络宁神;诸药合用使肝阳潜、心神静,则睡眠安宁。

(郑春叶)

（5）清肝宁心安神治疗不寐案

陈某,女,31岁,因"失眠1年余"于2014年1月12日初诊来诊,症见:夜间入寐艰难,且醒后不能再寐,性情烦躁,口渴喜饮,舌红、苔薄,脉弦。诊为不寐,证属肝火扰心,治予清肝宁心安神。临证用药多选用川楝子、夏枯草疏肝泄热,赤、白芍养血清肝,夏枯草、半夏能和调肝胆,交通、顺应阴阳而治失眠,百合、知母清热滋阴,宁心安神,茯神、五味子、炙远志、炒枣仁共奏养心安神之效。

初诊:夜间入寐艰难,且醒后不能再寐,性情烦躁,口渴喜饮,舌红、苔薄,脉弦。诊为不寐,证属肝火扰心,治予清肝宁心安神。处方如下:

香附 10g	川楝子 6g	赤白芍 10g	制半夏 10g
夏枯草 15g	生葛根 30g	肥知母 10g	百合 15g
茯苓 15g	五味子 6g	炙远志 6g	炒枣仁 15g

日1剂,水煎服,共7剂。

二诊:患者诉服药后睡眠显著改善,前方奏效,再守原意。继进14剂,患者寐安,余症悉除。

按:患者性情烦躁,肝失条达,肝郁化火,上扰心神则不寐,肝火伤津,则口渴喜饮,舌红,苔薄,脉弦为肝火偏旺之象,故治予清肝宁心安神,切乎病机。方中制香附疏肝解郁,川楝子、夏枯草疏肝泄热,赤、白芍养血清肝,夏枯草得半夏能和调肝胆,交通、顺应阴阳而治失眠,百合、知母一润一清,一补一泻,能清热滋阴,宁心安神,辰茯神、五味子、炙远志、炒枣仁共奏养心安神之效,生葛根能改善心脑循环,鼓舞药气上达清窍,使上述药物更有效地发挥作用。诸药合用,相伍得当,故疗效显著。

(华荣,曾茜)

（6）清热除烦,养阴安神法治疗不寐

赵某,男,30岁,籍贯湖北荆门,因"入睡困难10余年"于2013年4月17日来诊。症见:失眠,每日睡觉梦呓,早醒,入睡困难,现精神差,疲劳,心烦,易汗出,口干,二便可,舌红苔薄白,脉弦。诊为不寐,证属心肝热炽,治以清热除烦,养阴安神。

初诊(2013年4月17日)症见:失眠,每日睡时梦呓,早醒,入睡困难,现精神差,疲劳,心烦,易汗出,口干,二便可,舌红苔薄白,脉弦滑。诊为不寐,证属心肝热炽,以清热除烦,养阴安神为法,拟方:

北沙参 20g　　麦冬 15g　　知母 15g　　生山萸肉 15g
首乌藤 30g　　酸枣仁 20g　白芍 20g　　夏枯草 15g
合欢皮 25g　　栀子 10g　　牡丹皮 15g　龟甲 20g(先煎)

水煎内服,共7剂。

天王补心丹,8丸,每日2次。

七叶安神片,1片,每日3次,共7天。

二诊(2013年5月15日):服药后烦躁较前改善,睡眠改善不明显,仍早醒,入睡困难,多梦,疲劳,记忆力减退,口干,二便可,舌脉同前。调方如下:原方去山萸肉、夏枯草、栀子、龟甲,加生地20g,莲子20g,制远志10g,珍珠母30g,并配合知柏地黄丸以加强其养阴清热安神之力。药后随访数月,睡眠、情绪都有改善,做梦明显减少。

按:不寐最早由《难经》提出,是以经常不能获得正常睡眠为主要特征,临床多表现为夜间兴奋不眠,或睡眠不深、易醒、多梦,白天困倦思睡、无精打采等,严重影响了人们的正常生活、工作和学习。中医注重整体观念,不寐可从五脏论治,如从心论治常有心血不足、心阳偏亢、痰火扰心等症候,从肝论治常见肝火扰心,肝血不足等证,脾多虚证,故从脾论治临证多见心脾气血两虚,从肺论治相对较少,肺与卫气关系密切,常见病症为营卫失和之证,从肾论治则心肾不交、肾阳虚衰为主要证候。但总由阴亏不能敛阳,或者阳盛不入于阴致阴阳失交而引起。刘教授认为,现代年轻人不寐多与肝相关,肝主调节人体的情绪,情绪不好,肝气郁结,郁而化热,可上扰心神;疾病迁延日久,火热伤阴,阴血亏虚,血不养心,心神不宁,阴虚阳亢之势愈演愈烈,治疗此类病证,刘教授认为,清热养阴不能偏废,以急则治其标为则,宜先以清热为重,待病情缓解,则宜以养阴扶正为主,即所谓"壮水之主,以制阳光"。本案中,患者为年轻男性,平素情绪差,易烦躁,病史较长(10余年),初诊时,烦躁、多梦等肝火之象挺明显,刘教授以夏枯草、栀子、丹皮清肝泻火,沙参、麦冬、知母、白芍、山萸肉、龟甲等入肝肾养阴之品扶正祛邪,并运用合欢皮、首乌藤、酸枣仁安神定志以助眠;二诊患者肝火之象缓解,并且清热之品易伤胃气不宜久服,待病情缓解后,刘教授认为此时宜以养阴安神扶正为主,故原方去夏枯草、栀子等寒凉之品,加生地、莲子等养阴药中平和之品适宜久服,珍珠母、远志能入肝安魂定志。刘教授论治不寐总以养阴为重,火热之邪一时为重,日久必伤及阴精,养阴之品的选用宜以清润为主,长久服用不至于滋腻碍胃;不寐属于神志病,安神之品的应用在中医中是一大优势,需要灵活运用,如此则邪去正安神定,自然得寐。

(华荣,曾茜)

(7) 疏肝健脾解郁安神不寐医案

　　黄某,男,30岁,籍贯广州,反复失眠4年余,梦多易醒,醒后难以入睡,舌质淡红,苔薄白,脉弦。本证主要以本虚为主,兼以标实。本例患者因长期从事夜班工作,精神紧张,导致心神不宁,失眠多梦,其不寐发生的直接原因是心血虚亏,深究根本原因多在于肝郁脾虚。其心血虚是标,本在肝郁脾虚。故治以疏肝健脾,解郁安神为法。

　　患者黄某,自诉从事餐饮行业工作劳累,四五年前开始日夜颠倒,每天工作至凌晨两三点才能休息,导致睡眠较差,梦多易醒,醒后难以入睡,自2013年起越为严重,甚则整晚无法入睡。经中西医治疗效果欠佳,现日间腰酸腰痛,疲倦乏力,易出汗,活动后加剧,自觉面部常有潮热感,时有胃脘部隐痛不适,发作无定时。

　　初诊(2014年10月8日):症见失眠,神疲乏力,面色无华,时有汗出,纳差,胃脘部隐痛不适,嗳气,少许反酸烧心感,腰酸腰痛,口干口苦,尿频,时有尿痛,大便偏烂。舌质淡红,苔薄白,脉弦。胃镜检查提示:慢性浅表性胃炎伴糜烂,Hp+。2014年6月6日尿检白细胞1+,肾功正常。此患者四诊合参,当诊为不寐(心血亏虚,肝郁脾虚),以疏肝健脾和胃,解郁养心安神为法,予口服益智健脾胶囊、养心安神口服液,另拟方如下:

党参 20g	茯苓 15g	海螵蛸 20g	蒲公英 15g
竹茹 15g	首乌藤 30g	合欢皮 25g	郁金 15g
浮小麦 30g	知母 15g	牡丹皮 15g	珍珠母 30g

水煎内服,日1剂,共7剂。

二诊(2014年10月15日):服药后睡眠情况稍好转,时反复,大便正常,舌尖红,苔薄白,脉弦。改养心安神口服液为七叶神安片。中药处方中党参改为太子参,知母改为麦冬,去合欢皮加有瓜石斛,减清热之力而增养阴之效。

三诊(2014年10月22日):入睡困难症状改善,胃纳较前好转,仍口干,舌淡红,苔薄白,脉弦。予口服益脑胶囊,汤剂上方加减续服1周。睡眠改善,诸症向好。

按:《景岳全书·不寐》说:"不寐证虽病有不一,然惟知邪正二字则尽之矣。盖寐本乎阴,神其主也。神安则寐,神不安则不寐;其所以不安者,一由邪气之扰,一由营气之不足耳。有邪者多实,无邪者皆虚。"明确提出了以邪正虚实作为本病辨证的纲领,故临床治疗当先分虚实。机体生命活动的持续和气血津液的生化,都有赖于脾胃运化的水谷精微,而称脾胃为气血生化之源,"后天之本"。李东垣在《脾胃论·脾胃盛衰论》中说"百病皆由脾胃衰而生也。"脾在志为思。《景岳全书·不寐》指出:"劳倦思虑太过者,必致血液耗亡,神魂无主,所以不眠。"随着社会的发展而出现的生活节奏加快,工作压力增加,学习紧张,竞争性增强等诸种因素,使人们思虑过度,所思不遂,影响机体的正常生理活动。尤其是气的正常运动,导致气滞和气结,气结于中,阻碍了脾之升清运化,胃之受纳腐熟,即出现所谓"胃不和则卧不安"之证。本例患者因长期从事夜班工作,精神紧张,导致心神不宁,失眠多梦,其不寐发生的直接原因是心血虚亏,深究根本原因多在于肝郁脾虚。其心血虚是标,本在肝郁脾虚。故治以疏肝健脾和胃,解郁养心安神为法。方中党参、茯苓健脾宁心,蒲公英、竹茹、知母清除胃热,海螵蛸制酸,首乌藤、合欢皮、郁金、珍珠母合用解郁安神,浮小麦收涩敛汗,另患者胃脘隐痛,虑其久病必瘀,加丹皮以凉血活血散瘀终收全效。对于此类患者,如坚持临床上惯用的"养血安神"及"补养心脾"法,只能治标,未触其本,只有从疏肝健脾入手,方为治本之道。

(郑春叶)

（8）疏肝清热,益气滋阴安神法治疗不寐案

张某,男,42岁,因"失眠1年余"于2014年3月12日初诊。主诉:失眠1年余,症见情绪较低落,入睡困难,梦多,伴有头痛不适、周身乏力等,食纳一般,时有口苦,口不干,大便时烂,舌红,苔白略腻,脉沉细。诊为不寐。辨为肝气化火,气阴不足之证。患者肝气不舒、气机不畅,肝为生发之脏,只要疏发肝气,使气机调畅,自阳气自出,阳不抑且不亢,则自能与阴气和合,寤寐正常。刘老通过疏肝清热、益气滋阴而达到安眠之效。

初诊:神清,精神稍疲倦,面色晦黯,情绪较低落,入睡困难,梦多,一晚只能正常睡眠3~4个小时,伴有头痛不适、周身乏力等,食纳一般,时有口苦,口不干,大便时烂,舌红,苔白略腻,脉沉细。诊为不寐,辨为肝气化火,气阴不足之证。治以疏肝清热,益气滋阴安神之法。处方如下:

太子参 20g	麦冬 15g	茯苓 15g	柴胡 15g
郁金 15g	合欢皮 15g	白芍 20g	知母 15g
山萸肉 15g	丹皮 15g	酸枣仁 20g	女贞子 15g

7剂,清水煎服,日1剂。

二诊:服药7剂,患者自述睡眠好转,每晚能睡6个小时,心情较前舒畅。早上醒时自觉口苦。上方去茯苓、山萸肉、女贞子,加菊花、黄柏清肝之湿热,加珍珠末安神。方如下:

太子参 20g	麦冬 15g	珍珠末 1 支	柴胡 15g
郁金 15g	合欢皮 15g	白芍 20g	知母 15g
菊花 15g	丹皮 15g	酸枣仁 20g	黄柏 15g

7剂,清水煎服,日1剂。

三诊:服上方7剂,已无口苦之症。睡眠有很大改善,入睡较前容易,梦亦少。唯大便较烂。刘老去原方之菊花,加太子参、益智仁、茯苓,续服5剂,大便已能成形。后又续服7剂,诸症见愈。嘱其避免饮用咖啡、浓茶等兴奋

神经性饮料,尤其是睡前,少食煎炸食品,多参加户外运动,保持心情舒畅。

按:《灵枢·营卫生会》篇云:"气至阳而起,至阴而止","夜半而大会,万民皆卧,命曰合阴。"言人之寤寐与营卫气血阴阳的循环转运有关,阳入于阴则寐,阳出于阴则寤。本案患者为一年轻男性患者,从其临床表现可以看出既有情绪低落、口苦等肝气不舒、化火等实的一面,也有周身乏力、大便烂、脉沉细等虚的一面,可谓虚实夹杂。但总的来说,还是以实的一面为主,患者肝气不舒、气机不畅,肝为生发之脏,只要疏发肝气,使气机调畅,自阳气自出,阳不抑且不亢,则自能与阴气和合,寤寐正常。刘老通过疏肝清热、益气滋阴而达到安眠之效,是抓住了患者病情的"机要",从而解决其失眠之苦。如今,因为生活压力等各种原因,很多年轻人,特别是都市白领,都有失眠之困,更有甚者长期依靠安眠药入睡。这个大社会背景生态,其实也提醒我们,在诊治不寐时,一定要疏发患者肝气,调畅其气机,不要一味地补,应以通为补。

(华荣,曾茜)

(9) 疏肝养阴安神法治疗不寐案

周某,女,42岁,籍贯中山,因"入睡困难3年余"于2013年5月16日来诊。症见:情绪不稳,入睡困难,失眠,需服安眠药入睡,偶有头晕,颈部无力,头部感觉松弛,口干,大便两日一次,质稍硬。舌红,苔黄腻,脉弦细。诊为不寐,证属肝郁阴亏,治以疏肝养阴安神。

初诊(2013年5月16日):失眠,入睡困难,需服安眠药入睡,偶有头晕,颈部无力,头部感觉松弛,口干,大便两日一次,质稍硬。血压100/65mmHg左右。舌红,苔黄腻,脉弦细。诊为不寐,证属肝郁阴亏,以疏肝养血安神为法,拟方如下:

太子参20g	知母15g	麦冬15g	生山萸肉15g
酸枣仁20g	首乌藤30g	合欢皮25g	制远志5g
牡丹皮15g	有瓜石斛15g	白芍20g	柴胡15g

水煎内服,共7剂。

七叶神安片,1片,每日3次,养心安神口服液,2支,睡前服,共7天。

二诊(2013年5月23日):服药后情绪改善,较前易入睡,仍需服用安眠药,头晕、乏力等症缓解,口干,大便已明显改善。舌红,苔微黄,脉弦细。患者阴虚明显,此次以滋阴安神为法,拟方如下:

龟甲 20g(先煎)	有瓜石斛 15g	白芍 20g	生地黄 15g
北沙参 20g	知母 15g	麦冬 15g	生山萸肉 15g
酸枣仁 20g	首乌藤 30g	合欢皮 25g	莲子 15g

水煎内服,共7剂。

成药同前方。

按:随着医学模式的改变,心理因素对人类疾病的影响日益深远,各种以心理精神因素为始动原因疾病的发病率正逐年上升,严重影响了现代人的生活质量,不寐正是其中之一。中医学多认为不寐的发生神志不宁及阴阳失调密切相关。诚如张景岳所言:"盖寐本于阴,神其主也,神安则寐,神不安则不寐。"再一个就是,人体阴阳消长出入的变化,决定了睡眠与觉醒的生理活动,阳入于阴则寐,阳出于阴则寤,《灵枢·口问》篇有云:"阳气尽,阴气盛,则目瞑;阴气尽,而阳气盛,则寤矣。"刘教授认为,现代人生活工作压力大,情志不舒是导致不寐的主要原因,而情志过激动、情欲妄动等易损伤人体阴血、津液,其病理变化总离不开阴阳失调,故刘老认为不寐病机复杂,病症特点为本虚标实,阴虚是其重要的病因病机之一,而今人也以阴虚为多,阳盛者相对少见,如《景岳全书·不寐》云:"真阴精血不足,阴阳不交,而神有不安其室耳"此之谓也。治疗上,刘教授多滋阴养血培其本,使得阴阳调和,并善用中医特有的安神药,宁神定志,神安则易寐,并佐以疏肝柔肝之品针对致病之因调畅情志。本案女性患者,长期情绪欠佳,伴随头晕、口干、便秘等阴虚的表现,一诊时刘老以麦冬、石斛、太子参、知母、丹皮之属养阴清热而不滋腻,刘老滋阴尤喜用山萸肉,山萸肉善补肝肾之精,又能收敛固涩,对先天之精有很好的充养作用;辅以酸枣仁、合欢皮、首乌藤、远志等安神之品治其标,最后以柴胡、白芍疏肝理气,使肝气得疏而情志条畅。二诊患者情绪精神改善,此时可去柴胡、远志,加龟甲、沙参、生地、莲子等滋补元肾之品,阴精易损而难成,唯有以先天补养后天方能有所改善,使得阴阳调和,神安得寐,以期治病求本。

(华荣,曾茜)

(10) 心血亏虚肝阴不足邪热内扰心神不寐医案

郑某,女,41岁,籍贯广州,失眠1年余,夜眠欠佳,早醒,伴有心慌,手足少许震颤,舌黯,苔白微腻,脉细数。本证主要因气血不足,肝脾两虚,以致心神失养,神舍不宁,故治以补益气血,健脾养肝安神。疗效尚可。

患者郑某,1年前开始出现失眠,睡眠较浅,早醒,精神紧张,心慌,手心汗出,畏寒,伴有手足震颤,纳可,小便可,大便稍稀烂。月经约28天一潮,量少,色黯,无痛经。舌黯,苔白微腻,脉细数。既往乳腺纤维囊性增生、子宫肌瘤病史。

初诊(2014年1月16日):症见失眠,睡眠较浅,易惊早醒,平素精神紧张,少许干咳,偶有心慌,伴手心汗出,四肢少许震颤,纳可,小便调,大便稍稀烂,月经量少,色黯,舌黯,苔白微腻,脉细数。经中西医治疗效果欠佳,慕名来诊。四诊合参,当诊为不寐(气血不足,肝脾两虚),以补益气血,健脾养肝安神为法,予中成药养心安神口服液、益智健脾胶囊口服,另拟方如下:

合欢皮 25g	浮小麦 30g	丹参 15g	首乌藤 30g
制远志 10g	当归 10g	炙甘草 10g	黄芪 45g
酸枣仁 20g	茯苓 15g	白术 15g	生山萸肉 15g

水煎内服,日1剂,共7剂。

二诊(2014年2月13日):服药后睡眠稍好转,仍易惊早醒,少许干咳,时有心慌,手足震颤改善,纳可,二便调,舌黯,苔白微腻,脉细数。调整中药处方如下:去浮小麦、制远志,加麦冬清心、香附疏肝行气。开导患者减轻心理负担,继服7剂。

三诊(2014年2月20日):睡眠改善,睡眠时间延长,手足震颤较前好转,时有心慌,纳一般,大便稍烂,小便可,舌黯,苔白微腻,脉细。改益智健脾胶囊为归脾丸,并调整中药处方如下:去丹参、浮小麦、生山萸肉,加川芎养血活血、党参及山药益气养阴,继服7剂。

四诊(2014年2月27日):睡眠浅、早醒得到改善,时有少许心慌,舌黯,苔白,脉细。前方稍事加减续服一月,睡眠改善,诸症基本告愈。

按:失眠是指经常不易入睡,或寐而易醒,醒后不能再睡,或睡而不酣,时易惊醒,甚或彻夜不眠。中医对失眠的病机认识可追溯到《黄帝内经》,《灵枢·大惑论》曰:"卫气不得入于阴,常留于阳。留于阳则阳气满,阳气满则阳跷盛,不得入于阴则阴气虚,故目不瞑矣。"

《景岳全书·不寐》云:"寐本乎阴,神其主也,神安则寐,神不安则不寐。"心主血脉,脉舍神,心血充盈、脉道通利是心神活动的物质基础;若心血不足,或脉道不利,心无所养,神无所寄,或虚火上炎,扰动神明,均成不寐,对于顽固性不寐,气血失调是一个重要的因素。另情志亦可影响睡眠,本患者平素精神易紧张,惊则气乱,神无所主,对此刘教授每每耐心给病人分析病情,辅以心理疗法,开导其畅情志。处方上,结合刘老多年临床经验,常用酸枣仁、白芍、麦冬、知母、合欢皮、首乌藤等养心安神;当归、女贞子、桑椹子、山萸肉等滋补肝肾;佐以远志、菖蒲、丹参、夜交藤等祛瘀化痰,宁心安神,诸药合用,使心血充,肝肾足,水火交,则夜寐酣。

(郑春叶)

(11) 治疗肝火扰心,阴血亏虚型不寐案

黄某,女,38 岁,因"失眠 1 年余"于 1996 年 10 月 8 日初诊。症见失眠多梦,彻夜难眠,白天神疲乏力,头晕头痛,口干口苦,大便干结,舌红苔黄,脉滑。诊为不寐,证属肝火扰心,阴血亏虚,故治宜清肝泻火,滋阴养心安神为法。临床常用菊花、栀子、丹皮清泻肝火,白芍、麦冬、知母、合欢皮养心安神;女贞子、桑椹子、首乌、山萸肉等滋阴补肾,诸药合用而取效。

患者自诉因家事不和于 1996 年 6 月开始出现夜间失眠,难于入睡,甚则彻夜不眠,头晕头痛,服安定片等药夜间可睡 3~4 小时,但因疗效欠佳,且全身乏力等不良反应,遂停服;近日又因情绪不佳,失眠加重,今求中医诊治。

初诊:失眠多梦,彻夜难眠,白天神疲乏力,头晕头痛,口干口苦,大便干结,舌红苔黄,脉滑。辨证为属肝火扰心,阴血亏虚,治以清肝泻火,滋阴养心安神。处方如下:丹皮 12g,山栀 12g,菊花 15g,水牛角 30g,知母 15g,麦冬

15g,龟板 20g,女贞子 20g,生地 30g,山萸肉 15g,瓜蒌皮 12g,合欢皮 30g。7剂,清水煎服,日 1 剂。

二诊:诉口干口苦,性急易怒明显减轻,大便通畅,睡眠亦改善,每晚可睡 5~6 小时。继续以上方加减服用一月,诸证痊愈。

按:失眠即不寐,张景岳对该病论述最详,《景岳全书·卷十八·不寐》指出:"不寐证虽病有不一,然唯知邪正二字则尽之矣。盖寐本乎阴,神其主也,神安则寐,神不安则不寐,其所以不安者,一由邪气之扰,一由营气不足耳;有邪者多实证,无邪者皆虚证。"明确提出以邪正虚实作为本病辨证的纲领。本例患者之不寐责之于郁怒伤肝,肝气郁结,郁而化热,郁热内扰魂不守舍,故不能入睡,或通宵不眠,即使入睡,亦多梦易惊悸;肝郁日久,化热必伤阴血,心神失养,加重病情。故立虚实兼顾之原则,方以水牛角、丹皮、山栀、菊花清泻肝火;麦冬、知母、龟板、女贞子、生地、山萸肉滋阴养血、凉血清心;合欢皮宁心安神。

(翁銮坤,张佛明)

5. 痴呆案三则

(1) 补气血益肝肾涤痰活血痴呆医案

罗某,男,61岁,籍贯广州萝岗,近事遗忘 6 月余,伴神疲乏力,头晕头痛,舌淡黯,苔薄偏少,脉弦细。脑出血病史。本证主要为精、血、气亏损不足,使髓海失充、脑失所养,诸邪内阻,上扰清窍,终致神明失用,痴呆遂生。以气血亏虚、肝肾不足为根本,痰瘀阻滞清窍为标,因此治以补气血、益肝肾,涤痰活血。

患者罗某,近事遗忘 6 月余,神疲乏力,反应迟钝,言语不利,生活起居不能自理,未予系统治疗。近期加重,伴头晕头痛、痰多难咯、下肢浮肿等症,故而来诊。现患者记忆力下降,言语不利,时有头晕头痛,双下肢浮肿、乏力,舌淡黯,苔少,脉弦细。

初诊(2014 年 9 月 24 日):记忆力下降,反应迟钝,言语含糊,头晕头痛,喉间有痰难咯,口干饮水多,无饮水咳呛,双下肢浮肿、乏力,纳差眠可,小便黄,大便次数多,量少,时烂时硬,舌淡黯,苔少,脉弦细。四诊合参,当为痴

呆,证属气血不足、痰瘀阻窍,以补气血、益肝肾,涤痰活血为法,拟方如下:

黄芪 45g	党参 20g	天麻 10g	钩藤 20g
杜仲 20g	牛膝 15g	法半夏 15g	生山萸肉 15g
三七片 10g	茯苓 15g	芡实 15g	山药 15g

水煎内服,共 14 剂。

益脑康口服液 1 支,口服,每日 3 次,共 14 天。

二诊(2014 年 10 月 8 日):现患者精神较前好转,反应及活动较前稍灵活,食欲渐开,余症状同前。虑其中土渐实,故前方去三七片、茯苓、芡实、山药,加石菖蒲、制远志、巴戟天以增涤痰醒脑开窍之力,继服 7 剂。同时改益脑康口服液为痴复康口服液。

三诊(2014 年 10 月 22 日):患者经治逾月,现精神好转,虽仍有记忆力下降,但头晕头痛消失,双下肢未再有浮肿,纳眠可,二便基本正常。效不更方,嘱继以上方(或制为蜜丸)长期服用,定期门诊复诊。

按:痴呆多见于老年人,《本草备要》:"人之记性,皆在脑中。小儿善忘者,脑未满也;老人健忘者,脑渐空也。"人之老年,多有不同程度的气血亏虚和精气不足,这正是中风后痴呆发病的主要内因。气、血、精亏损不足,使髓海失充、脑失所养及风、火、痰、瘀诸邪内阻,上扰清窍,清窍受蒙乃其主要病机。气为血帅,气行则血行,气虚则血行滞涩;脾运不健,聚湿生痰,痰浊内停,又可反过来阻滞气机,致气血运行不畅,痰瘀互生,迷蒙清窍;肾精不足,阴阳失调,精亏于下,而阳浮于上,或精血亏少,水不涵木,风阳内动,致体内风、火、痰、瘀相互为患,激动气血上逆于脑,脑络为之不利,加之肾精不足,髓海空虚,清窍失养,终致神明失用而灵机记忆皆失,出现神思迟钝、遇事善忘等痴呆症状。刘教授往往在治疗此病时善于抓住老年体衰,气血亏虚,脑髓失养,肾虚髓空为本,痰瘀留滞脑髓,迷蒙清窍为标这一特点,治疗上重在补气血、益肝肾,涤痰活血为主。擅用广东省中医院研制的痴复康口服液,内有北芪、边条参、当归、紫河车、巴戟天等配制而成,在临证过程中,又往往抓住大补气血,兼以涤痰活血通络的大方向,重用北芪以大补气血,同时配用杜仲、牛膝、女贞子、菟丝子、山茱萸等以填益精髓,予半夏、石菖蒲、远志等以加强涤痰通络开窍之力度,屡收良效。

(郑春叶)

(2) 益气活血,补益肝肾法治疗健忘案

张某,63 岁女性,记忆力下降伴头昏沉感半年,有肢体麻木感,饮食可,睡眠差,耳边可。舌淡黯苔白,脉细弦。用益气活血,佐补肝肾为法。

张某,女,63 岁,近半年来常出现头昏沉感,记忆力下降,神疲乏力,间有肢体麻木感,饮食可,睡眠差,二便均可,舌淡黯苔白,脉细弦。头颅 CT 示脑萎缩,TCD 示脑动脉硬化。西医诊为脑动脉硬化症,中医诊为健忘,曾多方治疗效果欠佳。今求中医治疗,辨证为气虚血瘀,兼脑髓不足,以益气活血,佐补肝肾为法。处方如下:

北芪 60g	党参 20g	丹参 20g	葛根 30g
益母草 20g	毛冬青 30g	石菖蒲 10g	川芎 15g
菟丝子 20g	山萸肉 12g	杜仲 20g	甘草 6g

日 1 剂,加减服用近两月,自觉精神好,记忆力较前增强,头昏沉感基本消失。

按:本案气虚为病之本,脉络不通为病之标。元气亏虚,不能上荣于脑,精明之府失去气血之营养,而出现头昏沉、健忘之症,即所谓:"上气不足,脑为之不满,耳为之苦鸣,头为之苦倾,目为之苦眩。"肢体麻木一症,证亦属气虚,营卫通达欠畅,故治疗从益气入手,辅以活血通络之剂。大补元气以黄芪为首选药物,气足则血充,并加用川芎、丹参通畅血脉,故诸症向愈。本方加入补肾药物者,因本病病位在脑,内经谓脑与肾有直接联系,"肾主骨髓",中医特别强调精、髓、脑三者密切相关,且肾对三者起绝对作用,如张介宾所云:"精藏于肾,肾通于脑,精成而脑髓生。"脑髓的有余或匮乏,其实质乃是肾气盈虚的表现,因此加入菟丝子、山萸肉、杜仲等补肾填精的药物,其意义即在于此。

(华荣,文灼彬)

(3) 益气养血,平肝息风,化痰开窍法治疗呆证案

李某,男,62 岁,双手震颤 3 年余,伴反应迟钝 2 月。神疲乏力,并见气

短懒言,面色无华,头晕眼花,口角流涎,动则汗出,双手节律性震颤,慌张步态,肌肉强直,反应迟钝,失眠,纳差,大便三日一次,舌质淡黯苔白,脉弦细。治当益气养血,平肝息风,化痰开窍。

李某,男,62 岁,退休工人。患者于 3 年前出现头晕,双手震颤不止,四肢动作笨拙,步态慌张,曾在某医院住院治疗,诊为帕金森综合征,给予左旋多巴、美多巴、安坦等药治疗,症状无明显好转,近两月又出现反应迟钝,近事过目即忘。

初诊(1996 年 3 月 12 日):症见神疲乏力,并见气短懒言,面色无华,头晕眼花,口角流涎,动则汗出,双手节律性震颤,状如搓丸,慌张步态,肌肉强直,反应迟钝,失眠,纳差,大便 3 日一次,舌质淡黯苔白,脉弦细。辨证为气血亏虚,风痰内扰,治当益气养血,平肝息风,化痰开窍。处方如下:

北芪 45g	党参 40g	天麻 15g	钩藤 15g
白芍 15g	川芎 15g	首乌 20g	石菖蒲 12g
远志 6g	蜈蚣 3 条	川朴 15g	法夏 12g
甘草 6g			

7 剂,清水煎服,日 1 剂。

二诊(1996 年 3 月 20 日):精神状态明显好转,饮食增加,汗出减少,大便通畅,仍双手震颤,步态慌张,舌质淡红苔白,脉弦。效不更方,继以上方连服 1 月,同时加用自拟养血活血,息风定惊之益脑安胶囊。

三诊(1996 年 4 月 22 日):服药一月半来,患者精神良好,反应较前灵敏,饮食正常,睡眠佳,双手震颤好转,手指节律性震颤次数减少,口角流涎症状消失,二便正常,舌质红苔淡白,脉弦。风痰渐消,气血渐复,以阴虚风动为主证,上方去川朴、蜈蚣加女贞子 18g、山萸肉 15g 滋补肝肾之阴,继服益脑安胶囊两月。

经 3 月余治疗,双手震颤明显减轻,步态较前平稳,记忆力恢复,余均正常,遂以上方稍事加减,继续巩固疗效。该患者连续服药近 3 年,现震颤基本不影响生活,其他症状也均消失,年初随访,一切均正常。

按:帕金森综合征相当于中医之“颤证”,以头部、肢体摇动、颤为主要表现,历代医家多遵《黄帝内经》"诸风掉眩,皆属于肝"之说,以肝肾阴虚,阳亢风动为主要病机,治疗亦多以滋阴潜阳,平肝息风为法。观此患者前医亦多以此法治之,然收效不佳,其理何在?刘教授认为中医疗病,贵在随证立法,据法选方用药,结合四诊所见,该患者当辨为气血亏虚,风痰内扰,为本虚标实之证,而以本虚为主。关于气血亏虚所致颤证,清·高鼓峰《医宗己任编》论颤振说:"大抵气血俱虚不能荣养筋骨,故为之振摇,而不能主持也","须大补气血,人参养荣汤或加味人参养荣汤,若身摇不得眠者,十味温胆汤倍加人参,或十味温胆汤"。久病五脏俱虚,痰瘀内生,夹风上扰脑窍,故除肢颤外,尚有神识痴呆、反应迟钝、健忘等症,据此,立益气活血,化痰息风之法,方以大剂参芪补元气,首乌、白芍、当归、川芎养血活血以治其本;天麻、钩藤、蜈蚣息风平肝,通络止颤,远志、菖蒲、法夏、川朴化痰开窍,后气血渐复,加女贞、山萸肉增强滋阴之功而取效。可见对帕金森病的治疗,不能局限于一法,应辨证选方用药。

(华荣,文灼彬)

6. 癫痫案一则

补益肝肾健运脾气息风化痰癫痫医案

彭某,男,43岁,籍贯广东,反复肢体抽搐20余年,外院脑电图提示:重度异常脑电图,有癫痫样放电,诊断为癫痫。数月发作1次,疲劳或情绪改变后诱发,每次发作数秒至1分钟不等,间中意识丧失,现颜面少许浮肿,偶有头晕,无头痛,无口干口苦,纳眠可,二便调,舌黯红,苔白中有裂纹,脉弦细。现规律服用奥卡西平抗癫痫治疗。本案癫痫缠绵难愈,发作期治标为主,在癫痫间歇期,当以治本为主,健脾补气,补益肝肾,兼以息风化痰。

患者彭某,反复癫痫发作20余年,数月发作1次,疲劳或情绪改变后诱发,每次发作数秒至1分钟不等,间中意识丧失,现颜面少许浮肿,偶有头晕,无头痛,无口干口苦,纳眠可,二便调,舌黯红,苔白中有裂纹,脉弦细。

初诊(2014年1月8日):对于癫痫的诊疗,刘茂才教授认为,本病病位在脑,病机多责之肝脾肾三脏,多由先天禀赋不足、七情内伤、跌仆撞击致颅脑受伤、饮食失调、劳作过度等原因致使脏腑受损,积痰蕴伏,风阳内动,瘀血阻滞,一遇劳累、惊恐、起居失于调摄、外感,致气机逆乱,使风火夹痰夹瘀,蒙蔽清窍,流窜经络。在癫痫间歇期,当以治本为主,健脾补气,补益肝肾,兼以息风化痰。拟方如下:

党参 20g	茯苓 15g	白术 15g	法半夏 15g
胆南星 10g	菟丝子 15g	枸杞子 15g	鹿角霜 15g
天麻 15g	钩藤 20g	石菖蒲 15g	制远志 10g

水煎内服,共 14 剂。

益脑安胶囊,2 瓶,用法:3 粒 po tid。

二诊(2014 年 2 月 26 日):近期无癫痫大发作,记忆力下降,无口干口苦,纳眠可,二便调,舌黯红,苔白,脉弦。前方基础上去鹿角霜、菟丝子,加巴戟天继续补肝肾之不足,加川芎加强行气活血之力。继服 14 剂。

三诊(2014 年 10 月 15 日):2014 年 1 月服药至今无癫痫发作,少许口干,纳眠可,二便调,舌黯红,苔白,脉弦。以上方稍事加减,加用山茱萸、肉苁蓉加强补肝肾精血之效,服用巩固疗效。

按:癫痫病位在脑,急性发作时多表现为风痰、痰火内闭,休止期、缓解期以风痰内伏,正气亏虚为主,尤注重息风涤痰,养血活血法的临床应用。盖癫痫久发不愈,多属虚痫,临床每见头晕目眩、面色苍白、心悸失眠、神疲乏力、反应迟钝、记忆力下降、手脚麻木等症。此乃血虚之象,据"血虚生风""治风先治血,血行风自灭"的理论,强调在息风涤痰的基础上,可重用一些当归、白芍等养血之药。该例患者癫痫反复发作多年,久病耗伤气血,兼风痰内伏,形成本虚标实之候,故方选党参、茯苓、白术健脾益气,菟丝子、枸杞子、山茱萸、肉苁蓉等补肝肾精血,天麻、钩藤、法夏、石菖蒲、胆南星平肝息风,化痰开窍。配合养血息风,涤痰开窍,定痫止痉作用的益脑安胶囊口服而取佳效。

(郑春叶)

7. 郁证案三则

(1)肝气郁结横逆犯脾心神失养郁证医案

许某,女,30 岁,籍贯汕头,长期失眠,易怒易哭,纳可,大便偏烂,舌黯红,苔薄白,脉弦滑。诊断为郁证,本病发病涉及肝心脾,其中与肝的关系更为密切,肝失疏泄,脾失健运,心失所养,脏腑气血阴阳失调而发为郁证。故本案治以疏肝解郁、健脾畅中、养心安神,收效甚佳。

患者许某,失眠8年余,以入睡困难为主,平素易怒易哭,曾至心理科就诊诊断为抑郁症,多次至外院门诊就诊,予服用奥氮平后可入睡,但副作用较大,现为求中医诊治,故慕名来诊。现患者仍失眠,易怒易哭,纳可,小便调,大便烂,舌黯红,苔薄白,脉弦滑。

初诊(2014年11月11日):症见失眠,易怒易哭,纳可,小便调,大便烂,舌黯红,苔薄白,脉弦滑。诊察之余,刘茂才教授认为,对郁证的治疗应根据病机特点,以理气开郁、畅达气机为则,并根据是否兼有血瘀、火郁、湿滞及气血阴阳亏虚等而分别采用活血、降火、化湿、养心安神、健脾补肾养肝等法。此患者四诊合参,当诊为郁证(肝气郁结、横逆犯脾、心神失养),以疏肝解郁、健脾畅中、养心安神为法,拟方如下:

柴胡 15g	郁金 15g	合欢花 10g	茯苓 15g
浮小麦 30g	大枣 10g	枳壳 10g	赤芍 15g
白术 15g	栀子 10g	党参 15g	首乌藤 30g

水煎内服,共7剂。并嘱其调畅情志。

二诊(2014年11月18日):服用前方后,易怒易哭等情绪问题减轻,睡眠障碍改善,但大便仍偏烂不成形,怕冷,此乃病久及肾,故在前方基础上加用益智仁温肾止泻,继服7剂,并继续嘱其注意情志调护。

三诊(2014年11月25日):睡眠障碍、易怒易哭明显好转,大便偏烂情况改善,因担心病情反复,要求继服药巩固疗效,遂以上方稍事加减服用,随访两月郁证情况好转稳定。

按:郁证病因多属情志内伤,发病涉及肝心脾肾,其中与肝的关系更为密切。肝喜条达而主疏泄,长期肝郁不畅,肝失疏泄,可导致五脏气血失调。肝气郁结,横逆犯脾,则出现肝脾失和之证。忧思伤脾,脾伤则气血生化无源,气血不足,故出现心脾两虚及心神失养之证。再者,肝郁化火,火郁伤阴,损及心肾之阴,出现阴虚火旺之证。正如《类证治裁·郁证》所云:"七情内起之郁,始而伤气,继必及血,终乃成劳。"刘教授总结前人对郁证的诊治,认为郁证多属虚实夹杂,其始于肝失条达,疏泄失常,表现出气机郁滞之象,气郁则湿不运,日久则病及血,乃至化火伤阴,损及心脾,虚实并见。故刘教授在临证中,主张"疏肝解郁、健脾畅中、养心宁神",遣方多用疏肝理气解郁之药,如大量使用柴胡、香附、枳壳、郁金、陈皮、合欢皮以疏肝理气、解郁宁神,肝气乘脾而见腹胀、腹泻者多加用白术、茯苓等以健脾祛湿,气血亏虚者多加用党参、当归、首乌藤、大枣、浮小麦等益气养血宁神之品,气郁化火者则加用栀子、丹皮、黄芩以泻火,诸药运用得当,故屡获良效。此外,刘教授认为,郁证的治疗应结合精神治疗,病家应移情易性,保持心情舒畅,避免不良精神刺激。综观本案,抓住病机,选药精当,值得学习。

(郑春叶)

（2）疏肝健脾,理气安神法治疗郁证案一则

张某,男,30岁,籍贯广州,因"心烦伴全身不适感1年"于2012年12月19日来诊。症见:心烦,心悸,精神疲乏,头晕,两侧太阳穴疼痛,全身关节酸痛,胃脘不适,腹部胀满,手脚冰凉,有痰,白黏痰,大便不调,舌淡红,苔黄腻,脉弦细。诊为郁证,证属肝脾气滞,治以疏肝健脾,理气安神。

初诊（2012年12月19日）:患者诉心烦,心悸,精神疲乏,头晕,两侧太阳穴疼痛,全身关节酸痛,胃脘不适,腹部胀满,手脚冰凉,有痰,白黏痰,大便不调,舌淡红,苔黄腻,脉弦细。既往经常腰痛2年,慢性鼻炎史。诊为郁证,证属肝脾气滞,治以疏肝健脾,理气安神为法。拟方:

党参 20g	茯神 15g	白术 15g	法半夏 15g
枳壳 10g	郁金 15g	合欢皮 25g	柴胡 15g
酸枣仁 20g	牡丹皮 15g	益智仁 15g	制远志 10g

水煎内服,共7剂。

七叶神安片,1片,每日3次,全天麻胶囊,2粒,每日3次,共7天。

二诊（2012年12月26日）:服药后精神、疲乏稍改善,口干,余症基本同前,舌红,苔黄腻,脉弦。调方如下,原方去柴胡、丹皮,口干可加麦冬养阴生津,丹参入心活血通经又能清心除烦,并嘱其放松心情,尽量转移对自身不

适感的关注。

按:随着社会的发展,生活节奏的加快,心理情志性疾病的发病逐年上升。郁证是中医对一些情绪障碍性疾病的统称,它的表现因人因时而异,常以各种自觉症状为主的一系列综合症候群,但主要还是由情志不舒,肝气郁滞而引发。如《古今医统大全·郁证门》说:"郁为七情不舒,遂成郁结,既郁之久,变病多端。"西医学多认为本病多由于心理负担或强烈的精神刺激导致大脑的兴奋及抑制功能失调,而出现的易于兴奋和疲劳等各种躯体不适感的症候群。关于郁证流传最广的当属朱丹溪的六郁之说,他在《丹溪心法·六郁》中提出了气、血、痰、火、湿、食六郁,并认为气郁是六郁之首,气郁也是其他五郁致病之因,由此创立了越鞠丸、六郁汤等著名方剂。刘教授认为肝气郁结是导致郁证最根本的原因,气郁日久可以化火、生湿、成痰而致诸证蜂起,形成诸多变证。多年临床刘教授发现,容易抑郁的人常伴随消化系统的问题,或者说脾胃功能差的人更容易引发抑郁,用中医理论解释就是肝脾密切相关,肝郁易乘土,土虚不疏木,肝脾失调在临床上非常常见。所以治疗郁证时,刘教授多肝脾同治,张仲景有云:"见肝之病,知肝传脾,当先实脾。"这是医圣在数千年前教我们治未病的思想。故此案中,刘教授以柴胡疏肝散加减以条达肝气治疗气郁,配以党参、白术等四君子之类健脾培土抑木,构成了调和肝脾的基本配伍。刘老在治疗脑病时还有一个特点,即善用安神药物,尤其是一些以情绪为诱因的疾病,他认为,"脑为元神之府",只有神志安宁,脑窍才能更好地行使其发号施令的功能。所以在治疗郁证当中,他也会加用酸枣仁、远志、首乌藤、合欢皮之类。刘教授认为,在郁证的早中期,如果中医能有效进行干预,疾病多能得到逆转,中医治疗抑郁症的前景是大有发展的。

(曾茜,华荣)

(3)疏肝解郁健脾畅中养心安神郁证医案

胡某,女,59岁,籍贯安徽,忧郁不畅、情绪不宁5年,舌淡,苔微黄,脉细。诊断为郁证,本病发病涉及肝心脾,而与肝的关系尤为密切,肝失疏泄,脾失健运,心失所养,脏腑气血阴阳失调而发为郁证。故本案治以疏肝解郁、健脾畅中、养心安神，屡获良效。

患者胡某，于 2009 年 4 月起发作一次头胀爆炸感，后多次发作情绪低落，有自杀倾向，脾气暴躁，易想起往年不愉快事情，对身边事物兴趣降低，多次就诊疗效欠佳，拒绝就医，后发作情绪亢奋，曾就诊广州市脑科医院 2 年疗效欠佳，后诉患者情绪低落及情绪亢奋交替发作，每次发作约 2 月。现慕名来诊，症见患者情绪低落，诉心烦，对身边事物不顺心，无头晕，无幻觉幻听，纳眠差，二便尚可，舌淡，苔微黄，脉细。

初诊（2014 年 1 月 16 日）：症见患者情绪低落，心烦，对身边事物不顺心，无头晕，纳眠差，二便尚可，舌淡，苔微黄，脉细。诊察之余，刘教授认为，对郁证的治疗应把握病机特点，以理气开郁、畅达气机为则，同时结合是否兼有血瘀、火郁、湿滞及气血阴阳亏虚等而分别采用活血、降火、化湿、养心安神、健脾补肾养肝等法。此患者四诊合参，当诊为郁证（肝脾气滞、上扰心神），治以疏肝理脾、清心安神为法，拟方如下：

柴胡 15g	白芍 20g	当归 10g
白术 15g	茯苓 15g	赤芍 15g
牡丹皮 15g	知母 15g	麦冬 15g
郁金 15g	制远志 10g	甘草 5g

水煎内服，共 7 剂。并嘱其调畅情志。

二诊（2014 年 1 月 23 日）：家属诉服用前方后，心烦情况明显缓解，情绪问题无缓解，且伴有沉默不语，故在前方基础上去知母、麦冬，并加用石菖蒲、陈皮、法夏以涤痰开窍，继服 10 剂，并继续嘱其注意情志调护。

三诊（2014 年 2 月 20 日）：经服上方后，患者情绪问题好转，渐能与他人沟通，已见疗效，故之后一直以上方稍事加减服用，随访半年郁证情况好转稳定。

按：郁证多因七情内伤，情志失调，导致肝郁气结，横逆犯脾，脾失健运，痰湿内生，并夹肝风上蒙神窍，发为郁证。发病涉及肝心脾，但与肝的关系最为密切。再者，肝郁化火，火郁伤阴，损及心肾之阴，出现阴虚火旺之证。正如《类证治裁·郁证》所云："七情内起之郁，始而伤气，继必及血，终乃成劳。"刘教授总结前人对郁证的诊治,认为郁证多属虚实夹杂,其始于肝失条达,疏泄失常,表现出气机郁滞之象,气郁则湿不运,日久则病及血,乃至化火伤阴,损及心脾,虚实并见。故刘教授在临证中,主张"疏肝理脾、滋阴养血、宁心安神",遣方多用疏肝理气解郁之药,如大量使用柴胡、郁金、香附、陈皮、合欢皮以疏肝理气、解郁宁神,肝气乘脾而见腹胀、腹泻者多加用白术、茯苓等以健脾祛湿,痰蒙神窍者予以石菖蒲、陈皮、法夏、远志等涤痰开窍,气血亏虚者多加用党参、当归、首乌藤、白芍、大枣、浮小麦等益气养血宁神之品,阴虚火旺者加用知母、麦冬、天冬等滋阴降火之品,气郁化火者则加用栀子、丹皮、黄芩以泻火,诸药运用得当,故屡获良效。此外,刘教授认为,郁证的治疗应结合精神治疗,病家应移情易性,保持心情舒畅,避免不良精神刺激,这正如叶天士所云"郁证全在病者能移情易性"。

(郑春叶)

8. 痹证案一则

益气活血培补肝肾通经活络痹证医案

许某,女,32 岁,籍贯湖北,多发性硬化病史十余年,类风湿关节炎病史 1 年。现反复关节疼痛,小关节为主,周身乏力,手心发热,近期月经不调,舌淡红,苔薄白,脉细。本案肝肾不足,气虚血瘀为病之本,脉络不通,不通则痛为病之标。气虚血瘀,肝肾不足,脉络不通,故治以益气活血,培补肝肾,通经活络,收效甚佳。

患者许某,既往多发性硬化病史十余年,类风湿关节炎病史 1 年,反复关节疼痛,自诉服用免疫抑制剂不舒,且治疗效果欠佳,今来诊。现关节疼痛,小关节为主,周身乏力,手心发热,近期月经不调(末次月经:2014 年 5 月 23 日,至今仍未来月经),纳眠可,大便无力,小便调,舌淡红,苔薄白,脉细。

初诊(2014 年 10 月 8 日):症见关节疼痛,小关节为主,周身乏力,手心发热,近期月经不调,纳眠可,大便无力,小便调,舌淡红,苔薄白,脉细。对于痹证的诊疗,刘茂才教授认为,痹证发病之因主要在于"正虚",正虚卫外不固是其发生的内在基础。"邪之所凑,其气必虚","久病属虚",固治疗上应以益气固本为先,首选黄芪、党参、白术之品,且气足则血充。另外,痹证以风、寒、湿、热、痰、瘀痹阻肢体脉络为病机,在扶正固本的基础上,当兼顾祛邪通络。刘教授认为,新邪宜速散,宿邪宜缓攻。故虚人久痹宜养肝肾气血。此患者四诊合参,当诊为痹证(气虚血瘀,肝肾不足,脉络不通),以益气活血,培补肝肾,通经络为法。拟方如下:

黄芪 45g	党参 20g	川足 3 条	川加皮 15g
茯苓 15g	白术 15g	补骨脂 15g	鹿角霜 15g
重楼 10g	路路通 15g	牛膝 10g	炙甘草 10g

水煎内服,共 7 剂。

二诊(2014 年 10 月 15 日):服药后关节疼痛较前减轻,仍诉手心发热,口干无口苦,舌淡红,苔黄微腻,脉细数。加北沙参以养阴生津,去鹿角霜、川加皮,改薏苡仁、秦艽、肿节风以祛风湿、通络止痛。继服 14 剂。

三诊(2014 年 11 月 5 日):关节疼痛明显好转,手心发热较前减轻,前几日受凉后出现咳嗽,喉中有痰,难咳,夜尿频数,大便偏干,舌淡红,苔薄黄,脉细。加浙贝母清热化痰,淫羊藿、益智仁温补肾阳、固精缩尿,虎杖清热通腑。继服 7 剂。

四诊(2014 年 11 月 12 日):关节疼痛、手心发热明显好转,无咳嗽咳痰,大便通畅,前方去浙贝母、虎杖,继服巩固疗效。

按:刘教授认为,"邪之所凑,其气必虚","久病属虚",正虚卫外不固是痹证发病的内在基础。黄芪、党参为刘教授临床常用的补气对药,黄芪味甘性微温,归脾、肺经,《珍珠囊》载:"黄芪甘温纯阳,其用有伍:补诸虚不足,一也;益元气,二也;壮脾胃,三也;去肌热,四也;排脓止痛,活血生血,内托阴疽,为疮家圣药,五也。党参甘平,归脾、肺经,有补中益气,生津养血功效。"两药配伍,刚柔相济,既可补气健脾,又可生津养血,补气而不燥阴。且气足则血充。另外,痹证以风、寒、湿、热、痰、瘀痹阻肢体脉络为病机,在扶正固本的基础上,当兼顾祛邪通络。刘教授认为,新邪宜速散,宿邪宜缓攻。故虚人久痹宜养肝肾气血。对于本病,无论痛之新久、证之虚实,活血通络止痛的原则应贯穿始终,故活血通络止痛之品为比用之品,务使经络通畅,气血调和,邪去正复而疼痛自止。如乳香、没药、肿节风等。肝主筋、肾主骨,肝肾不足，筋骨失养，治疗时可对应在药物中加入补益肝肾、强壮腰膝之品，如淫羊藿、怀牛膝、巴戟天、补骨脂、鹿角霜等，其中淫羊藿功擅壮阳补肾以除冷风顽麻。另外患者长期使用激素，出现许多副作用。根据临床所见，部分患者多表现为肾阴虚或肾阳虚的症状。如有肾阴虚征象时，可选用玄参、生地、百合。知母等；如见有肾阳虚征象时，可选用淫羊藿、菟丝子、补骨脂、锁阳、肉桂等。在使用激素治疗的同时，配合某些中药方药，不但能够提高疗效，还可以减轻激素副作用。

（郑春叶）

9. 痿证案三则

（1）肝肾亏虚脾胃虚弱瘀血阻滞痿证医案

邱某，男，69岁，籍贯广州，双下肢乏力、行走不稳1年余，舌黯红，苔黄腻，脉浮弦。诊断为痿证，本病以虚为本，为肝肾脾胃虚弱，且常兼夹郁热、湿热、痰浊、瘀血，呈现虚实夹杂之证。故本案治以扶正补虚、祛邪和络为则，疗效显著。

患者邱某，双下肢乏力、行走不稳1年余。患者于2012年3月突发腔梗，头晕，双下肢乏力，踩棉花感，走路不稳，言语欠清晰，后多次至中山二院诊治，诊断为"多系统萎缩"，经治疗后肢体乏力、走路不稳等症状好转不明显。为求中医诊治，慕名来诊。现患者双下肢乏力、行走不稳同前，头晕，稍口干，纳眠可，大便干结难解，小便可。舌黯红，苔黄腻，脉浮弦。

初诊（2013年9月26日）：症见双下肢乏力、行走不稳，头晕，稍口干，纳眠可，大便干结难解，小便可。舌黯红，苔黄腻，脉浮弦。结合四诊，此为"肝肾亏虚、脾胃虚弱、瘀血阻滞"所致，法当补益肝肾、补气健脾、凉血活血，故拟方如下：

黄芪50g	太子参20g	生山萸肉15g	女贞子15g
生地黄20g	赤芍15g	牡丹皮15g	肉苁蓉20g
杜仲20g	丹参20g	大枣15g	炙甘草10g

水煎内服，共14剂。

二诊（2013年10月30日）：服用此方后，双下肢较前有力，走路不稳、大

229

便情况好转,但出现腰痛,口干情况同前,故予以加用牛膝、田七以补肝肾、活血通络,加用麦冬以养阴,继服 14 剂。

三诊(2013 年 11 月 20 日):前后共计服用 30 余剂,肢体乏力明显好转,余症状亦有明显改善,后在上方基础上稍事加减继续坚持服用 1 年,肢体乏力好转稳定。

按:痿证之病变部位在筋脉肌肉,但根源在于五脏虚损。五脏虚损,功能失调,气血生化乏源,使体内精血津液不足,筋脉肌肉因之失养而弛纵,不能束骨利关节,以致肌肉软弱无力,消瘦枯萎,发而为痿。这正如《临证指南医案》所言"夫痿证之旨,不外乎肝、肾、肺、胃四经之病。盖肝主筋,肝伤则四肢不为人用,而筋骨拘挛;肾藏精,精血相生,精虚则不能灌溉诸末,血虚则不能营养筋骨;肺主气,为清高之脏,肺虚则高源化绝,化绝则水涸,水涸则不能濡润筋骨。阳明为宗筋之长,阳明虚则宗筋纵,宗筋纵则不能束筋骨以流利关节,此不能步履,痿弱筋缩之证作矣。"刘教授总结前人对痿证的诊治,以"治痿独取阳明"与"治痿从补气入手"。"治痿独取阳明"包括补益后天脾胃及清胃火、祛湿热,故临证上,其常用大剂量的北芪、党参、太子参之属以补气健脾。另刘教授认同"盖诸痿之证,尽属阳明胃火,胃火烁尽肾水,则骨中空虚无滋润,则不能起立矣",治疗上主张"补水于火中,降火于水内,合胃与肾而两治之,自然骨髓增添,燔热尽散,不治痿而痿自愈",推荐用玄参、生地、山萸肉、麦冬、女贞子、白菊等。同时,痿证除常兼夹郁热、湿热外,瘀血、痰浊兼夹者亦不少见,故临证时应辨证加用赤芍、牡丹皮、丹参、川芎、法夏、陈皮等活血涤痰之品。综观全方,扶正祛邪并用,起到"扶正不助邪,祛邪不伤正"的作用,故诸药运用得当,疗效甚佳。

(郑春叶)

(2)健脾益气,治疗滋肾养阴法痿证案

郑某,女,64 岁,籍贯广东虎门,因"四肢乏力 3 年"于 2012 年 9 月 13 日来诊。症见:四肢乏力,以双下肢明显,不能行走、站立,头部可见不自主运动,头晕头痛,饮水偶有呛咳,言语欠清,小便失禁,大便硬,舌黯红,苔白厚腻,脉细弱。诊为痿证,证属脾肾亏虚,治以健脾益气,滋肾养阴。

初诊（2012年9月13日）：四肢乏力，以双下肢明显，不能行走、站立，头部可见不自主运动，头晕头痛，饮水偶有呛咳，言语欠清，小便失禁，大便硬，舌黯红，苔白厚腻，脉细弱。格林巴利病史3年。诊为痿证，证属脾肾亏虚，以健脾益气，滋肾养阴为法，拟方如下：

黄芪50g	党参20g	白术15g	天麻15g
川芎15g	熟地黄30g	肉苁蓉20g	生山萸肉20g
川加皮10g	龟甲胶15g（烊服）	虎杖20g	女贞子20g

水煎内服，共7剂。

复方北芪口服液，2支，每日3次，金水宝胶囊，3粒，每日3次，共7天。

二诊（2012年11月24日）：精神疲倦，四肢乏力，双上肢可上抬过肩，以双下肢明显，不能行走、站立，头部可见不自主运动，不欲睁眼及讲话，家属代诉仍有头晕头痛，头不自主晃动，饮水偶有呛咳，言语欠清，小便失禁，大便硬，需用开塞露，舌黯红，苔白厚腻，脉弦。调方如下：上方去党参、白术、川加皮、龟甲胶、虎杖，加沙参20g、天竺黄15g、钩藤20g、白芍20g、火麻仁30g以滋阴潜阳通络。成药改服益脑健、全天麻胶囊益气活血健脑。

三诊（2012年12月7日）服上方14剂，精神稍改善，仍不欲睁眼及讲话，家属代诉头晕头痛较前缓解，大便可排，质烂，余症基本同前。舌黯红，苔白厚腻，脉弦。调方如下：头晕改善，大便烂可上方去川芎、生地、火麻仁、肉苁蓉，加赤芍、丹皮、田七、首乌藤以活血祛瘀通络。成药服益脑康口服液益气活血通络。

按：中医学中痿证的定义为肢体筋脉弛缓、软弱无力，甚则手不能握物，足不能任身，日久渐至肌肉萎缩不能随意运动的一类病症。痿证在西医学中涉及多种疾病，很多疾病病因未明，属于难治性疾病，中医学对其有丰富论述，形成了特有的治疗理念，能有效改善患者生存质量，延缓病情进展。其中《黄帝内经》最早提出了五脏气热、肺热叶焦的病因病机，并提出了著名的"治痿独取阳明"的治疗原则；后世朱丹溪认为治痿要注重湿与热，其尤喜用黄柏，他还非常重视阴虚在痿证中的地位，提出了"泻南方、不北方"的治痿原则，并创制了滋阴清热治痿的名方虎潜丸。刘教授在前人的基础上，结合自己的临床实际认为脾肾亏虚是本病的发病本源,脾为后天之本,气血之源主四肢肌肉,肾为先天之本,主藏精而生骨髓,脾肾亏虚则气血津液生化乏源不能濡养肢体筋脉,致肢体痿废;湿热痰瘀为致病之标,它们既可以是始动因素,也可以是因虚致实而产生的病理产物,湿热痰瘀阻滞气血运行,加重筋脉失养,加快疾病的进展。所以针对本病的病机特点,刘教授多以补脾肾,化湿热,祛痰瘀为法,根据病人虚实特点,权衡用之。本案中患者以虚为主,故施以大剂量黄芪、党参、白术补气健脾,龟甲胶、山萸肉、女贞子、生地等滋阴补肾,配以丹皮、赤芍、三七、虎杖、天竺黄活血通络祛痰以利血脉,标本兼治,以扶正为主,最后根据患者的兼次症灵活加减,佐以通便、安神、定眩之品改善患者生活质量。刘教授认为痿证多病程较长,在补益之品的运用上宜较平和为上,即药味不宜过多,药量不宜过重,补益在薄而不宜腻,痼疾当缓治而不宜急,以免滋腻碍胃滞脾,欲速则不达,所以运用补益药时配以健脾助运之品也有助于药物更好地吸收。

(华荣,文灼彬)

(3)脾肾两虚筋脉不荣四肢不用痿证医案

邓某,女,72岁,籍贯湖南,四肢乏力1年余。现患者四肢乏力、肌肉萎缩,行走困难,口角流涎,语音低微,舌黯红,苔白,脉弦数。本案乃脾肾气阴两虚,筋脉不荣,四肢不用,故治以健脾益气养阴,强筋骨,起四肢,疗效颇显。

患者邓某,四肢乏力1年余,不能行走,腰酸微痛,口角流涎,语音低微,肌肉萎缩。故今来诊,现四肢乏力,以双下肢为主,无感觉异常,眠差,汗多,口干无口苦,纳可,二便调,舌黯红,苔白,脉弦数。

初诊(2013年8月7日):症见四肢乏力,以双下肢为主,肌肉萎缩,不能行走,腰酸,口角流涎,语音低微,睡眠较差,多梦易醒,醒后难以入睡,汗多,口干无口苦,纳可,二便调,舌黯红,苔白,脉弦数。对于痿证的诊疗,刘茂才教授认为,"治痿独取阳明"乃是大法,主要指补益后天,然运用中要防其简单化,不能将其等同于"独补脾胃",肾乃先天之本,后天不足,则先天不立,故脾肾同治,治疗上以"形不足者,温之以气;精不足者,补之以味"为法则,

治痿从补气入手,佐以强筋骨。拟方如下:

黄芪 45g	党参 15g	五指毛桃 30g	女贞子 15g
生山萸肉 15g	杜仲 15g	牛膝 15g	川加皮 10g
鸡内金 15g	制何首乌 15g	法半夏 10g	甘草 10g

水煎内服,共 7 剂

复方北芪口服液,1 支,po tid,共 7 天。

二诊(2013 年 8 月 14 日):服药后双下肢力量少许恢复,仍行走困难,纳眠差,汗多,口干,舌黯红,苔白,脉弦数。此乃胃阴不足,虚火内生之象,前方加北沙参益胃阴,陈皮健脾行气,浮小麦敛汗安神,继服 7 剂。

三诊(2014 年 2 月 19 日):患者间断服药数十剂,今日来诊,四肢乏力、行走情况有所改善,肌肉萎缩较 1 年前无明显进展,药已显效,加强健脾补气、益肝肾之力,续服以巩固疗效。

按:对于痿证,《黄帝内经》最早提出"治痿独取阳明",至今仍对痿证的治疗有着重要意义,它至少包括三个方面的内涵:补虚、养阴、清热。首先,阳明胃为后天之本,"治痿独取阳明"主要指补益后天,后天应包含阳明胃和太阴脾。然脾胃有别,若是太阴虚寒,宜用温补脾阳之法;若是中气不足,宜用健脾益气举陷之法;若为脾阴亏虚,宜用甘凉养阴益脾之法;若为胃阴不足,宜用甘寒养阴润燥之法。其次,刘茂才教授认为,"治痿独取阳明"不单指补益之法,对于邪浊壅遏致痿者,虽治取中土,但应泻其有余,如阳明燥热者,治以清热下法;湿热中阻者,治以清泄湿热法。《石室秘录·卷三·长治法》:"盖诸痿之证,尽属阳明胃火,胃火铄尽肾水,则骨中空虚无滋润,则不能起立矣。"治疗上主张"补水于火中,降火于水内,合胃与肾两治之,自然骨髓增添,燔热尽散,不治痿而痿自愈",推荐用玄参、熟地、山茱萸、麦冬、白菊等药治疗,结合本患者四肢乏力、口干、纳少,阳明胃火旺,胃阴不足,肾阴亦亏,故脾胃肾同治。此外,结合多年临床经验,刘茂才教授提出"治痿主要从补气入手",气血亏虚是肌肉萎缩、无力的直接原因,《素问·太阴阳明论》谈到"脾病而四肢不用",四肢不得禀水谷气,筋骨肌肉无气以生,故治以大剂补气药为主,兼以养血益精、强筋骨,使得补气生血,气行则血旺,血可化精,精能生髓,脾健肾充,肝得滋养,则四肢不废。

(郑春叶)

10. 颤病案一则

补益肝肾祛痰除瘀颤病医案

曹某,女,54岁,籍贯广东,6年前出现头部不自主抖动,3年前于中山大学第一附属医院诊断为"肌张力障碍",始服用氟哌啶醇,缓解不明显,现仍时有头部不自主向右颈转动,咧嘴,颈痛,汗出,怕热,手脚可见散在瘀斑,口不干,夜眠差,纳可,大便溏,小便多。舌黯苔白,脉浮细。对于本病,病机多为肝脾肾亏虚,夹有血瘀、风痰、痰湿等。故治疗上,应补肝脾肾精血之亏虚,兼以祛湿化痰、活血祛瘀。

患者曹某,6年前出现头部不自主抖动,3年前于中山大学第一附属医院诊断为"肌张力障碍",始服用氟哌啶醇,缓解不明显,现仍时有头部不自主向右颈转动,咧嘴,颈痛,汗出,怕热,手脚可见散在瘀斑,口不干,夜眠差,纳可,大便溏,小便多。舌黯苔白,脉浮细。

初诊(2013年11月20日):对于肌张力障碍的诊疗,刘茂才教授认为,肾为先天之本,一身之根基;脾为后天之本,气血生化之源。脾肾不亏则精血之化源不竭,一身百骸皆得其养,故治疗上始终要顾护胃气,滋养脾肾精血。补益气血可用黄芪、党参、白术、茯苓、当归、白芍、何首乌等,山茱萸补肾精亏虚。丹参活血通络,寓通于补。另外,患者夜眠差,加茯神、牡蛎舒脑宁神。以芡实、泽泻改善小便频多症状,拟方如下:

黄芪 45g	党参 20g	当归 15g	山药 20g
白芍 20g	制何首乌 15g	生山萸肉 15g	芡实 15g
茯神 15g	泽泻 15g	煅牡蛎 30g(先煎)	丹参 15g

水煎内服,共14剂。

二诊(2013年12月4日):头部不自主向右侧抖动稍好转,仍有咧嘴,颈痛。夜眠差、小便频数较前明显好转。舌黯,苔白,脉弦细。患者夜眠差、小便频数较前明显好转,故去茯神、芡实,另加钩藤加强平肝息风之效,加川芎加强行气活血之力。继服7剂。

三诊(2013 年 12 月 11 日):偶有头部、口周不自主向右侧抽动,唇干,怕热汗多,大便烂,舌淡,苔薄白,脉细弱。加石菖蒲、益智仁、菟丝子补肾中精气之亏虚。大便烂,去牡蛎加车前子通利小便,有利小便而实大便之意。

四诊(2013 年 12 月 25 日):头部不自主向右侧抖动稍好转,纳眠可。舌淡,苔白,脉弦细。以上方稍事加减服用巩固疗效。

按:西医方面对于本病的治疗尚无特效疗法,主要是遏制病性进展,减轻神经功能障碍所带来的痛苦。中医方面,本病的辨证治疗,多从平肝息风和益气血补肝肾两个方面着眼,认为对于肢体颤动、扭转明显、筋脉拘急者,以平肝息风、养血柔筋为主,多选用天麻、钩藤、全虫、蜈蚣、白芍、山茱萸等,而肢体拘急不明显者,则着重益气血补肝肾,并用平肝息风,临床常用北芪、党参、太子参、当归、何首乌、杜仲、菟丝子、龟甲、地黄等。另外,本方中黄芪用量最大,于此可见,气能生血,气旺血旺,血可化精,精能生髓,终能使脾健肾充,肝得滋养肢体能用而取效。

(郑春叶)

11. 拘病案一则

益气养血调补肝肾拘病医案

陈某,女,75 岁,籍贯广州,动作迟缓、易跌跤 2 年、行走困难半年,面具脸,言语不清,饮水呛咳,肌张力增高,不能行走,尿失禁,便秘,血压低。西医诊断:帕金森叠加综合征。本证以本虚为主,气血不足、肝肾两虚,治以益气养血、调补肝肾为法,收效甚佳。

患者陈某,动作迟缓、易跌跤 2 年、行走困难半年,面具脸,言语不清,饮水呛咳,肌张力增高,尿失禁,便秘,血压低,外院诊断为帕金森叠加综合征,现一直服用美多巴 0.25g tid 治疗,效果不佳。曾有 T9 椎体压缩性骨折,已行脊柱融合术 + 椎体成形术,否认药物现过敏史。现症见动作缓慢,不能行走,眠差,白日精神疲倦,纳差,腹胀,舌黯苔薄白,脉细。

初诊(2013 年 10 月 9 日):动作缓慢,不能行走,面具脸,言语不清,饮水呛咳,肌张力高,无肢颤身痛,眠差,白日精神疲倦,纳差,腹胀,无恶心呕吐,尿失禁,便秘,舌黯苔薄白,脉细。此患者四诊合参,当诊为拘病(气血不足、

肝肾两虚),治以益气养血、培补肝肾为法,予复方北芪口服液口服益气养血、补益肝肾,通腑醒神胶囊口服行气通便,另拟方如下:

黄芪 45g	党参 20g	肉苁蓉 30g	厚朴 20g
石菖蒲 15g	熟地黄 30g	盐山萸肉 15g	川芎 15g
丹参 15g	天麻 15g	制何首乌 15g	胆南星 10g

水煎内服,日 1 剂,共 7 剂。

二诊(2013 年 10 月 16 日):服药后动作缓慢未见改善,并出现头痛不适、肢冷,大便偏烂,余症及舌脉同前。大便偏烂,加白术健脾补气、厚实中土,去丹参、胆南星以防寒凉伤中;夜眠差,加制远志安神定志,中药继服 14 剂,继续服用复方北芪口服液,并予磷酸川芎嗪片口服活血通络止痛。

三诊(2013 年 11 月 13 日):服药后觉精神好转,头痛较前改善,腹胀腹痛较前好转,大便 3 天一行,需用番泻叶辅助通便,无口干口苦,纳眠差,难入睡,易醒,舌黯淡苔薄白,脉弦细。中药去石菖蒲、盐山萸肉、制何首乌,加首乌藤、酸枣仁、当归以增强养血宁心安神之效,继服 14 剂。改磷酸川芎嗪片为银杏叶滴丸,并予通腑醒神胶囊行气通便。

四诊(2014 年 1 月 8 日):精神改善,行走困难,咽喉少许梗塞感,右手背见一瘀斑,大便少,难解,纳眠改善,舌黯淡,苔水滑,脉弦细。夜眠改善,可去首乌藤、酸枣仁;舌苔水滑,提示内蕴痰湿,减少熟地黄、党参用量,去白术,并加石菖蒲、法半夏以涤痰燥湿;右手背见一瘀斑,加大川芎、当归之量以活血祛瘀。后随访数月,患者精神尚可,可在家属扶持下短距离缓慢行走。

按:帕金森叠加综合征属于疑难病,迄今尚无根治方法,属于中医学"颤病""拘病"范畴。本病患者表现为动作缓慢,行走困难,而无肢体震颤,故辨为"拘病"。帕金森通常发生于中年以后,脾肾两虚是衰老的必然结果,肾虚则水不涵木,而成肝肾阴虚,肝主筋,肾主骨,肝肾阴虚必致筋骨失养;脾虚则生化无源,气血两虚,亦使筋脉失于荣养,再者脾虚运化水液无权,聚湿生痰,抑或阴虚火旺,炼液成痰,痰湿阻络加之气虚无力推动,必致血瘀。本病特点是本虚标实,本虚则不能濡润滋养筋脉,标实则痰瘀阻滞筋脉,故发为本病。刘教授治疗本病有以下特点：首先，益气补肾法贯穿治疗全程，扶正固本是治疗关键，益气选用黄芪、党参，补肾选用盐山萸肉、制何首乌、熟地黄、肉苁蓉；其次，重视活血涤痰法的应用，方中用厚朴、石菖蒲、天麻、胆南星涤痰，川芎、丹参活血通络，本病用药疗程较长，日久坚持服药可见良效。

（郑春叶）

12. 麻木案一则

益气化痰活血通络麻木医案

黄某，女，33岁，籍贯广东，右侧面部麻木3月余，伴右耳部疼痛不适，多饮，无口干，二便调，舌淡红，苔薄黄，脉细缓。本病病机为正气不足，水湿不运，血行不畅，痰瘀阻滞筋脉，筋脉失养，故治以益气化痰、活血通络，收效甚佳。

患者黄某，3月前出现右侧面部麻木，伴右耳部疼痛不适，无头晕头痛，无耳鸣、听力下降，无肢体乏力麻木，无吞咽困难、饮水呛咳。神经系统查体：右侧面部痛觉过敏，余未及明显阳性体征。外院颅脑MR见：右侧三叉神经半月节水平结节状增粗，大小约15mm×21mm，考虑三叉神经瘤可能性大。现症见：右侧面部麻木，伴右耳部疼痛，唇色黯，多饮，无口干，二便调，舌淡红，苔薄黄，脉细缓。

初诊（2014年1月22日）：症见右侧面部麻木，伴右耳部疼痛，唇色黯，多饮，无口干，二便调，舌淡红，苔薄黄，脉细缓。根据外院颅脑MR结果，西医诊断为三叉神经瘤（右），中医诊断为麻木。刘教授认为先天禀赋不足，正气内虚，正气不足则邪易侵，邪气深入脑络，气血凝涩，痰湿浊瘀胶固，经络闭塞不通而为病。所以临证治疗麻木在审因论治和辨证用药的基础上，往往从虚实这两方面加以考虑。本案年轻患者，正气不足，痰浊瘀血阻滞脑络，脑脉失养，故见面部麻木不仁，四诊合参，当诊为麻木（气虚痰瘀阻络），治以益气化痰、活血通络，予口服西黄胶囊活血散结，另拟方如下：

北沙参20g	茯苓15g	肿节风15g	猫爪草15g
重楼10g	法半夏10g	胆南星10g	夏枯草15g
川芎10g	丹参15g	太子参15g	甘草5g

水煎内服,共7剂。

二诊(2014年2月12日):服药后面部麻木改善,右耳部疼痛同前,无头晕头痛,平素月经规律,量色质可,无口干,二便调,舌尖微红,舌体淡,苔微腻,脉细缓。调整处方如下:去猫爪草、胆南星、川芎、丹参,加石上柏、浙贝母、赤芍、牡丹皮,以清热凉血、解毒散结,增加太子参用量以注重培补正气,继服7剂。

三诊(2014年2月19日):现觉右侧面部麻木感和右耳部疼痛减轻,无头痛等其他不适,无口干,二便调,舌脉同前。调整处方如下:去石上柏、法半夏、浙贝母、夏枯草,加羌活、竹茹、丹参、川芎以加强利湿逐痰、活血通络之效,继服14剂,巩固疗效。

按:该患者以右侧面部麻木不仁为主症,故当诊为麻木。《黄帝内经》将其称为"不仁",认为其病因病机主要是营卫之气不行,《素问·痹论》云"其不痛不仁者,病久入深,荣卫之行涩,经络时疏,故不痛,皮肤不营,故为不仁。"《素问·逆调经论》亦云"荣气虚则不仁,卫气虚则不用,荣卫俱虚,则不仁且不用"。张仲景认为风中经络,肌肤不仁,以黄芪桂枝五物汤通阳行痹。后历代医家研究逐渐深入,李东垣《兰室秘藏》认为麻木多由气虚而引起,"如绳缚之久,释之觉麻作而不敢动,良久则自已,以此验之,乃气不行。"治以"补其肺中之气,则麻木自去矣"。朱丹溪集诸家之经验,认为麻与木当分别,麻由气虚所致,木则为湿痰死血阻于血脉经隧而成,治疗上未可执一。明代以来诸家著作多宗丹溪之说以"麻木"作为独立的病名。清代沈金鳌在《杂病源流犀烛·麻木源流》中指出麻的病因"气虚是本,风痰是标",木则由"死血凝滞于内,而外夹风寒,阳气虚败,不能运动"。故本病多属本虚标实之证,治疗上以培补正气为要,兼祛瘀逐痰。据此刘老以太子参、甘草补气助血行,丹参、川芎祛瘀活血通络,北沙参滋阴养血,茯苓、肿节风、猫爪草、重楼、法半夏、胆南星、夏枯草利湿逐痰、解毒散结,标本兼治而取效。诚然,症状缓解而病根未除,尚当图治。

(郑春叶)

13. 腰痛案两则

（1）补益肝肾祛风胜湿活血通络腰痛医案

黎某,女,60岁,籍贯广东,腰椎退行性变病史。现腰骶部疼痛不适,双下肢乏力,舌淡红,苔薄白,脉弦细。本案气血亏虚、肝肾不足为病之本,外感风寒湿邪或外伤瘀阻为致病之标。气血亏虚,肝肾不足,风湿痹阻,脉络不通,故治以益气养血,补益肝肾,祛风胜湿,活血通络,收效甚佳。

患者黎某,腰椎退行性变病史。腰骶部疼痛,双下肢乏力感。曾于外院多次诊疗效果欠佳,今来诊。现腰骶部疼痛不适,双下肢乏力,舌淡红,苔薄白,脉弦细。

初诊（2014年10月8日）:症见腰骶部疼痛,双下肢乏力,少许视物模糊,无口干口苦,纳眠可,二便调,舌淡红,苔薄白,脉弦细。对于腰痛的诊疗,刘茂才教授认为,本病主要为局部经络阻滞,气血运行不畅所致,其病因病机错综复杂,又与体质强弱、生活环境、气候条件等密切相关。一般来说,本病的发生,以肝肾不足,气血两虚为内在因素,以风寒湿热之邪入侵为外在因素。总以气血亏虚、肝肾不足为本,外感风寒湿热之邪或外伤瘀阻为标。此患者四诊合参,当诊为腰痛(气血亏虚,肝肾不足,风湿痹阻,脉络不通),以益气养血,补益肝肾,祛风胜湿,活血通络为法。拟方如下:

黄芪45g	北沙参20g	山萸肉15g	女贞子15g
赤芍15g	杜仲20g	牛膝15g	川芎10g
枸杞子15g	川加皮10g	生地黄15g	炙甘草10g

水煎内服,共7剂。

二诊（2014年10月15日）:服药后腰部疼痛较前减轻,偶觉心烦意乱,五心烦热,少许口干,无口苦,舌红,苔黄微腻,脉弦细。前方基础上减女贞子、川芎、川加皮、枸杞子,加牡丹皮、黄柏、秦艽以清除湿热,加杜仲、补骨脂加强补肝益肾之力。继服14剂。

三诊（2014年11月5日）:腰部疼痛明显好转,烦热较前减轻,仍有下肢乏力感,夜尿频数,大便溏,舌红,苔白,脉弦细。前方去秦艽、牡丹皮,加金樱子、桑寄生、狗脊、女贞子温补肾阳,固精缩尿。继服14剂。

四诊(2014年11月19日):腰部疼痛及下肢乏力明显缓解,夜尿明显减少,大便正常。以上方稍事加减服用巩固疗效。

按:腰痛多由于肝肾不足,筋脉失养;或气血不足,腠理不密,以致外邪易入侵,留滞经络,使气血阻滞,不荣则痛,不通亦痛。此外,也有体质尚好,正气不虚之人,因久居严寒、潮湿之地;或冒雨当风,水中作业;或劳力感寒常驻湿,或汗出入水等,复感受风寒湿邪,或郁久化热,以致经络气血闭阻不通而发生腰部的剧烈疼痛。或久病入络,致腰部静脉气滞血瘀;或劳力太过,外伤内挫,致气滞血瘀,气血不能通畅而疼痛。总以气血亏虚、肝肾不足为本,外感风寒湿热之邪或外伤瘀阻为标,凡久行久坐,久立或劳力太过,均能造成腰部疼痛,临证治疗需审症求因。刘教授认为本病主要分为风寒湿阻、湿热痹阻、瘀血痹阻、正气亏虚四种证型。风寒湿阻型,临床常用防风、羌活、威灵仙、乌梢蛇、豨莶草、桑寄生等祛风胜湿、散寒通络。湿热痹阻型,常用木瓜、黄柏、伸筋藤、白芍、萆薢、活血藤、地龙干、秦艽、虎杖、薏苡仁等除湿清热,通筋活络。瘀血痹阻型常用桃仁、红花、丹参、当归、川芎、丝瓜络、土鳖虫、全蝎等活血祛瘀,通络止痛。正气亏虚型,常用黄芪、党参、太子参、熟地黄、鸡血藤、杜仲、牛膝、狗脊、山萸肉等益气养血、补益肝肾。

(郑春叶)

(2)气虚血瘀夹湿型腰痛案

许某,女,32岁,因"腰背酸痛4年"于2014年8月30日求诊。症见:腰背酸痛,天气变化、劳累后明显,弯腰不受限,月经色黯,夹血块,纳可,眠欠佳,舌淡,苔薄白,脉细滑。诊为腰痛,证属气虚血瘀夹湿,治宜益气活血,祛湿止痛。本案患者腰背酸痛4年,病程较长,本属虚象,但亦有脉滑意、月经色黯等实象,证属虚实夹杂,治疗上除了补益肝肾之外,还应兼顾活血祛湿。临证用药以杜仲、牛膝、狗脊补益肝肾,姜黄等品活血定痛。

初诊:腰背酸痛,天气变化、劳累后明显,弯腰不受限,行腰椎 X 线片未见异常,月经色黯,夹血块,纳可,眠欠佳,舌淡,苔薄白,脉细滑。辨为气虚血瘀夹湿,治宜益气活血,祛湿止痛,处方如下:

黄芪 30g　　　党参 15g　　　茯苓 15g　　　白术 15g

杜仲 15g	牛膝 15g	生山萸肉 15g	肿节风 20g
姜黄 15g	女贞子 20g	酸枣仁 20g	香附 10g。

二诊:服上方7剂,患者自觉腰背痛较前缓解,但还是难受,劳累后明显,脉较前有力。在前方基础上加强补肾祛湿的力量,方如下:

黄芪 45g	党参 15g	合欢皮 20g	益智 5g
杜仲 15g	牛膝 15g	生山萸肉 15g	肿节风 20g
姜黄 15g	狗脊 15g	酸枣仁 20g	首乌藤 30g

三诊:连续用上方10剂,患者自觉腰背酸痛明显好转,精力较前有明显增强,诸症好转,能正常上班、生活。

按:腰痛病程较短者多为外感寒湿热之邪,或外伤扭挫所致;病程较长者,则常常是因为肝肾亏虚所致。本案患者腰背酸痛4年,病程较长,本属后者,且有舌淡、劳累更甚等虚象。但是,患者同时存在天气变化加重,脉有滑意等湿的表现,以及月经色黯、夹血块的血瘀之候,二者皆是实象也。所以,其为虚实夹杂之证,治宜益气活血,祛湿止痛。一诊处方偏于补虚,黄芪、党参、白术补益脾气,杜仲、牛膝、山萸肉、女贞子补益肝肾,姜黄、肿节风、香附祛湿活血,眠差故用枣仁。二诊,更加补肝肾、祛风湿之狗脊。诸药从不同方面为病症合力而为,终奏良效。

(翁銮坤,李国铭)

14. 面瘫案一则

滋养肝肾息风止痉面瘫案

李某,女,70岁,籍贯广东中山,左侧面肌痉挛2年余。现左侧面部不自主抽动反复发作,口干口苦,舌淡红,舌中有裂纹,苔薄白,脉弦数。既往高血压病史。本案属肝肾阴虚,虚风内动,故治以滋养肝肾阴血,息风止痉,收效甚佳。

患者李某,既往左侧面肌痉挛2年余,曾多次针灸治疗而效果未显,故今来诊。现反复出现左侧面部不自主抽动,夜间加重,伴耳鸣,口干口苦,无视物模糊,无头晕头痛,纳眠可,二便调,舌淡红,舌中有裂纹,苔薄白,脉弦数。

初诊(2014年8月6日):症见左侧面部抽动,伴耳鸣,口干口苦,纳眠可,二便调,舌淡红,舌中有裂纹,苔薄白,脉弦数。对于面肌痉挛的诊疗,刘茂才教授认为,本病早期多由于脉络空虚,风邪入侵,化热伤津而发,或因面瘫证未及早治疗或治疗不彻底易致病势缠绵,后期可出现肝肾阴血亏虚,虚风内动,风痰壅络,筋脉失养。结合本患者,察其面肌抽动,耳鸣,口干口苦,舌中有裂纹,当属肝肾阴血亏虚,诊其脉弦数,脉弦主风,数主热,乃虚风内动而化热,宗"治风先治血,血行风自灭"之义,法当滋养肝肾阴血,息风止痉,佐以清虚热,拟方如下:

醋龟板 20g(先煎)	生山萸肉 15g	麦冬 15g	知母 15g
关黄柏 10g	生地黄 15g	女贞子 15g	钩藤 15g
白芍 20g	肿节风 15g	北沙参 2g	羌活 10g

水煎内服,共14剂。

六味地黄丸,8粒,po tid,共14天。

银杏叶滴丸,5丸,po tid,共14天。

二诊(2014年8月20日):服药后仍时有左侧面部不自主抽动,情况较前好转,少许口干口苦,眠一般,舌淡红,舌中有裂纹,苔薄白,脉弦。药已奏效,虑其口干口苦减轻,脉弦数而变脉弦,此乃热势已减,故前方去清虚热之黄柏、知母,易生地黄为熟地黄,加珍珠母重镇息风,郁金、制远志以行气豁痰缓其脉弦之象。嘱患者少进肥甘厚腻之品,继服14剂。

三诊(2014年9月3日):左侧面部抽动明显好转,耳鸣减轻,少许口干,纳眠可,二便调,舌淡红,苔薄白,脉弦,后期以补益肝肾、养血祛风为主,上方稍事加减服用巩固疗效。

按:面肌痉挛病为西医学之病名,本病多见于面神经麻痹后。《素问·阴阳应象大论》说:"风胜则动",又说:"高巅之上,惟风可到。"故本病多与"风"有关。"风"有内外之分,本病初起多由外风所致,然亦不离脉络空虚为本,风邪入侵,易化热伤津,故临证中药治疗时应注意防其过于温燥,急性期尽量避免使用燥火、动火之品,如蜈蚣等,以防耗伤阴血。面肌痉挛可因面瘫证治疗不及时或治疗不彻底而致病势缠绵,"外风引动内风",后期多由肝肾不足,阴血亏虚,虚风内动,风痰壅络,筋脉失养所致。刘教授据"治风先治血,血行风自灭"理论,可重用养血柔筋之品,如熟地、白芍、当归、川芎等,辅以黄芪、党参、白术等益气扶正;风动明显者,治疗宜息风止痉,如天麻、钩藤、蒺藜、蜈蚣、地龙等;痰瘀交结,筋脉阻滞是面肌痉挛久治不愈的原因之一,可适当使用当归、川芎、胆南星、半夏、远志等药。临床实践发现,患者在情绪紧张、睡眠不好时可诱发或加重面肌痉挛的发作,常在辨证治疗的基础上加用矿石、贝壳类药物如生龙齿、生牡蛎、珍珠母、磁石等,加强重镇安神、解痉之功。此外,对本病治疗,刘茂才教授善于配合丸药,取"丸以缓之"之意,平补肝肾,以求长效。

(郑春叶)

15. 五迟案一则

滋阴潜阳安神定志五迟医案

陈某,男,14岁,籍贯广东,脾气暴躁1年余,心烦易怒,逻辑思维混乱,口干,纳寐可,二便调,舌淡红,苔白,脉细滑。本证病机为真阴不足,水不涵木,龙雷之火上犯,扰动神明,故见心烦易怒,性情暴躁,思维混乱,故治以滋阴潜阳、安神定志,收效甚佳。

患者陈某,1年前性格大变,脾气暴躁,2014年8月至中山三院住院,期间诊断为精神发育迟缓.脑电图示大致正常脑电图。2013年12月中山三院查颅脑MR示:①双侧放射冠、半卵圆中心异常信号,考虑缺血缺氧脑病后遗改变。②全组副鼻窦炎。③腺样体肥大。足月产,脐带绕颈。目前服用德巴金、奥氮平治疗。现症见:烦躁易怒,逻辑思维混乱,口干,纳寐可,二便调,舌淡红,苔白,脉细滑。

初诊(2014年10月15日):症见烦躁易怒,逻辑思维混乱,口干,纳寐可,二便调,舌淡红,苔白,脉细滑。根据西医诊断为精神发育迟缓,中医可辨为五迟。刘教授认为气、血、精亏损不足,使髓海失充、脑失所养及风、火、痰、瘀诸邪内阻,上扰清窍,清窍受蒙乃其主要病机。所以临证治疗五迟在审因论治和辨证用药的基础上,往往从虚实这两方面加以考虑。本案年轻患者,肝肾阴精亏虚,不能上充脑府,髓海失养,故影响神志发育;真阴不足,水不涵木,龙雷之火上犯,扰动神明,故见心烦易怒,性情暴躁,思维混乱,四诊合参,当诊为五迟(真阴不足,虚阳上亢),治以滋阴潜阳、安神定志,予口服知柏地黄丸、羚羊角口服液,另拟方如下:

龟甲 20g(先煎)	天麻 10g	钩藤 15g	生山萸肉 10g
生地黄 10g	白芍 10g	麦冬 10g	茯神 15g
女贞子 15g	丹皮 10g	远志 5g	石菖蒲 5g

水煎内服,共7剂。

二诊(2014年10月22日):服药后烦躁较前减轻,自觉发怒稍可控制,纳寐可,二便调,舌脉同前。调整处方如下:去远志、石菖蒲,加淡竹叶、郁金,以增强清心除烦之效,继服7剂。

三诊(2014年10月29日):服药后烦躁易怒明显减轻,已能上学,精神状态好,回家后偶有情绪波动,舌脉同前,调整处方如下:去丹皮、郁金,加莲子,生牡蛎以养心气、益肾水,继服14剂,巩固疗效。

按:刘教授认为本病多为先天不足,气血、阴精亏损,使髓海失充、脑失所养,以及风、火、痰、瘀诸邪内阻,上扰清窍,清窍受蒙乃其主要病机。所以临证治疗五迟在审因论治和辨证用药的基础上,往往从虚实这两方面加以考虑。本案年轻患者,肝肾阴精亏虚,不能上充脑府,髓海失养,故影响神志发育;真阴不足,水不涵木,龙雷之火上犯,扰动神明,故见心烦易怒,性情暴躁,思维混乱。四诊合参,当诊为五迟,证属真阴不足,虚阳上亢,治以滋阴潜阳、安神定志为法。方中以龟甲、生地为君药填补肝肾真阴;白芍、山萸肉、女贞子、天麻等共享为臣药,以酸甘化阴,收敛上亢之阳,佐以丹皮、钩藤以凉肝血、平肝阳,麦冬补肺金以佐金平木;远志、石菖蒲共享为使,宁神开智并引领诸药直入脑窍,用药精当,故能迅速见效。二诊时加用郁金开窍醒神、淡竹叶除烦利尿,使邪有出路,故能使病情得以进一步好转。三诊时又用加莲子,生牡蛎以养心气、益肾水,纵观全程,不离滋阴潜阳、安神定志之大法,加减出入,思路清晰,辨证准确,故能收到较好疗效。

总之,本病患者发病多因肾精不足,阴阳失调,精亏于下,而阳浮于上,或精血亏少,水不涵木,风阳内动,致体内风、火、痰、瘀相互为患,激动气血上逆于脑,脑络为之不利,加之肾精不足,髓海空虚,清窍失养,终致神明失用而灵机记忆皆失,出现神思迟钝、遇事善忘或躁狂无知等症。故在治疗过程中,往往抓住大补先天兼以益气活血的大方向,重用龟甲、熟地等以补精填髓,同时配用杜仲、牛膝、女贞子、菟丝子、山茱肉等以滋养肝肾,予天麻、钩藤、牡蛎等以平肝潜阳,以茯神、石菖蒲、远志等以加强通脑醒神开窍之力度,在临床上可取得满意疗效。

(郑春叶)

16. 脑瘤术后案两则

(1) 肝肾气血亏虚痰瘀热毒内袭脑瘤医案

李某,男,23岁,籍贯深圳,脑瘤术后1年余,头痛、记忆力降低,乏力,舌黯红,苔薄黄腻,脉滑数。诊断为脑瘤术后,本病总属于本虚标实,本虚以肝肾气血亏虚为主,标实以痰浊、瘀血、热毒为主。故本案治以扶正祛邪、攻补兼施为则而收显效。

患者李某,脑瘤术后1年余。患者于2011年7月行星形细胞瘤手术,术后头痛减轻,记忆力下降、疲乏基本同前,易感冒,口干,大便常伴里急后重感,为求诊治,故慕名来诊。

初诊(2012年12月5日):症见头痛,无头晕,记忆力下降,少许乏力,易感冒,时有口干,纳眠可,大便里急后重,小便调,舌黯红,苔薄黄腻,脉滑数。结合四诊,此为"肝肾气血亏虚,痰瘀热毒趁虚来袭"所致,当前正虚稍不明显,以邪实为主,法当祛瘀化浊、清热解毒、软坚散结,兼以养阴,故拟方如下:

醋鳖甲 20g(先煎)	肿节风 20g	猫爪草 20g	土鳖虫 10g
北沙参 20g	赤芍 15g	牡丹皮 15g	夏枯草 20g
虎杖 20g	薏苡仁 30g	半枝莲 20g	白花蛇舌草 30g

水煎内服,共21剂。

二诊(2013年2月20日):服用此方后,里急后重及头痛消失,记忆力较前好转,但疲乏加重,考虑患者经上方治疗后,邪气已有消减,但正虚加重,故在前方基础上加用黄芪、山茱肉、女贞子等以扶助正气,继服。

三诊(2013年10月30日)：患者家属诉经上诊后，诸证减轻，遂在当地医院间断服用上方，目前患者无特殊不适，唯长时间工作后觉疲倦，故予以去夏枯草、半枝莲、白花蛇舌草等清热解毒之品，加用太子参、石斛等益气养阴之药。后跟踪随访1年，疲乏亦明显减轻，复查头颅CT无肿瘤复发之象。

按：脑瘤之病变部位在脑，与肝脾肾密切相关。其多由于肝肾气血亏虚，感受邪毒，情志抑郁，饮食失节等，使脏腑功能失调，气血津液运行失常，产生气滞、血瘀、痰凝、湿浊、热毒等，其中尤以痰浊、血瘀、热毒为著，蕴结于颅内，相互搏结，日久积渐而成脑瘤。正如《医宗必读》所云"积之成者，正气不足，而后邪气踞之"。刘茂才教授总结前人对脑瘤的诊治，认为脑瘤属于正虚邪实之病，应治以扶正祛邪、攻补并用为则，做到"治实当顾虚，补虚勿忘实"，同时应根据脑瘤分属各期而分别辨证施予，如初期正虚不明显，当先攻之；中期虚实相当，宜攻补兼施；晚期正气大损，当以补为主，扶正培本以抗邪。临证上对于脑瘤之补法常针对肝肾气血，如大量运用黄芪、党参、山萸肉、女贞子、龟板之属，攻法则不外祛瘀化痰利湿、清热解毒、软坚散结。另现代研究发现很多清热解毒之品有抗肿瘤作用，如白花蛇舌草、半边莲、半枝莲、野菊花、蒲公英等。故综观本案，诸药运用得当，体现了刘教授治疗脑瘤的思想，疗效甚佳。

（郑春叶）

(2) 肾虚失养痰瘀阻窍脑瘤术后医案

曾某，男，17岁，籍贯广州，小脑蚓部胶质瘤术后2月余。现患者头晕，步行不稳，时有恶心呕吐，呕吐少量胃内容物，喉间有痰难咳，二便调，舌红苔黄，脉数。南方医院行头颅MR：①小脑蚓部少突一星形细胞瘤术后改变，未见明显复发征象；②枕部正中囊性病灶，考虑包裹性积液可能性大。本案名之脑瘤乃脏腑阴阳气血失调，痰瘀浊毒壅阻脑窍，术后痰瘀浊毒未清。故治以益气化痰，活血解毒。

患者曾某，年轻起病，初起头晕头痛，恶心呕吐，行走不稳，于西医院行小脑蚓部胶质瘤切除术，术后症状稍有缓解，但仍觉不适，遂来求治于中医，现仍有头晕，时有恶心欲呕，行走不稳，纳眠可，二便调，舌红苔黄，脉数。

初诊(2014年9月17日):症见头晕,偶有头痛,时有恶心欲呕,喉间有痰难咯,行走不稳,口干口苦,纳眠可,二便调,舌红苔黄,脉数。刘茂才教授认为对于脑瘤的诊疗,中医要从病机入手,瘤之所成,乃因脏腑阴阳气血失调,痰瘀郁积,邪正搏结,浊毒内生,壅阻脑窍。虽经手术清除,但正气已伤,痰瘀浊毒余邪未清。治予益气化痰,祛瘀解毒。拟方如下:

党参20g	肿节风20g	猫爪草15g	天竺黄15g
竹茹15g	天麻10g	胆南星10g	五指毛桃30g
瓜蒌皮15g	石菖蒲15g	女贞子15g	生山萸肉15g

水煎内服,共7剂。

益脑安胶囊,4粒,po tid,共7天。

二诊(2014年9月24日):服药后患者头晕减轻,步行较前好转,仍有少许恶心,喉间有痰,小便调,大便偏干,舌红苔白腻,脉数。药已奏效,仍有痰浊阻于上,于前方加山慈菇清热解毒,消痈散结,浙贝母清热化痰,继服7剂。后患者病情改善,间断服用该方调理。

三诊(2015年2月4日):患者间断服药数十剂,今日来诊,现精神可,无头晕发作,无头胀痛,晨起时有恶心欲呕,行走较前平稳,纳眠可,二便尚调,舌红,苔薄黄,脉滑数。患者日趋好转,病情稳定,前方随症稍事加减,续服以巩固疗效。

按:中医古籍未见有"脑瘤"的记载,但其症状散见于"头痛""真头痛""癫狂"等疾病中,如《灵枢·厥病》篇中"真头痛,头痛甚,脑尽痛,手足寒至节,死不治";《素问·至真要大论》云"头项囟顶脑户中痛,目如脱"。中医认为,"邪之所凑,其气必虚",肿瘤的形成大抵是正气先虚,阴阳失调,寒热相搏,毒积脏腑而成瘤。邪实方面,痰、瘀、毒、火在脑肿瘤的发生发展过程中起着重要作用,在诸病理因素中,又以痰的作用最为关键,痰浊壅堵,胶固难愈,而成虚实夹杂,寒热搏结之势。结合本患者,年轻起病,乃先天禀赋不足,再加之手术打击,正气更为柔弱,清阳不升,《灵枢》云:"上气不足,脑为之不满,耳为之苦鸣,头为之苦倾,目为之眩。"风邪乘虚,故见头晕,步行不稳;风邪夹痰夹瘀搏结于上,浊阴不降,故恶心欲呕,喉间痰鸣,治疗上,予党参、五指毛桃补益正气,女贞子、山萸肉滋养肝肾,天麻、胆南星、天竺黄、竹茹、瓜蒌皮息风化痰,猫爪草、肿节风活血化瘀解毒,诸药共享,随证加减,取得了良好的效果。

(郑春叶)

17. 杂病案六则

(1) 脾肾两亏型耳聋案

方某,女,42 岁,因"耳聋伴耳鸣十个月余"于 2013 年 11 月 10 日初诊。症见神疲,面色青黄,耳鸣,听力下降,寐减,舌质黯红,舌苔微黄,脉细。诊为耳聋病,辨为脾肾两亏证;治宜健脾益肾,养元开窍。肾开窍于耳,且患者临床表现有明显脾肾两虚之象,故通过补脾肾而建功。

患者 2010 年 1 月开始右耳堵塞感、耳鸣反复,2010 年 2 月 11 日电测听检查结果:右耳中度神经性耳聋,高频下降,左耳轻度神经性耳聋,高频下降.声阻抗检查结果:双"A"型;2012 年 8 月 16 日电测听检查结果:右耳中度神经性耳聋,高频下降,左耳轻度神经性耳聋,高频下降,声阻抗检查结果:双"A"型;检查:双外耳道无充血,无耵聍,无脓液,双侧鼓膜完整,稍内陷,混浊。无颈椎病、高血压、糖尿病病史。

初诊:神疲,面色青黄,耳鸣,听力下降,寐减,睡眠一般,大便可,夜尿 1~3 次,舌质黯红,舌苔微黄,脉细。诊为耳聋病,辨为脾肾两亏证;治宜健脾益肾,养元开窍。处方如下:

黄芪 40g	党参 20g	淫羊藿 15g	菟丝子 15g
巴戟天 15g	鹿角霜 15g	枸杞子 15g	天麻 15g
川芎 10g	益智 15g	生山萸肉 15g	女贞子 15g

7 剂。清水煎服,日 1 剂。

二诊:服上方 7 剂,患者自觉能闻声音,耳鸣减轻,夜尿减少 1~2 次,精神好转,睡眠稍好,舌黯,有齿印,苔薄白微腻,脉弦。调方如下:

黄芪 40g	党参 20g	淫羊藿 15g	菟丝子 15g
益母草 15g	香附 10g	枸杞子 15g	天麻 15g
川芎 10g	首乌藤 30g	生山萸肉 15g	女贞子 15g

7剂。清水煎服，日1剂。

服用上方两周，患者来告，耳聋大减，基本能正常听声音，时有不清之扰。睡眠亦有很大改善，精神较前有很大改善。刘老嘱其在家服用金水宝胶囊（3粒，po tid，14天），以善其后。

按：本案患者基础疾病较多，西医学检查亦多，但始终解决不了其耳聋之困，究其因，西医学缺少整体调治的方法，未发现明显的器质变化，无以下手。但对中医来说，患者的临床表现有很明显的脾肾两虚之象，如面色黄、夜尿多、神疲、脉细弱等，此时只需补益脾肾即可取效。透过此案来看，至少可以有两点启发，一者，中医治病一定要时时抓住整体观，治病求本，不被病名、表象迷惑；二者，肾开窍于耳，中医看病还是要把中医的基本理论学好、学通，树不离根。

（翁銮坤，李国铭）

（2）脾肾两虚型便秘案

黄某，男，82岁。因"便秘伴倦怠乏力半年"于2013年11月13日就诊。症见倦怠乏力，饭后明显，腹胀，便秘，舌黯红，苔白厚腻，脉浮弦。诊为便秘，辨证为脾肾两虚证，考虑虽有虚实夹杂之象，但仍以虚为主。应以补益脾肾之精气为主，佐以润肠行气为辅。此类便秘补之时勿忘通，通补共享，效果显著。

初诊：自觉易倦怠乏力，饭后明显，一天睡眠时间超过13小时，无头晕头痛，记忆力尚可，偶有咳痰，少许腹胀，便秘，3~4天/次，质硬，夜尿3~4次，舌黯红，苔白厚腻，脉浮弦。2012年9月3日外院肝功、血脂、血常规正常，空腹血糖6.52mmol/L。既往血压偏高，肺气肿，肾结石，前列腺增生病史。诊为便秘，辨证为脾肾两虚证，考虑虽有虚实夹杂之象，但仍以虚为主。应以补益脾肾之精气为主，佐以润肠行气为辅。方如下：

黄芪45g	党参20g	火麻仁30g	肉苁蓉30g
生山萸肉15g	杜仲20g	牛膝15g	秦艽15g
枳实10g	五指毛桃30g	丹参15g	熟地黄20g

7剂。清水煎服，日1剂。

二诊：上方服 7 剂后，自觉倦怠乏力感减轻，夜间汗多，口干，大便通畅，夜尿 4 次 / 夜，睡眠欠佳，舌黯红，苔黄厚。由此可见，方之向为对，只是可能补益类药较多，使不荣者荣的同时，也略增不通之"实"，所以而有湿热夹瘀之舌象。所以应在补益的同时，应该稍加清湿热、化瘀血之药。方如下：

黄芪 45g	太子参 20g	火麻仁 30g	肉苁蓉 30g
丹参 15g	虎杖 20g	沙苑子 15g	生山萸肉 15g
制远志 10g	川芎 15g	土鳖虫 10g	熟地黄 20g

7 剂。清水煎服，日 1 剂。

三诊：上方连服 5 剂后，患者自述倦怠乏力感好转很多，大便也已通畅，夜尿 2 次 / 夜，睡眠改善。舌黯红，苔白厚腻，脉浮弦。效不更方，微调如下：

黄芪 45g	党参 20g	火麻仁 30g	肉苁蓉 30g
生山萸肉 20g	虎杖 20g	大腹皮 15g	秦艽 15g
枳实 15g	五指毛桃 30g	土鳖虫 10g	熟地黄 30g

7 剂。清水煎服，日 1 剂。

续服 7 剂，体力大增，大便通畅。停药而愈。嘱其在家适当运动，饮食清单、营养为要。

按：本案便秘并非患者的最主要问题，但是确是患者病情格局中的一个突破口。虽然患者临床表现以脾肾两虚之象为主，但同时又夹杂湿、瘀之征，实乃虚实夹杂，以虚为主的病例。此时，先把患者便秘之急作为突破口，补之时勿忘通，通补共享，并在用药后格局有变时稍加调整，在二诊以清补之太子参易较温补之党参，并加虎杖、丹参，以清湿热、活血化瘀，是以小变应小变，但总的原则是以不变应变，因为患者总的病情格局是脾肾两虚，所以在选方用药要时时谨记。患者最后不仅便秘好了，而且全身所现脾肾两虚之象亦有很大改善。这体现出中医看病的整体观，以及具体看病中的突破口，可谓是"以方得圆"。这对常虚实夹杂、以虚为主的老年性疾病的诊治有很大的临床启发意义。

（翁銮坤，李国铭）

（3）脾虚痰阻血瘀失语医案

常某,男,35 岁,籍贯山西平顺,失语 5 月余,伴头晕,耳鸣,右侧肢体乏力,右手震颤,舌红,苔白,脉弦。肺结核、精神分裂症病史。本证主要为痰瘀互结,使脑失充养,诸邪内阻,上扰清窍,终致神明失用,言语不利,半身不遂。其本为气血阴阳之亏虚,其标即以气虚、气滞、痰浊、瘀阻、阳亢为主,其中痰瘀互结贯穿始终,二者相互转化,故在治疗时应痰瘀同治,以祛瘀涤痰通络为法。

患者常某,失语 5 月余,伴右侧肢体乏力、右手震颤、头晕、耳鸣等。缘 1 年前开始出现头晕,并渐进性右侧半身不遂,尚可自行行走,记忆力、理解力、计算力下降,顽固性失眠,曾于外院住院治疗,效果不佳;5 月前开始出现失语,伴头晕、耳鸣、右手震颤,当地医院查颅脑 MR 提示急性脑梗死,患者自觉当地医院治疗效果欠佳,故而来诊。现言语不能,右侧肢体乏力,右手震颤,伴头晕、耳鸣症状,舌红,苔白,脉弦。

初诊(2014 年 12 月 3 日):症状如上所述,尚见胸脘痞满,目眩头蒙,面色黯,苔白,脉弦。四诊合参,当为中风病,证属痰瘀中阻,以健脾化痰、活血通脉为法,拟方如下:

黄芪 45g	川芎 10g	益智仁 10g	重楼 10g
党参 20g	石菖蒲 10g	肿节风 15g	丹参 15g
天麻 10g	制远志 10g	法半夏 10g	胆南星 10g

水煎内服,共 7 剂。

益脑康胶囊,3 粒,po tid,共 7 天。

银杏叶滴丸,5 丸,po tid,共 7 天。

二诊(2014 年 12 月 17 日):现患者主症未见明显变化,但纳眠较前均有较大改善,现仍觉少许胸闷、善叹息,舌质黯淡,苔白,脉弦。服用前方之后,阳亢渐平,心神稍安,故前方去重楼、益智仁,加用柴胡、当归以增行气疏肝、活血祛瘀之力,继服 7 剂。中成药方面,同前服用。

三诊(2015 年 1 月 14 日):患者 1 月后复诊,现已可自主伸舌,言语仍困难,情绪不稳,头晕、耳鸣较前减轻,偶有四肢冰冷,无口干,二便调,纳眠尚

可。处方如下,加用山萸肉、何首乌以补肝肾,毛冬青、赤芍活血通脉:

黄芪 45g	川芎 15g	柴胡 15g	当归 15g
党参 20g	石菖蒲 10g	肿节风 15g	丹参 15g
天麻 10g	制远志 10g	法半夏 10g	胆南星 10g
何首乌 15g	山萸肉 15g	毛冬青 20g	赤芍 15g

水煎内服,共14剂。

灯盏生脉胶囊,1粒,po tid,共14天。

间断连服数月中药后复诊,诸证好转,仍失语,但能发"啊"等单音节字,右侧肢体乏力较前改善,情绪较前稳定,纳眠可,二便调。舌淡苔白,脉弦缓。患者家属对疗效很满意。

按:世有所谓"百病皆由痰作祟"的说法,百病其实未必尽都有痰,然当代所言之中风,有痰者却占多数。中风之病,多现有伏痰存在。《丹溪心法》指出:"痰之为物,随气升降,无处不到。"医者所见,常为有形之痰,易见易知。然其在脑髓脉络或其他深在部位者,则伏而不见而常不显痰候。痰阻脑脉或痰随气升,阻滞脑髓脉络,即构成中风证候。痰于中风病,亦有新生之痰。脑梗死后血脉痹阻,有瘀无疑;脑出血之脑脉破裂,血溢脉外蓄积于脑髓,势必壅塞气道,痹阻脉络,产生新的瘀证。不论出血中风、缺血中风,发病后其基本病理为脑脉瘀滞不畅。中风病发,脑脉痹阻或血溢脑脉之外,致清阳之气不得舒展,气血不得流通,津液气血不循常道,津血渗泄为痰为饮(脑水肿)。正如《景岳全书》指出:"津凝血败,皆化为痰。"且本案患者精神分裂症病史,亦是痰之为病的有力佐证。中风之后痰瘀阻络之半身不遂、言语不利、头晕头痛等,刘教授常选用痰瘀同治之法,涤痰常选用胆南星、远志、法半夏、牛黄粉、天竺黄、海藻、石菖蒲等,祛瘀则常选用水蛭、三七、毛冬青、丹参、益母草等。

首诊时在此方面,刘师选用石菖蒲、远志、法夏、南星以化痰祛瘀,虑其久病必虚,重用黄芪为君以补中升提。此外,教授用药灵活之处可见于患者兼有精神分裂症,为中医之痰浊上蒙,故根据证候的夹杂,随证立法,辨证辨病用重楼、肿节风等清热解毒之品,去其痰浊,清利脑窍。同时,根据多年的临床经验，认为要清除脉络、清窍中之痰瘀，尚须辅之通窍之品，窍隧开，血流推荡之，则痰、瘀易去，脉络得以调和，诸症将于消除，即本方之中开窍或走络之品如丹参、川芎。因患者沉疴已久，自难速效，故半月复诊其虽未除主证，但纳眠均已改善，说明正气渐起，中土欲实，则远期疗效可期可待。其后来诊，诊治原则未变，因其夹杂兼症而稍事加减，或予赤芍、毛冬青加强活血化瘀，或增萸肉、首乌以补肝肾。历经多次复诊，前后数月余，终收良效。

（郑春叶）

（4）平肝潜阳法治疗耳鸣案

黄某，女，57岁，因"反复耳鸣半年余"就诊，症见：右耳耳鸣，呈持续性，如蝉鸣样，口干，纳可，间有腰酸，眠稍差，有时入睡困难，小便黄，既往易便秘，质干，近3天大便未解。舌偏红，苔少，脉弦。辨为肝阳上亢，循经上攻耳窍，伴肝肾不足。治宜平肝潜阳，兼补肝肾，方选天麻钩藤饮加减。

患者半年前无诱因情况下出现耳鸣，右侧为主，自诉至耳鼻喉科行相关检查后未见明显异常。现为求中医治疗，慕名至刘茂才教授门诊就诊。

初诊：右耳耳鸣，呈持续性，如蝉鸣样，口干，纳可，间有腰酸，眠稍差，时有入睡困难，小便黄，既往易便秘，质干，近3天大便未解。舌偏红，苔少，脉弦。辨为肝阳上亢，循经上攻耳窍，伴肝肾不足。治宜平肝潜阳，兼补肝肾。以天麻钩藤饮加减，方如下：

天麻 15g	钩藤 15g	白芍 15g	生地 15g
丹皮 15g	山萸肉 10g	杜仲 15g	牛膝 15g
秦艽 15g	菊花 15g	夏枯草 20g	

二诊：服上方7剂，患者自觉耳鸣大减，夜寐改善。稍觉腰酸不适，舌淡红，苔少色白，脉弦。效不更方，上方微调，加强补肝肾之力，方如下：

天麻 15g	钩藤 15g	白芍 15g	杜仲 15g
丹皮 15g	丹参 15g	太子参 15g	牛膝 15g
秦艽 15g	葛根 30g	龟板 30g（先煎）	石决明 30g（先煎）

服上方7剂后，耳鸣自除，听力好转，腰酸基本已好。再以柔肝养心之剂善其后。

按:耳鸣耳聋之患,当辨虚实。一般而言,暴病者多实,久病者多虚,病在肝胆者多实,病在肾脏少阴者多虚。本案,患者既有肝阳上亢之症,如口干、便秘、耳鸣持续、舌质红、脉弦等,也有腰酸、苔少等肝肾不足的表现。总体而言,以肝阳上亢为主,伴有肝肾不足。所以选用天麻钩藤饮加减是对证的,这也是为什么一诊后,患者耳鸣大减。实易治,虚难补。对于肝肾不足的一面,并不是马上能补足的,所以二诊针对患者腰酸依旧之症,需加大补肝肾之力,加龟板之血肉有情之物。而这种患者补太过又容易引起虚不受纳、反生阳亢之变,所以同时加石决明镇肝息风。后再以柔肝养心之剂善其后,属整体调治,防生反复之策。

(华荣,曾茜)

(5)气虚痰瘀阻络视蒙医案

潘某,男,55岁,籍贯广州,突发视物异常2天,伴头痛,舌淡黯,苔白,脉弦滑。本病病性属本虚标实,虚为贯穿始终的最基本病机,包括元气亏虚和肝肾阴虚,标实则以风火痰瘀为主,各种因素交错为患,而致脏腑阴阳失调,气虚血瘀,痰瘀壅阻髓海神机,发为中风,故治以益气活血、化痰祛瘀通络为法,收效甚佳。

患者潘某,突发视物异常2天,伴头痛不适,无言语不清,无饮食呛咳,无恶心呕吐,来我院门诊就诊,急查头颅MR提示:①右侧额叶、右侧顶枕皮层下、右侧放射冠、双侧半卵圆中心多发脑缺血梗死灶,其中右额顶枕叶及右侧放射冠、右侧半卵圆中心多发病灶考虑为急性梗死;②颅脑MRA示右侧大脑中动脉M2、M3段不均匀狭窄,考虑动脉硬化所致。既往高血压病史。诊断为急性脑梗死,建议入院进一步诊治,但患者及家属坚持要求门诊诊治。现症见视物异常,伴头痛不适,口干口苦,纳眠可,二便调,舌淡黯苔白脉弦滑。

初诊(2014年1月29日):症见视物异常,伴头痛不适,口干口苦,纳眠可,二便调;察其舌淡黯,苔白,脉弦滑;阅其头颅MR示有多发梗死灶;诊其为中风。此为气虚血瘀,痰瘀壅阻髓海神机,法当益气活血、化痰祛瘀通络为法。中药拟方如下:

黄芪 45g	太子参 20g	赤芍 15g	牡丹皮 15g
川芎 15g	益母草 15g	毛冬青 20g	肿节风 15g
生山萸肉 15g	桃仁 10g	法半夏 15g	甘草 5g

水煎内服,共 7 剂。

二诊(2014 年 2 月 12 日):服用上方后,患者自诉头痛缓解,视物异常同前,但出现大便稀烂,故在前方基础上,去太子参、毛冬青、赤芍、桃仁,加用党参、白术、山药、茯苓等健脾利湿助运之品,继服 7 剂。

三诊(2014 年 2 月 26 日):头痛已消,视物异常情况好转,但大便仍偏烂,考虑到肾火亏虚,无以温煦脾土,故在前方基础上加用杜仲以温肾暖脾,加芡实以收敛固涩。后定期在门诊诊治,病情好转稳定。

按:中风病,病在脑,与肝肾密切相关,其中脑为元神之府,清窍之所在,主宰五脏六腑。一旦气血阴阳失调逆乱,直犯冲脑,或闭阻清窍,则神明失用,五脏六腑无所主,发为中风。刘茂才教授通过总结前人对中风病的诊治,认为中风之病因主要为风、火(阳热)、痰、瘀、虚,加上各种因素诱发,病后常呈现一系列阳亢、血瘀、痰盛等"邪实"之象,整个过程贯穿着"本虚标实",其中急性期主要矛盾在"邪实",并且刘教授亦很重视正虚在中风发病过程中的作用。在临证过程中,刘教授认为中风的治疗多不在于风,而多在于治痰和祛瘀,且要扶正兼顾,即主张"补虚扶正、寓补于通、痰瘀同治"。用药方面,如大量使用北芪、党参、当归、首乌、桑寄生、杜仲、鸡血藤、山萸肉等以补益气血肝肾;在补益气血肝肾基础上,加强活血祛瘀、化痰通络以治其标,如使用毛冬青、川芎、丹参、归尾、乳香、赤芍、桃仁、红花、牡丹皮、川牛膝、田七、土鳖虫等以活血祛瘀通络,若辨证为寒痰者,予以法半夏、胆南星、橘红、白附子、白僵蚕等以温化寒痰,若为热痰者,则使用贝母、竹茹、天竺黄、牛黄粉、海藻等以清热化痰,若神智昏蒙者,则多使用石菖蒲、远志、郁金以豁痰开窍。综观本案,选药精当,标本兼治,实属大家风范。

(郑春叶)

(6) 气阴亏虚,湿瘀气结型心悸案

安某,女,38 岁,因"反复心悸、头晕、胸闷 1 年余,加重 3 月"与 2014 年

8月20日来诊。症见:精神疲倦,情绪低落,易烦躁焦虑,注意力不集中,头晕、头沉重感、胸闷、气短、心悸、易汗出、颈部发硬,口干,纳一般,眠差易醒,小便黄,大便调。舌淡黯,苔微黄腻,脉弦细。诊为心悸。本案患者反复心悸、头晕、胸闷。根据其临床表现,可以看出其为虚实夹杂之证,证属气阴亏虚,湿瘀气结。治宜益气养阴,理气活血。补中有泄,恢复心之本能。

初诊:精神疲倦,情绪低落,易烦躁焦虑,注意力不集中,头晕、头沉重感、胸闷、气短、心悸、易汗出、颈部发硬,口干,纳一般,眠差易醒,小便黄,大便调。舌淡黯,苔微黄腻,脉弦细。诊为心悸,证属气阴亏虚,湿瘀气结。治以益气养阴,理气活血为法。处方如下:

太子参 30g	麦冬 15g	山萸肉 15g	合欢皮 20g
郁金 15g	枳壳 15g	丹皮 15g	葛根 20g
知母 15g	酸枣仁 20g	玄参 15g	瓜蒌皮 10g

二诊:服上方4剂,患者胸闷、气短、心悸明显减轻,精神较前转好,情绪较稳定,稍有焦虑、紧张,头晕减轻,颈部发硬、易疲劳,汗多缓解,口干,纳一般,眠一般,梦多,大小便调。舌黯,苔微腻,脉弦细。以上方微调,稍加活血之力,续用,方如下:

太子参 30g	麦冬 15g	山萸肉 15g	合欢皮 20g
郁金 15g	枳壳 15g	女贞子 15g	葛根 20g
知母 15g	酸枣仁 20g	浮小麦 30g	丹参 15g。

三诊:服上方5剂,患者胸闷、气短、心悸基本消失,诸证好转而停药。嘱其适当运动。

按:心悸为临床常见病症,以虚证较多。本案患者反复心悸、头晕、胸闷1年余,加重3月。根据其临床表现,可以看出其为虚实夹杂之证,精神疲倦、易汗出、气短、脉细等为虚象;小便黄、舌黯、苔微黄腻等则又为气血不畅之实候。可谓,气阴亏虚、湿瘀气结,治宜益气养阴,理气活血。处方中,太子参、麦冬、山萸肉可益气养阴;合欢皮、郁金、枳壳、丹皮能理气活血;颈部发硬,故用葛根缓之;眠差则枣仁安之;口干、苔黄腻,是有湿热之苗,以知母、玄参、瓜蒌皮治之。诸药合力,4剂即效。二诊,以浮小麦治其汗出,丹参活血利于祛瘀。纵观全程,有补有泄,恢复心之本能,是为妙计。

(翁銮坤,李国铭)

第二节 疑难危重脑病医案经验

刘茂才教授中医治疗脑病急危重症、疑难病医案八则

脑病急危重症的治疗,当以挽救生命为先,西医学在这方面有着不可替代的优势,所以危重病人救治应以西医学处理为基础。中医急症学是在疾病发生发展过程中的急危重阶段,在辨证施治的基础上,适时采用各种急救治疗方法,刘茂才教授强调急危重症、疑难病要综合救治,提高疗效,在多环节、多阶段发挥作用以达到扶正祛邪,缓解部分症状,改善预后,缩短住院时间的目的。本篇选取的医案是刘茂才教授在临证中运用中医思维综合救治的病例,体现中医、西医协同作用,积极发挥中医药在急危重症治疗过程中的作用,选择最优方案。

1. 破瘀涤痰,息风宣窍法治疗急性颅脑损伤案

陈某,34岁,男性,因昏迷被送至我院急诊抢救。当时患者昏迷、抽搐、黑便、喉间痰鸣,舌有瘀斑,脉沉结,当治破瘀涤痰,息风宣窍。

陈某,男性,34岁,广东顺德农民。于1981年8月28日下午3时,因昏迷在我院门诊候诊室而被送急诊室抢救,当时病者姓氏、病史不明,经腰穿脑脊液含血,拟诊为蛛网膜下腔出血,入院时神志不清,头颈脊柱及四肢无畸形,左上肢及腰骶部、双外踝部均有皮肤破损,双肺可闻痰鸣音。按脑血管意外给予中西药综合治疗,脱水、镇痉、止血、抗感染及物理降温等对症处理,但病情继续恶化。

首诊(1981年8月28日):病人以昏迷和抽搐为主要表现,有眼底和脑脊液出血,黑便,喉间痰鸣,舌有瘀斑,脉沉结,当为瘀血夹痰浊蒙塞脑窍,内风旋动。治当破瘀涤痰,息风宣窍。拟方如下:

田七末3g　　　丹参20g　　　毛冬青20g　　　法夏12g

石菖蒲 12g   郁金 12g   羚羊骨 30g   白芍 15g

全蝎 3g   益母草 30g

日服 1 剂。

紧接着左眼眶周围、左耳上方出现瘀斑。同时,四肢抽搐增频,有时呈去大脑强直状态,喉间痰鸣。患者入院后出现体温波动、双肺干湿啰音,呼吸节律不整,多次出现潮式呼吸。血压不稳电解质紊乱,并出现黑便等症状。病者进行性贫血、消瘦。进院 20 余天后,病者才有亲属认领。继续加强支持疗法,30 天后清醒。

二诊:清醒后发现病者声音轻度嘶哑,四肢有不对称性瘫痪,右侧肢体全瘫,左侧肢体肌力 3 级。近事遗忘,对外伤过程不能完全回忆。加强中药益气活血,拟方如下:

黄芪 45g   当归尾 12g   红花 12g   丹参 20g

毛冬青 20g   土虫 9g   地龙 12g   鸡血藤 30g

杜仲 18g   石菖蒲 9g

服药后瘫痪各症迅速好转。

但于 10 月下旬,病者又出现鼻塞、喉痛、咳嗽、痰多、并逐渐出现吸入性呼吸困难,于 11 月 9 日明显增剧,鼾声大作,经间接喉镜检查见双侧声带外展麻痹。拟紧急气管切开,但亲属有顾虑,以及有关因素影响,在加强综合措施及作好应急处理下,采用针灸治疗,呼吸困难逐渐好转。共住院 112 天,除遗留轻度声嘶、右下肢轻度垂足外,其他体征消失而出院。

按:颅脑损伤是一种常见外伤,其发生率仅次于四肢损伤,占第二位,而病死率却居首位。脑干又为人类生命中枢之所在,脑干损伤的治疗效果,目前尚不满意,死亡率极高。本例病者于外伤后出现长时间昏迷,有神经系统阳性体征,眼底出血,脑脊液含血,因此,脑挫裂伤的诊断当可确立。又根据病者事后的回忆,以及有关调查得知:病者是跳车摔倒,当时有无短暂意识障碍却不甚清楚,但仍能步行前来就诊,在候诊过程中出现昏迷,至被人发现之时,已距离跳车时间约有 5 小时之久。从而表明病者昏迷不是伤后立即发生,而是有一定间隔时间,而且病人住院后持续昏迷,呼吸循环功能紊乱,高热,去脑强直,水盐紊乱,消化道出血,营养状况极差,病程经过,极为险恶,但终于运用中西医内科综合疗法而抢救成功。其成功因素当然是多方面的,其中中药治疗功不可没,从中医角度,患者昏迷抽搐,乃至醒后智能低下,肢体瘫痪,主要为痰瘀闭阻清窍脑络所致。因而早期给予息风定痉、涤痰开窍为主,清醒以后则以益气祛瘀活血通络为主。息风定痉可以减轻脑的氧耗量,改善脑水肿;涤痰既可帮助清除呼吸道分泌物,改善脑缺氧,而根据报道许多化痰药又有直接镇静镇痉作用,从而亦间接改善脑缺氧。有如南星煎剂有明显镇静作用,能够延长戊巴比妥催眠作用时间,并能提高动物电痉挛阈。当昏迷清醒后,患者近事遗忘,肢体瘫痪,给予益气活血的补阳还五汤之后,症状迅速好转,对中枢神经功能的恢复起良好作用。所以刘教授认为中药的治疗对促进昏迷清醒,减少外伤后遗症是起了一定作用的。后期呼吸困难紧急关头,针灸的作用功不可没,给予每天2~3次的针灸治疗,确实有较好的作用。

(黄燕,卢明,丘宇慧)

2. 分期辨证治疗产后春温(结核性脑膜炎)案

谢某,女,32岁,孕后期不慎着凉,产后高热不退,头痛剧烈,烦躁,渐至神昏谵语,颈项强直,需呼吸机维持通气,口唇干,舌质黯红少津,苔黄,脉细数。本证初诊因产后阴血亏虚,热毒内闭心窍,以清气凉营开窍,滋阴养血为法;温热中期注重益气养阴,后期调理脾胃。

谢某,32岁女性患者,于4月23日因不慎受凉后觉低热,头痛,以巅顶为甚,伴轻咳无痰,经服川贝止咳露及辛凉解表中药治疗,症状改善不明显。5月8日在当地医院顺产一男婴,当晚发热、头痛加剧,体温达38.9℃,无恶心、呕吐、抽搐及项强等,予抗感染及对症治疗,病情未有好转,发热加剧,体温波动于37.8~39.9℃,头痛剧烈,烦躁不安,渐至神昏谵语、颈项强直,无恶心呕吐、肢体抽搐。结合辅助检查,诊断为:①化脓性脑膜炎;②肺部感染;③结核性脑膜炎待排。后患者逐渐呈嗜睡状,强刺激有反应,失语,颈项强直,曾出现过抽搐、潮式呼吸、血压升高等危象,考虑大脑弥漫性损害,影响脑干呼吸中枢,以呼吸机维持通气,经及时对症处理得以控制。

初诊（2000 年 5 月 26 日）：症见高热，神昏，时有躁动，颈项强直，气促，两颧潮红，口唇干，舌质黯红少津，苔黄，脉细数。查体：体温 39.5℃，昏睡，双侧瞳孔等大等圆，直径约 5mm，对光反射迟钝，颈强有抵抗，双肺呼吸音粗，未闻及干湿啰音，左侧肢体肌张力减弱，肌力Ⅱ级，克氏征、布氏征阳性，双侧巴氏征、戈氏征等病理反射阳性。四次腰穿脑脊液细菌培养均未发现致病菌生长。刘教授认为，目前患者经多种抗生素治疗症状仍不缓解，可考虑诊断性抗结核治疗，以雷米封、利福平、链霉素三联抗结核治疗。四诊合参，当诊为春温（阴血亏虚，热毒内闭心窍），治以清气凉营开窍，滋阴养血，处方：

生石膏 60g	知母 15g	元参 15g	丹参 20g
羚羊骨 15g	钩藤 12g	生地 10g	麦冬 15g
白芍 15g	郁金 10g	菖蒲 10g	鳖甲 30g
百部 10g	银花 15g		

清水煎后，鼻饲，日 1 剂，共 5 剂。

二诊（2000 年 5 月 31 日）：经上述治疗后，自 5 月 28 日体温开始逐渐下降至 37℃，呈嗜睡状，呼之可应，面色苍白，颈稍软，四肢肌力较前明显好转，舌红苔白，脉细弱。现经抗结核治疗体温下降，继续观察。现热毒渐退，气阴耗伤，痰迷心窍。治以益气养阴，化痰开窍，兼清余热。处方：

西洋参 15g	党参 10g	知母 15g	麦冬 15g
丹参 20g	郁金 10g	菖蒲 10g	远志 10g
银花 15g	红花 10g	女贞子 15g	青蒿 10g

清水煎后，鼻饲，日 1 剂，共 5 剂。

三诊（2000 年 6 月 6 日）：患者生命体征平稳，神志已转清，查体能配合，不能对答，但可以动作示意，四肢肌力较前改善，上肢近端肌力较远端差，左侧肢体肌力较右侧差，舌质淡苔白，脉细弱。现属热病后期，热毒已尽，以脾胃虚弱，痰浊阻窍为主要病机，治以健脾益气起痿、化痰降浊开窍为法治疗。处方：

党参 10g	北芪 30g	白术 18g	云苓 15g

薏苡仁 30g　　桑寄生 15g　　法夏 10g　　菖蒲 12g

菟丝子 15g　　杜仲 10g　　远志 6g　　甘草 6g

清水煎服,日 1 剂,共 5 剂。

四诊(2000 年 6 月 12 日):患者未再发热,痰稍多,质黏不易咳出,口干,神志清楚,可缓慢言语,内容简单,可说出自己的名字,右睑下垂,左侧肢体肌力差,舌红苔少,脉细。治疗以健脾益气,养阴清热涤痰为法,以补中益气汤加减:

北芪 30g　　白术 18g　　太子参 10g　　陈皮 9g

升麻 9g　　柴胡 9g　　当归 9g　　地骨皮 20g

丹皮 12g　　葛根 30g　　天竺黄 12g　　甘草 6g

清水煎服,日 1 剂,共 7 剂。

五诊(2000 年 6 月 20 日):患者神志清楚,声音嘶哑,可以发单音如"儿""女""1、2"等,精神疲倦,稍咳痰白而少,右睑可部分升提,饮食、睡眠均佳,双上肢肌力 5 级,下肢肌力 4 级,可扶坐于床,舌质红苔薄黄,脉细。效不更方,继守 6 月 12 日方 5 剂,同时辅以激光、脑反射、康复训练治疗。

六诊(2000 年 6 月 28 日):患者病情进一步好转,可倚杖行走,发音欠清,时有咳嗽,痰白量少而黏,纳食欠佳,二便尚可,舌质淡苔薄黄,脉细。继以补益脾胃,化痰为法。以补中益气汤加减以善其后:

北芪 30g　　白术 18g　　太子参 10g　　陈皮 9g

菖蒲 9g　　升麻 9g　　当归 9g　　首乌 15g

丹皮 12g　　葛根 30g　　天竺黄 12g　　甘草 6g

上药 7 剂,清水煎服,日 1 剂。

该患者经一月余治疗,病情明显好转出院。

按:女子以血为本,妊娠后血聚胞宫以养胎,发病时正值春夏之交,风热毒邪当令,乘阴血内虚而入,首犯肺卫,故初起以发热、头痛等卫表证为主。由于治不及时,热毒内陷,盛于气营,内闭心包,热愈盛而津愈伤,津愈伤而热愈盛,出现高热、神昏、躁动、颈项强直、抽搐等火热闭窍,肝风内动之象。正如陈平伯在《外感温病篇》所言:"风温证热渴烦闷,昏愦不知人,不语如尸厥,脉数者,此邪热内蕴,走窜心包络","热邪极盛,与三焦火相煽,最易走窜心包,逼乱神明"。此病最后确诊为结核性脑膜炎,其发病凶猛,如不及时救治易危及生命,一旦见心包证,应及时辨证,基于中药发挥疗效慢,必要时采用中西医结合疗法。据此,刘教授在雷米封、利福平、链霉素三联抗结核治疗的基础上,先以清气凉营开窍,滋阴养血为法,选用白虎汤、清营汤加羚羊骨、钩藤清肝息风,郁金、菖蒲清心化痰开窍,鳖甲滋阴透热,百部以润肺化痰,杀虫止咳。二诊时热势已渐退,然热邪易耗气伤津,痰浊黏腻难速去,以益气养阴、化痰开窍,兼清余热立法,西洋参、党参、知母、麦冬、女贞子养阴生津,补气;青蒿、银花清透余热;郁金、菖蒲、远志以化痰开窍;丹参、红花祛瘀生新,清除产后胞宫之污血;三诊以后神志已清,而以言语不利、肢体少力为主,结合舌脉,病机以脾胃虚弱,痰浊阻窍为主,热邪已尽。故治疗以补益脾胃起痿,化痰开窍为法,在补中益气汤基础上加开窍化痰药而收功。综观此案,中西医结合,用药据证候而灵活变化,体现了中医辨证论治的特点。

(黄燕,卢明,丘宇慧)

3. 清热祛湿,宣通经络法治疗吉兰—巴雷综合征并呼吸肌麻痹案

卫某,女,42岁,发病后10天即出现胸闷气促、饮水呛咳、腹式呼吸,感觉障碍平面迅速上升,伴尿潴留等呼吸肌麻痹危象,刘教授以辛开苦降,清热利湿,宣通经络立法,待湿热已退,则以滋补肝肾,祛风除湿,通络止痛而善其后。

卫某,42岁女性患者,因起居不慎,于2000年6月24日起发热、恶寒、周身酸痛,双侧腋下牵拉样痛,双下肢乏力,颈项强痛不能低头,后逐渐出现腰部麻木,小便不行,双小腿无力等症状。西医为诊断:吉兰—巴雷综合征并呼吸肌麻痹。西医以甲基强的松龙冲击治疗,神经营养药及青霉素抗感染等治疗为主。7月4日,患者突发饮水作呛,胸部紧束感,呼吸气促,腹式呼吸,感觉障碍平面上延至胸2水平,考虑有呼吸肌麻痹的危险,即转ICU病房监护。

初诊(2000年7月4日):神志清楚,精神倦怠,午后潮热自汗,气促,饮水时有呛咳,胸部有紧束感,四肢远端及胸2以下麻木无力,纳差,睡眠尚可,

大便未解,舌红苔黄腻,脉滑。刘教授指示激素继续应用,并注意逐渐减量,中医当诊为痿证(湿热浸淫,郁阻肺气,流窜经络)。治以清热祛湿,宣通经络。处方如下:

苍术 15g	黄柏 12g	牛膝 18g	薏苡仁 20g
黄芩 15g	虎杖 30g	毛冬青 20g	秦艽 12g
绵陈 15g	银花 15g	大青叶 18g	全虫 6g
枳壳 15g			

清水煎服,日 1 剂,共 3 剂。

二诊(2000 年 7 月 8 日):患者神清,精神好转,可自行坐起进餐,双下肢麻痹疼痛感明显减轻,但仍无力,午后潮热自汗,呼吸平顺,无胸闷气促,纳差,小便仍不能自解,大便黏滞不爽,舌质红苔白微腻,脉濡数。证属湿热互结,如油入面,缠绵难愈,治宜缓图。守上方,减虎杖、毛冬青、大青叶、银花、枳壳、全虫,加车前子 15g,豨莶草 15g,独活 10g,蜈蚣 2 条,清水煎服,日 1 剂,共 3 剂。

三诊(2000 年 7 月 13 日):患者病情明显好转,可以站立床边,双下肢仍觉无力,双手可持筷进食,胸腹部有束带感,肢体麻痹感减轻,感觉平面无上升,纳食可,小便不自知,大便已排两次,色黄质软,量多,舌红苔薄黄,脉滑。继续以神经营养药、神经肌肉仪辅助治疗,激素现以维持量,湿热已渐退,为防激素副作用,中药以养阴清热,利湿为主,丹参注射液静滴以活血通络,处方如下:

知母 12g	黄柏 15g	干地黄 18g	山茱萸 15g
茯苓 15g	丹皮 12g	泽泻 18g	秦艽 18g
砂仁 6g	石菖蒲 15g	甘草 6g	全虫 6g

清水煎服,日 1 剂,共 5 剂。

四诊(2000 年 7 月 19 日):患者四肢有力,活动自如,胸肢体感觉麻木程度减轻,大便通畅,尿潴留仍存在,无发热、咳嗽,舌红少苔,脉细。现以肝肾阴虚,湿热未清,经气不畅为主要病机,故治疗当以滋补肝肾,祛湿通络为大法。在激素减量维持下,配合中药川芎嗪、灯盏花注射液静滴及激光、神经肌肉仪、针灸疗法,中药汤剂继以上方知柏地黄丸加减内服。

至8月10日患者唯觉下肢稍麻,余无不适,行走自如,生活自理,要求出院带药继续治疗。随访1年,已完全恢复。

按:吉兰—巴雷综合征是迅速进展而大多可恢复的周围性神经病,虽然约80%病例完全或接近完全恢复,但仍有3%~4%患者死于呼吸麻痹、肺部感染及心力衰竭。本例患者发病后10天即出现胸闷气促、饮水呛咳、腹式呼吸,感觉障碍平面迅速上升,伴尿潴留等呼吸肌麻痹危象,对此刘教授主张中西医结合治疗,以甲基强的松龙冲击疗法,后逐渐减量维持治疗。该患者起病于炎热潮湿之夏季,湿热之邪当令,因起居不慎,湿热郁表,留恋卫气,初起以午后潮热,恶寒,周身乏力酸痛,汗出不爽,小便不利等卫表证为主。治不及时湿热浸淫,同气相求,蕴于中焦脾胃,致脾胃升降失司,清阳不能实四肢;湿热阻滞经络,气血不通,而为麻痹疼痛,"湿热不攘,大筋软短,小筋弛长",故四肢无力。湿热郁肺,肺气不宣,宗气不能贯心脉以行呼吸,出现呼吸困难之危象。对此病治疗,刘教授不拘于"治痿独取阳明"之常规,紧紧抓住湿热壅阻经络这一中心环节,初以辛开苦降,清热利湿,宣通经络立法,方用四妙散为主清利下焦湿热,银花、茵陈、大青叶辛透气分热邪,秦艽、豨莶草、全虫、虎杖等活血祛风通络止痛,待湿热已退,则以滋补肝肾,祛风除湿,通络止痛而善其后,取知柏地黄汤为主加减治疗。同时配合针灸、激光、神经肌肉仪治疗等疗法而取效。

（雒晓东,卢明,丘宇慧）

4. 清热平肝,涤痰祛瘀,通腑醒神法治疗大量脑出血案

肖某,因不慎外伤导致大量脑出血,昏迷嗜睡,刘教授在西医治疗基础上辨证予中药辨证,以清热平肝,涤痰祛瘀、通腑醒神为法,术后进行早期功能锻炼,患者恢复良好。

肖某,男,58岁,于1997年6月6日下午3时半骑自行车时,突然跌倒在地,神志不清,小便自遗,被人送至四会市中医院急诊,当时考虑"脑出血"给予脱水、降血压、防感染等治疗,后转至我院,入院CT检查示:右外囊区脑出血约75ml,右侧脑室稍受压变形,中线结构向左偏移0.8cm,入院后行去骨

瓣减压血肿清除术。

术前初诊（1997年6月9日）：患者嗜睡状态，呼之能应，言语不清，左肢偏瘫，面色潮红，便秘，尿黄。舌质红苔黄干，脉弦。中医辨证为中风中脏腑（风火上扰清窍），用脑脉2号、通腑醒神胶囊鼻饲，清开灵注射液静滴，以清热平肝，涤痰祛瘀、通腑醒神为法，处方：

羚羊骨 18g（先煎）	钩藤 18g	黄芩 18g	白芍 18g
益母草 30g	葛根 30g	虎杖 15g	丹参 20g
石菖蒲 12g	海藻 18g	瓜蒌仁 15g	天竺黄 12g

上药3剂，日1剂，分两次煎汤鼻饲。

二诊（术后第二天）：患者神志逐渐转清，GCS评分14分，经中西医结合治疗，昨日复查头颅CT示血肿较前减少，量约14ml，神志清楚，言语欠清，可进食少许米汤，左侧肢体乏力，大便通畅，舌质红苔黄，脉仍弦有力。治疗宜加强术后护理，防治各种并发症，进行早期功能康复训练（针灸、神经肌肉治疗），中药汤剂以清热平肝，涤痰祛瘀、通腑醒神为法，于上方加川芎18g，3剂继服。

三诊（1999年6月16日）：患者神清，言语欠清，左侧肢体乏力，大便稀，日四次，排尿不畅，舌质黯红，苔黄而干，脉弦。现大便通畅，腑气已通，停用通腑醒神胶囊，继以清热平肝为法，辅以涤痰化瘀，西药继按原方案治疗。处方如下：

羚羊骨 18g（先煎）	丹参 20g	白芍 30g	怀牛膝 18g
钩藤 18g	天竺黄 12g	毛冬青 30g	川秦艽 18g
益母草 30g	海藻 18g	旱莲草 18g	石菖蒲 12g

上方清水煎服，日1剂。

四诊（1999年7月2日）：患者已言语清楚，自觉气短懒言，左下肢活动尚可，左上肢仍无力，纳差、二便正常，舌质淡红，苔薄白，脉细。据此目前肝风已息，以气阴亏虚，筋脉失濡为主证，治应补气养阴，通经活络。辅以中西医康复治疗。处方如下：

| 北芪 30g | 党参 30g | 白术 30g | 山萸肉 18g |

云苓 15g   法夏 12g   丹参 20g   川芎 15g

毛冬青 30g   鸡血藤 30g   首乌 30g   杜仲 15g。

后以上方加减治疗至 7 月 26 日，患者病情明显好转，可扶杖行走，生活基本自理，脑部伤口愈合好，无脑组织膨出。左侧肢体肌张力低，左上肢肌力 3 级，下肢肌力 4 级，舌质淡黯，苔薄白，脉细少力。效不更方，继守补气养阴，化瘀通络之法，以上方加减治疗至 8 月 5 日，患者要求出院继服中药治疗，随访半年，患者生活基本自理。

按：对高血压性中、大量脑出血的抢救，刘教授主张中西医结合综合救治，尤其要发挥西医学对急危重症的应急能力（如脑出血的血肿清除术）及微观处置（如针对水电解质、酸碱失衡的对症处理）的长处，紧紧抓住出血中风痰瘀互结、闭阻神明清窍的主要病机，提倡多疗法综合应用，如针灸、灌肠、各种物理疗法、中药针剂、口服液等。该例患者入院后 CT 检查示：右外囊区脑出血约 75ml，右侧脑室稍受压变形，中线结构向左偏移 0.8cm。且有意识障碍，年龄较轻、身体状况良好，故及时手术治疗是最佳选择。经行右颞骨去骨瓣减压和血肿清除术并传感器植入术，术后第二天患者神志即逐渐转清。同时积极进行中医辨证治疗，初起患者呈嗜睡状态，呼之能应，言语不清，左肢偏瘫，面色潮红，便秘，尿黄，舌质红苔黄干，脉弦硬，当属肝阳内动，风火上扰清窍，故立清热泻火、平肝息风、开窍醒神之法，方选羚羊骨、钩藤、黄芩清热平肝息风，石菖蒲、天竺黄、海藻清热化痰、开窍醒神；虎杖、瓜蒌仁通腑泻下，引热引血下行；丹参、益母草、白芍活血祛瘀，滋阴息风。结合自拟经验方脑脉 2 号、通腑醒神胶囊鼻饲，清开灵注射液静滴加强清热平肝、涤痰开窍、祛瘀通腑作用。经二十余天治疗，患者风火已息，而以气阴亏虚，筋脉失濡为主证，法随证变，立补气养阴，通经活络之法。药用北芪、党参、白术、云苓健脾补气；首乌、山萸肉、杜仲滋阴养血，补益肝肾；丹参、川芎、毛冬青、鸡血藤活血化瘀，舒筋通络；法夏伍北芪、党参、白术、云苓燥湿化痰，祛经络无形之痰。同时辅以针灸、神经肌肉治疗、功能康复锻炼等综合疗法而取效。

（黄燕，卢明，丘宇慧）

5. 益气养阴,清热涤痰化瘀法治疗多发神经炎案

陈某,男,60岁,四肢远端麻木伴下肢灼痛少力4月余,行走不便,神疲乏力,头昏口苦,眠差,二便可,舌质黯红苔黄腻,脉弦,以益气养阴,清热涤痰化瘀为法。

陈某,男,60岁,东莞市人。患者四月前渐觉四肢远端麻木,下肢烧灼样痛、下肢少力,行走不便,关节肿痛等症,在广州某医院查颅脑CT、MR,拟诊为多发性神经病,经治疗近两月,症状改善不明显,遂来求中医诊治。

一诊(1999年7月23日):症见形体瘦弱,神疲乏力,头昏口苦,眠差,四肢远端麻木不仁,下肢时有烧灼样痛、少力、行走不便,二便尚可,舌质黯红苔黄腻,脉弦。中医诊为"麻木""痿证"(气阴亏虚,痰瘀化热),处方如下:

北芪 60g	太子参 20g	益母草 30g	葛根 30g
豨莶草 12g	七叶莲 20g	知母 12g	地骨皮 30g
薏苡仁 30g	白芍 20g	丹参 20g	天麻 12g

清水煎服,日1剂,7剂。

二诊(1999年7月30日):服上药后腻苔渐退,仍觉时有右下肢灼痛难忍,余症同前。于上方加蚤休20g,蜈蚣3条,石菖蒲9g,去豨莶草、白芍、丹参,继服7剂。

三诊(1999年8月6日):神疲乏力、下肢灼痛明显减轻,口苦感消失,舌红苔黄,脉弦缓。上方去天麻,加丹皮10g,继服7剂。

四诊(1999年8月13日):上肢麻木好转显著,感觉基本恢复,下肢乏力减轻,已可自行开车,现仍觉下肢针刺样灼痛,口时干,舌红苔微黄,脉弦。

北芪 60g	太子参 20g	益母草 30g	葛根 30g
七叶莲 20g	知母 12g	地骨皮 30	生薏苡仁 30g
丹参 20g	蚤休 30g	丹皮 12g	干地黄 30g

继服7剂。

五诊(1999年8月20日):下肢已无灼痛,唯趾端发麻,上肢感觉恢复正常,行走自如,三天前觉右下肢瘙痒。饮食、睡眠、二便均正常。舌质红苔白,脉缓。上方加土茯苓20g。

六诊(1999年8月27日):患者唯觉右趾端发麻,余均已正常,舌质红苔薄白,脉滑。经一月余治疗,患者病已愈,为巩固疗效,以上方去丹皮、干地黄、七叶莲加白芍15g、甘草6g、豨莶草12g,做蜜丸继服。

按:该患者以肢体远端肌肤麻木不仁为主症,无肢体、关节的肿胀疼痛,故当诊为麻木。内经将其称为"不仁",认为其病因病机主要是营卫之气不行,《素问·痹论》云:"其不痛不仁者,病久入深,荣卫之行涩,经络时疏,故不痛,皮肤不营,故为不仁。"《素问·逆调经论》亦云:"荣气虚则不仁,卫气虚则不用,荣卫俱虚,则不仁且不用。"张仲景认为风中经络,肌肤不仁,以黄芪桂枝五物汤通阳行痹。后历代医家研究逐渐深入,李东垣《兰室秘藏》认为麻木多由气虚而引起,"如绳缚之久,释之觉麻作而不敢动,良久则自已,以此验之,乃气不行。"治以"补其肺中之气,则麻木自去矣"。朱丹溪集诸家之经验,认为麻与木当分别,麻由气虚所致,木则为湿痰死血阻于血脉经隧而成,治疗上未可执一。明代以来诸家著作多宗丹溪之说以"麻木"作为独立的病名。清代沈金鳌在《杂病源流犀烛·麻木源流》中指出麻的病因"气虚是本,风痰是标",木则由"死血凝滞于内,而外夹风寒,阳气虚败,不能运动",故本病多属本虚标实之证,治疗上以补气血培本为要,兼祛瘀逐痰。据此以大剂参芪补气助血行,丹参、益母草祛瘀活血,知母、白芍滋阴养血,豨莶草、七叶莲、天麻、生薏苡仁祛风逐痰利湿,再以蜈蚣、全蝎等虫类药搜络走窜,逐经络顽痰死血,标本兼治而取效。

(锥晓东,卢明,丘宇慧)

6. 补益肝肾,祛湿散寒法治疗多发性硬化案

李某,女,47岁,双下肢乏力、麻木4个月,右上肢麻木、乏力2个月,胸以下感觉减退,腰膝酸软,纳差,失眠,便结,舌质黯红苔白,脉弦细,治以补益肝肾,祛湿散寒,活血止痛为法。

李某,47岁女性。患者1995年12月始觉胸部以下麻木,双下肢少力,行走不便,大便困难,在某医院诊为"多发性硬化",经激素、维生素等治疗后,症状有所缓解。1996年2月初又出现右上肢麻木、乏力,有痛性强直性肌痉挛发作,视力减退,便秘,要求中医治疗。

初诊（1996 年 4 月 9 日）：症见神疲乏力，反应迟钝，视力减退，双下肢、右上肢麻木冷痛少力，胸以下感觉减退，腰膝酸软，纳差，失眠，便结，舌质黯红苔白，脉弦细。诊为"痿证、麻木"（肝肾亏虚，寒湿瘀血阻于筋络）。治以补益肝肾，祛湿散寒，活血止痛为法，以独活寄生汤加减：

独活 12g	寄生 12g	北芪 45g	细辛 5g
仙灵脾 12g	杜仲 18g	穿山甲 15g	怀牛膝 18g
秦艽 18g	土鳖虫 9g	首乌 30g	甘草 6g

7 剂清水煎服，日 1 剂。

二诊：肢体冷痛症状消失，仍觉双下肢、右上肢麻木、无力，腰膝酸软，纳差，视力减退，失眠，便结，舌质淡红苔白，脉弦细。寒湿已退，以肝肾亏虚，气血虚弱，痰瘀流窜经络为主证，治以扶正为主，处方：

北芪 45g	党参 30g	白芍 18g	丹参 20g
怀牛膝 18g	首乌 30g	当归 9g	鸡血藤 30g
益母草 30g	秦艽 18g	土鳖虫 9g	桂枝 6g

三诊：服上药后，右上肢偶有麻木，乏力大减，双下肢仍麻木、少力，可缓慢行走，无疼痛，睡眠可，纳食增加，二便调，舌质淡红苔白，脉弦细少力。久病必虚，久病入络，在益气养血基础上，加用虫类药搜络剔邪，逐经络顽痰死血。方以上方去益母草、秦艽、丹参，加白花蛇 15g、全虫 6g，7 剂清水煎服，日 1 剂。

四诊：右上肢麻木、乏力症状消失，唯双下肢稍麻木、乏力，行走自如，精神好转，饮食、睡眠、二便均正常。舌淡红苔薄白，脉细弱。现以肝肾虚损，气血不足为主，久病缓图，以下方共为细末，炼蜜为丸，每丸 9g，早晚各一。

处方：

北芪 45g	参 20g	补骨脂 15g	怀牛膝 18g
首乌 30g	当归 9g	寄生 12g	鸡血藤 30g
杜仲 18g	土鳖虫 9g	白花蛇 15g	全虫 6g
白芍 18g	菟丝子 15g	穿山甲 15g	甘草 6g

该患者以上药连服半年，恢复良好，随访两年只觉双下肢麻木，不影响

行走,余症状未再发作。

按:多发性硬化目前西医学尚无特效疗法能肯定彻底根治,主要是遏制病性进展,减少复发,减轻神经功能障碍所带来的痛苦。该病多属中医学"痿证、痹证、骨摇、瘫证"范畴,与肝、脾、肾关系密切,病机多为肝脾肾亏虚,夹有湿热、血瘀、风痰、痰湿等邪,在没有新的治疗突破前,应注重以下几方面:①综合性探索,开拓思维,不局限于一种病因、一种机制、一方一法之治疗,应多因素多渠道进行探索的治疗。②大补脾肾。肾为先天之本,肾主骨、生髓,脑为髓海,肾与神经、免疫等密切相关。脾为后天之本,主肌肉、四肢,亦与免疫、抗病毒能力有关。③重用虫类、动物类药物:如全虫、蜈蚣、乌梢蛇、鹿茸、阿胶、鹿角胶、龟胶、紫河车之类。④联合应用针灸、按摩、外洗等疗法。该患者之治疗亦遵此原则,以补益肝肾,健脾为主,兼祛瘀化痰,通络止痛而取效。

(雒晓东,卢明,丘宇慧)

7. 补气养血益肾法治疗多系统萎缩症案

叶某,女,34岁。缓慢进行性肢体颤动、构音障碍8年,生活不能自理2年,面色苍白,头摇肢颤,构音障碍,行走不稳,身倦乏力,动则汗出,纳差便溏,小便多,舌淡苔薄,脉细无力。治以补气为主,兼以养血益肾。

叶某,34岁女性。8年前开始出现肢体颤动,构音不清,症状逐渐加重,后生活不能自理。在我院住院时查体:构音障碍,眼球上视欠佳,可见水平震颤,共济失调步态,指鼻试验、跟膝胫试验辨距不良,快复轮替动作试验阳性,颅脑MR示:橄榄—桥脑—小脑萎缩。西医诊断:多系统萎缩症。

初诊:症见面色苍白,头摇肢颤,构音障碍,行走不稳,身倦乏力,动则汗出,纳差便溏,小便多,舌淡苔薄,脉细无力。中医诊断:骨摇(气血两虚,髓海失养)。治以补气为主,兼以养血益肾。处方如下:

北芪45g	党参30g	太子参20g	丹参20g
何首乌30g	鸡血藤30g	白芍18g	杜仲15g
山茱萸18g	巴戟天15g	炙甘草6g	

并用黄芪注射液静脉注射,复方北芪口服液口服。经治疗1个月后,患

者诸症明显好转,出院后继续服上药2月余,症状进一步减轻,生活半自理,随访1年,无加重复发现象。

　　按:该患者肢体颤动并非阴虚风动所致,乃因其气血亏虚生风。清·高鼓峰《医宗己任编》论颤振说:"大抵气血俱虚不能荣养筋骨,故为之振摇,而不能主持也。"故"须大补气血,人参养荣汤或加味人参养荣汤,若身摇不得眠者,十味温胆汤倍加人参,或加味温胆汤"。高氏以大补气血治疗本病虚证,成为治颤证的重要法则。因此,治以补气为主,兼以养血益肾为法。每日使用大剂量北芪,此外尚有党参、太子参等益气药,并无不良反应。于此可见,气能生血,气旺血旺,血可化精,精能生髓,终能使脾健肾充,肝得滋养肢体能用而取效。

(雒晓东,卢明,丘宇慧)

8. 补气养血,温阳散寒法治疗雷诺综合征案

　　柳某,女,28岁,农民。产后反复双手指冷痛1年余,加重一周。双手触之发凉,皮色发白,关节无畸形,平素怕冷。饮食、二便、睡眠均正常。舌黯苔白,脉细涩。治宜补气养血,温阳散寒,通络止痛。内服外洗,共奏佳效。

　　柳某,28岁女性。诉因1年前生完小孩用冷水洗衣服后,引起双手指冷痛,持续30分钟后冷痛消失,以后每次遇冷水或受凉双手指发冷、疼痛症状发作。先后在多家医院诊为雷诺综合征,未做特殊治疗,只嘱其注意保暖,然症状渐剧、发作频繁,稍受凉即发作,平时需带手套,故来求中医诊治。

　　初诊(2000年2月16日):双手指发冷、疼痛,遇寒则痛剧,以至近日不敢洗衣、做饭,双手触之发凉,皮色发白,关节无畸形,平素怕冷。饮食、二便、睡眠均正常。舌黯苔白,脉细涩。诊为痹证,因产后气血亏虚,寒湿乘虚侵入血脉,不通则痛,遇寒尤甚。治宜补气养血,温阳散寒,通络止痛。方如下:

北芪45g	党参20g	首乌20g	制川乌15g(先煎)
当归12g	巴戟天15g	仙灵脾15g	菟丝子15g
金樱子12g	川芎10g	丹参20g	石菖蒲9g
甘草6g			

7剂清水煎服，日1剂。

二诊：患者诉双手指发冷、疼痛明显减轻，但遇冷水后仍疼痛，双手触之稍温，畏寒亦减轻，舌黯苔白，脉细涩。效不更方，寒邪渐退，因久病入络，上方加全虫9g以入络剔邪。7剂清水煎服，日1剂。同时以上方药渣布包热敷双手，每次30分钟。

三诊：经半月治疗，患者自觉双手指冷痛、畏寒症状基本消失，唯遇冷水后手指有冷痛感，已可用温水洗衣、做饭，余无其他不适。舌质淡，边有齿痕，苔白，脉沉弱。现寒湿之邪渐去，而肾阳亏虚之证为主，故治以温补肾阳为主，兼通络散寒。方如下：

北芪45g	党参20g	桂枝12g	制川乌30g（先煎）
当归12g	巴戟天15g	仙灵脾15g	菟丝子15g，
金樱子12g	川芎10g	杜仲15g	石菖蒲9g

蜈蚣3条

7剂清水煎服，日1剂。继以上方药渣布包热敷双手，每次30分钟。

四诊：经上述治疗，患者诸症悉除，双手指冷痛未再发。但舌质仍淡，苔白，脉沉弱。肾阳仍虚，嘱患者服肾气丸以善其后。后随访1年，诸症未再发。

按：原发性雷诺病的病因病理目前不清楚，西医一般不作特殊治疗，只需注意保暖，手足勿受凉，然该患者手足冷痛较剧，已严重影响日常生活，必须及时治疗。中医据其症状当诊为痛痹。《素问·痹论》指出："风寒湿三气杂至，合而为痹，其风气胜者为行痹，寒气胜者为痛痹，湿气胜者为着痹。"阐明了痹证的病因病机及分类。历代医家宗此对其治疗多以祛风散寒除湿为法则，而刘教授独崇痹久多虚者，如喻嘉言《医门法律·中风门》云："凡治痹证，不明其理，以风门诸通套漫施之者，医之罪也。""古方多有用麻黄、白芷者，以麻黄能通阳气，白芷能行营卫，然已入在四物、四君子等药之内，非专发明矣。"特别注重痹证日久应先养气血。李士材《医宗必读》提出痛痹治疗当以散寒为主，佐以疏风燥湿，更参以补火之剂，大辛大温以释其凝寒之害。叶天士对痹久不愈者，有久病入络之说，倡用活血化瘀及虫类药物，搜剔宣通络脉。还提出"新邪宜速散,宿邪宜缓攻"及虚人久痹宜养肝肾气血的治痹大法。该患者病因产后气血亏虚,不慎触冷水,寒湿之邪乘虚而入,内舍筋脉,故每遇冷触寒则痛不可忍;寒邪久居,伤及阳气,则肾阳不足,阳虚寒愈盛而成虚实夹杂之候。故治以温补肾阳为主,兼通络散寒祛瘀,方以制川乌、巴戟天、仙灵脾、菟丝子、金樱子温肾壮阳散寒,重用制川乌达30g,以温散经络之沉寒,温补肾阳之亏虚,实有虚实兼顾之妙。伍巴戟天、仙灵脾等助川乌温肾散寒;北芪、党参、当归、川芎、丹参以补气活血通络;病已1年余,邪已入络,因加虫类药全虫、蜈蚣入络搜邪,通经止痛。更以药渣外敷双手,内外兼治而取效。虽未用大队祛风散寒除湿药,而取佳效,其理值得深思。

(雒晓东,卢明,丘宇慧)

第一节 刘茂才脑病辨证用药撷英

一、用药大法

1. 用药平和,稳中求效

在刘茂才教授长期的临证中,临床擅用平和之剂取效。他认为峻猛之品如大黄、芒硝、乳香、没药、水蛭、虻虫、川乌、草乌等,容易损伤正气,加重人体的阴阳失调,从而使病情复杂化,故临床应慎用、少用。

2. 注重补气养血

刘教授认为,内科杂病尤其是脑病,多发生在脏腑气血内虚的基础上,故在治疗上注重补养气血。有气血亏虚典型临床表现的患者注重补气养血,对一些无典型气血亏虚临床表现的患者也需要注重补气养血的治疗。临证补气多用黄芪、党参、太子参等,养血多选当归、白芍等。黄芪一般杂病中用量在 30~45g,而在脑病中用量在 45~60g,党参用量常在 20~30g。

3. 多用补益肝肾

老年患者多有肝、肾不足,且以肝肾阴虚多见,临床不必具有肝肾不足的典型表现,尤其是中老年内伤杂病久病患者,均可予以补益肝肾治疗;多以补阴为主或阴阳双补。临床常选用山茱萸、白芍、何首乌、枸杞子、杜仲、菟丝子、巴戟天、怀牛膝等。

4. 活血除痰贯穿始终

内伤杂病总的病机为脏腑阴阳失调、气血津液的运化失常,气行则血行,气病则血滞,津液代谢失常,则化生痰浊,且痰瘀往往相兼为病,甚至痰瘀交结,难于速去。尤其病情复杂、久病患者,痰瘀往往贯穿于疾病始终。活血化瘀常选用毛冬青、益母草、丹参、川芎等,除痰常选用法半夏、橘红、茯苓、天竺黄等。

5. 脑病必须芳香开窍

刘教授注重"脑为元神之府"说,认为头面清窍皆通于脑,清窍滞塞即脑神受扰,清阳蒙蔽,出现呆滞、神昏、中风、头痛、头晕、健忘等脑病,故临证治疗脑病时,多用石菖蒲、郁金、远志等芳香开窍之品。

6. 治痛需佐舒脑宁神

刘教授认为,痛证属中医脑病范畴,人之所以知痛、知痒,全由脑神所主。疼痛之发生,须有脑髓清灵的参与。因而在治疗痛证时,常常使用舒脑安神之法,例如常用合欢皮、酸枣仁、浮小麦、牡蛎等。

7. 用药结合岭南特色

岭南地区气候多潮湿、温热,外感、内伤患者常兼夹湿热。刘教授临证时,强调因地、因时制宜,多加用茵陈、薄荷、布渣叶、辣蓼草、救必应等轻清透邪、祛除湿热之品。

二、临证施药

1. 中风病

刘教授临床治疗中风病,主要从风、火、痰、瘀、虚、腑实等方面着眼。

风证多选取羚羊角、钩藤、石决明、全蝎、蜈蚣、天麻、白芍等;

火热证多用羚羊角、夏枯草、龙胆草、大黄、黄芩、栀子、牛黄粉、虎杖、生石膏、知母等;

治痰多选用茯苓、法半夏、橘红、竹茹、石菖蒲、胆南星、天竺黄、石菖蒲、瓜蒌仁、远志、郁金、竹沥、海藻等;

血瘀则用益母草、毛冬青、牛膝、郁金、丹参、川芎、鸡血藤、当归等;

凉血止血则选牡丹皮、大黄、水牛角、生地黄、茜草、白茅根等;

气虚用黄芪、党参、太子参等;

阴虚多选用白芍、山茱萸、何首乌等；

潜阳则用石决明、龟甲、鳖甲、牡蛎、龙骨等；

腑实证多选大黄、虎杖、番泻叶、牛黄粉、枳实等。

2. 头痛

刘教授认为，不通则痛、不荣则痛、脑神受扰是痛证的 3 大病机，所以临证治疗头痛在审因论治和辨证用药的基础上，往往从这 3 方面加以考虑，用药随之多有所侧重。"不通则痛"常用全蝎、蜈蚣、川芎、丹参、细辛、七叶莲、威灵仙等；"不荣则痛"常用黄芪、党参、白芍、山茱萸、杜仲、何首乌、鸡血藤等补气养血、补益肝肾，"脑神受扰"常选用合欢皮、浮小麦、郁金、酸枣仁等。

3. 眩晕

刘教授擅治椎—基底动脉供血不足所致的真性眩晕，临床主要表现为发作性的天旋地转、晃动、摇摆，甚至不能起床、不愿睁眼，常常伴有恶心、呕吐痰涎等。其病机主要为肝风夹痰上扰脑神，或痰气交滞、脑脉不畅而致脑髓失养，脑神失用，发为眩晕。治疗上常用平息肝风、涤痰活血治法，药用：天麻、钩藤、法半夏、茯苓、橘红、泽泻、丹参、川芎、益母草、毛冬青等，往往佐用石菖蒲、合欢皮等宣窍宁神。缓解期以扶正为主，多从脾、肝着眼，益气健脾、养血柔肝为法，常用黄芪、党参、白术、茯苓、山茱萸、白芍、何首乌等。

4. 痫病

癫痫之所生，主要由于体内气血虚弱，脏气不平，而造成风、痰、瘀血交错为患。发作期以邪气实，风痰壅盛、气血瘀阻为主，临证常用天麻、钩藤、全蝎、蜈蚣、法半夏、海藻、茯苓、丹参、川芎等；缓解期以脏腑气血虚弱、肝肾不足为主，常用黄芪、党参、太子参、茯苓、当归、白芍、何首乌、山茱萸、杜仲、菟丝子等。

5. 颤病

刘教授治疗颤病，多从平肝息风和益气血、补肝肾两方面着眼，认为对于肢体颤动明显、筋脉拘急者，以平肝息风、养血柔筋为主，多选用天麻、钩藤、全蝎、蜈蚣、白芍、山茱萸等；而肢体颤动较轻、筋脉拘急不明显者，则着重益气血、补肝肾，并用平肝息风，临床常用黄芪、党参、太子参、当归、何首乌、杜仲、菟丝子、巴戟天、淫羊藿等。同时,佐用涤痰活血之品。

(黄燕,骆晓东,卢明)

第二节　刘茂才脑病临证常用单药

中药"七情"之中首载单行,取其性味单纯,效用专一,直入病所。刘教授组方选药,均在充分了解药性的基础上,选择药效显著而独特的药味,故亦不排斥单药独行,如治疗癫痫采用"全蝎粉"。高热惊厥用"羚羊角粉"等。《素问·标本病传论》:"甚者独行。"指病势深重之时,应采取有针对性的治疗措施,此时往往邪气结聚,非斩关决下之药不能成功,故均以泻实祛邪之法。刘教授在中医脑病诊治过程中,常用的单药包括清热平肝、泻热通腑、活血化瘀等味。

一、清热平肝药物

羚羊角　咸寒入心肝,其出自血肉有情之品,而去滋养甚远,能平肝清热凉血,在中风病阳热证之中,多见肝阳上亢、肝火上炎、心肝火旺,甚或痰热闭窍等症,《药性论》谓其"能治一切热毒风攻注,中恶毒风猝死,昏乱不识人。"刘教授此时多选用羚羊角,以其寒凉之性,而无苦寒燥阴之弊,以凉肝清心。且药力专宏,独行而效捷,故亦常单方冲服,"甚者独行"之意也。

水牛角　世本用犀角,后以水牛角代之。故之犀角亦难得,而药说远胜水牛角,故虽谓代之,实不可妄改原方,而当以其新用。水牛角亦具咸寒之性,善清热凉血解毒,具角而入厥阴,故亦可清肝经火热。凉血之性尤胜,故《外科正宗》以牛角散治"皮肉顽硬,渐生肿痛,肿高突起,支脚难行,久则破裂,脓水相流"。刘教授亦常以其治火热入血之证,而有外科证者尤宜。

牛黄　为开窍要药,直入心肝,必斟酌用之。李东垣认为非中脏痰热闭阻者,不宜用之。而张志聪则认为牛黄用于"风中于府及中经脉,正可合脑、髓而引风外出"。刘教授认为,大概为牛黄来源及质量的差别,现世皆用人工牛黄,性味未及天然牛黄厚实,当无碍于中经络者。故创制通腑醒神胶囊等制剂皆以牛黄入药,取其开窍醒神之性也。然则不可妄用,必为阳热之证方可。

二、活血破瘀药

毛冬青 清热解毒,活血通络。主产于岭南一带,地道药材,性苦涩寒,归于肺肝,善清热解毒,活血通络。活血药可选者甚众,刘教授独爱岭南地道药材,认为南方之人,禀暑而受湿,腠理不固,不受温热,活血化瘀药多温燥,久用耗血伤阴,南方草药禀水土清凉之气,多具清热解毒之效,尤宜。毛冬青为其中代表,兼清凉及活血之性,凉血不碍滞,活血不伤阴,内有瘀滞而兼夹热象者多用。如中风病阳热证者,用之以清热祛瘀。唯有小毒,不宜过量。

益母草 活血祛瘀,行血养血,利水消肿。《本草汇言》谓"益母草,行血养血,行血而不伤新血,养血而不滞瘀血,诚为血家之圣药也……性善行走,能行血通经,消瘀逐滞甚捷,观其治疗肿痈疮,眼目血障,则行血活血可知矣。"其性滑利,善治妇人经带胎产诸证,故有益母之名。以其行血不伤阴,刘教授常以之治疗瘀滞诸证,而妇人见热象者尤宜。其辛以散血,凉而就阴,苦则清降,而药力平和,不负益母之名。

三、虫类药

水蛭 味咸而苦,咸则入血,苦则泻结,咸苦并用,可泻蓄血,散瘀结,且性静而药力迟缓,故可缓缓攻积,有桂枝茯苓丸之妙。《本草经百种录》谓其"性又迟缓善入,迟缓则生血不伤,善入则坚积易破,借其力以攻积久之滞,自有利而无害也"。刘教授常以之治久病血瘀诸症,以久病多虚,骤用攻散恐伤正,唯水蛭虽为虫类而力缓,少虫类攻冲走窜之性,且咸而入阴,无惧耗气伤阴,故虽久病而堪用。

全虫 辛而入肝,知其为治风之药。盖肝在气合风,主内外诸风,"诸风掉眩皆属于肝"之谓也。辛则走散,且具虫之性,攻冲走窜,无所不到,故可祛风止痉,通络止痛,攻毒散结。而尤善祛风,《本草纲目》谓:"蝎,足厥阴经药也,故治厥阴诸病……蝎乃治风要药,俱宜加而用之。"中风者,风直中也,故刘教授常以虫类药治疗中风急症,以其祛风通络之力通达内外,开闭攻积,然非实证不可妄用。

蜈蚣 类全蝎而毒更深,力亦深,故非邪正俱盛者莫可用之。《医学衷中参西录》谓:"蜈蚣,走窜之力最速,内而脏腑,外而经络,凡气血凝聚之处皆能开之……其性尤善搜风。"用治内外诸风,常与全虫并用,唯性烈而毒,当斟酌用之,量亦宜从轻而重。

四、清热通腑药物

大黄 将军之药,苦寒通下直泻,诸病火热皆可泻而降之。《本草备要》谓"治一切实热。"刘教授唯以之治中风阳热腑实证,见神识欠清或昏糊,伴腹胀、便秘者,屡试不爽。以阳明病"胃家实",故中风见阳明腑实者,即可以大黄为君通下逐瘀,伍用开窍醒神药物,共奏通腑醒神之功。以此法创制通腑醒神胶囊即以大黄为君,临床上凡中风病阳热证,伴见大便不通者皆可,阴证不宜,恐过用寒凉反伤正,当以麻仁丸一类。

虎杖 清热解毒,活血通下。苦寒入肝胆,以清泻肝胆火热,《药性论》谓其"压一切热毒"。苦亦能燥,故亦祛湿。有下焦热盛动血者,以其直入厥阴,泻火以散血,故亦有活血之功。《本草述》谓其"最解暑毒,是则从血所生化之原以除结热,故手厥阴之血脏与足厥阴之风脏,其治如鼓应桴也。"足厥阴肝经上行巅顶,少阳胆经绕颞而行,故上部火热可通过泻下焦湿热而治。中风病阳类证,常用之清热解毒,通腑,配伍番泻叶效果更强。又肝火旺者多情志不遂,刘教授多以虎杖清泻肝热,则肝郁亦解。

(华荣,文灼彬)

第三节 刘茂才脑病临证常用对药

对药,又称药对、对子、兄弟药、姊妹药,是中医药学家通过长期的医疗实践,从单味药到多味药组成方剂的过程中逐渐筛选出的、具有确切疗效的两种药物配伍。这种配伍是依据前人经验,有系统的配伍理论,有丰富的临床应用经验,符合中药七情之"相须、相使、相畏、相反"规律,而不是随意的两种药物的组合。对药有的可相互协同,增强疗效,扩大治疗范围;有的可互弃其短而共取所长;有的可相互作用产生新的疗效;有的亦可相互制约,减轻毒副作用。刘教授常惜《雷公药对》、徐之才所著《药对》之亡佚,教导我们体会《黄帝内经》半夏、秫米合用治失眠,乌贼与蘑茹治血枯,《伤寒论》半夏、生姜止呕而不渴之支饮,附子、干姜加强回阳救逆,温中散寒,《本草纲目》黄柏配知母以滋阴泻火等名药对的使用,其多年临床经验证明,正确运用对药的确可提高临床疗效,值得后学者继承发扬。

一、补气对药——北芪、党参

黄芪味甘性微温,归脾、肺经,《珍珠囊》载:"黄芪甘温纯阳,其用有五:补诸虚不足,一也;益元气,二也;壮脾胃,三也;去肌热,四也;排脓止痛,活血生血,内托阴疽,为疮家圣药,五也。"《名医别录》云:"补丈夫虚损,五劳羸瘦。止渴,腹痛,泻痢,益气。"具大补元气,升阳举陷,益卫固表,生肌托毒,利水退肿之效,北芪较南芪补气力宏而欠润。党参甘平,归脾、肺经,有补中益气,生津养血之功。《本草正义》载其"力能补脾养胃,润肺生津,健运中气,本与人参不甚相远,其尤可贵者,则健脾运而不燥,滋胃阴而不湿,润肺而不犯寒凉,养血而不偏滋腻,鼓清阳,振动中气,而无刚燥之弊……得中和之正,宜乎五脏交受其养,而无往不宜也。"两药配伍,刚柔相济,既可补气健脾,又能生津养血,补气而不燥阴。又肺脾者,太阴也,足太阴脾土尤为阴中之至阴,于太阴之中引动清阳,阴阳相生也。刘茂才教授常用量为黄芪30~60g,党参20g,对中风偏瘫、痿证、眩晕、癫痫等脑病辨证属元气亏虚、阴血不足需长期用药者可放胆用之,再伍他药常获佳效。若有津伤较甚或不耐温补者,予太子参,亦此意也。

二、健脾化湿对药——茯苓、白术

茯苓性甘淡平。主归手少阴心、足厥阴脾、手太阴肺、足少阴肾经。功能渗湿利水、健脾和胃、宁心安神。主小便不利、水肿胀满、痰饮咳逆、呕吐、脾虚食少、泄泻、心悸不安、失眠健忘、遗精白浊等症。《本草纲目》谓其"气味淡而渗,其性上行,生津液,开腠理,滋水源而下降,利小便,故张洁古谓其属阳,浮而升,言其性也;东垣谓其为阳中之阴,降而下,言其功也……淡渗之药,俱皆上行而后下降,非直下行也。"白术味苦微甘性温,善健脾益气、燥湿利水、止汗安胎,擅治脾虚作胀、脾湿作渴,四肢乏力。张锡纯谓其"为其具土德之全,为后天资生之要药,故能于金、木、水、火四脏,皆能有所补益也"。足太阴脾土为阴中至阴,喜燥而恶湿,白术健脾燥湿,茯苓淡渗利湿,一燥一渗,运利相济,健脾气而助运湿,水湿除而脾健运,是标本兼治之大法,故土旺则能健运,能胜湿,升清气,上奉精微。治疗脾虚湿盛者,刘教授常以此配伍健运脾胃,至于痰浊壅盛者往往加入法夏、胆星、菖蒲、远志以拨云散翳,然治痰湿之症务须健脾胃,此不变之法也。

三、豁痰开窍对药——远志、菖蒲

脑为髓海,主神明,贵在通利畅达,痰浊蒙蔽脑窍,使脑神失用而见神昏、痴呆、言语不利、健忘、癫狂、失眠、肢体麻木等证发作,对中医脑病无论痰浊闭塞脑窍或痰邪流窜经络,用远志、菖蒲相配合以祛痰开窍、聪耳目、发声音。二者皆可入心开窍,但远志辛苦微温归心肺经,交通心肾偏于宁心安神,菖蒲辛温归心胃经,有宣气、开窍、除痰和胃之功,菖蒲常用15g,远志用10g。

四、滋阴潜阳对药——龟板、鳖甲

龟板味甘、咸,性寒,归肝肾心经。可平肝潜阳,益肾健骨,养血补心,以滋阴养血,息风平肝为主,常用于肝肾阴虚,肝阳上浮及肝肾精血不足所致之虚风内动、筋骨痿弱、腰膝酸软等证。《本草衍义补遗》:"下甲补阴,主阴血不足……治劳倦四肢无力。"鳖甲咸寒,归肝经,滋阴清热,软坚散结,兼可平肝潜阳。其偏入肝经清虚热,散结之力强于龟板,而滋阴补肾不及龟板,善治阴虚内热及肝脾积聚之证。《本草汇言》谓其"与龟同类而异种,亦禀至阴之性,入肝,统主厥阴血分为病"。对肝肾阴虚,肝阳上亢之中风、头晕、颤证、痿证等病证属纯虚无邪者,常首选龟板、鳖甲各20~30g先煎,取其血肉有情之品,大补肝肾精血亏虚,以潜浮阳,再伍女贞子、枸杞、麦冬、首乌等增强滋阴之力。

五、平肝潜阳对药——生龙骨、生牡蛎

对临床所见肝阳上亢引起的高血压、头痛、失眠、颤证等病,用生龙骨、生牡蛎以平肝潜阳,两药为介石质重之品,性主降。生牡蛎味咸,性微寒,归肝、肾经;生龙骨味甘、涩,微寒,归心、肾经,两药均有平肝潜阳之功,但生牡蛎兼有软坚散结、化痰除积的作用,生龙骨兼镇定安神之功,二者并用对阴虚阳亢所致的失眠、心烦、惊悸、头晕目眩及耳鸣等症,可与磁石、白芍、石决明等配合使用,如张锡纯所创名方镇肝熄风汤即两药合用。常用量 30g,入水先煎,疗效甚佳。

六、重镇安神对药——磁石、珍珠母

对肝肾阴血亏虚,肝阳上扰心神所致的躁扰不宁、心悸、失眠、头痛头晕及癫痫等证,常用磁石 30g、珍珠母 30g 先煎以镇静安神,平肝潜阳。取磁石色黑入肾,养肾益阴,质重下坠,镇潜浮阳,故可聪耳明目,潜阳安神。珍珠母咸寒归心肝经,有平肝潜阳,安神魂,定惊痫的作用,涉神志病者,非此不可。珍珠母为贝壳类药,磁石为矿物类药,贝石相合,力能重降。且珍珠母入心肝,磁石入肾,肝肾同源,亦平肝益肾之意。对神经衰弱、脑震荡后遗症、脑动脉硬化、精神病等见烦躁不宁、失眠者,多联用两药取效。

七、平肝息风对药——天麻、钩藤

天麻性平味甘,归肝经,《用药法象》载:"其用有四:疗大人风热头痛;小儿风痫惊悸;诸风麻痹不仁风热语言不遂。"不仅息内风,尚可疏散外风。《本草纲目》奉天麻为"定风草""治风之神药",以其为"肝经气分之药……天麻入厥阴之经而治诸病……眼黑头旋,风虚内作,非天麻不能治"。钩藤味甘性微寒,归肝、心包经,偏于清热平肝,尤适于热极生风所致的惊痫抽搐,正如《本草纲目》所说:"钩藤手足厥阴药也,足厥阴主风,手厥阴主火,惊

痫眩运,皆肝风相火之病,钩藤通心包于肝木,风静火息,则诸证自除。"对中风、颤证、癫痫等所致之肢体强直、震颤、抽搐、眩晕等症,用天麻、钩藤熄肝风、定惊痫、止抽搐。两药不仅对热极生风所致的惊痫抽搐,而且对阴虚生风所致的肢颤、抽搐亦有息风止痉之功,尚能舒经活络,故对虚风、实风均可用之;亦可平肝潜阳,与生龙骨、生牡蛎合用,为中医脑病常用对药。

八、止痉息风对药——全虫、蜈蚣

虫类药善行走窜,入络搜邪,全虫、蜈蚣均有毒,可入络息风止痉、逐痰、解毒散结。常用二者治疗面瘫、癫痫、震颤麻痹及运动神经元病所见之肢体、颜面痉挛抽搐。全虫性平味辛,镇痉息风,对头摇、手足震颤、频繁抽动、口歪舌僵、言语不利症状效果好,无论是外风入中,或是阴虚动风、脾虚慢惊、热极生风均有好的作用。临床运用该药时需注意有些患者服后可出现腹痛、腹泻、呕吐等过敏反应症状。蜈蚣性温味辛,其息风、止痉、止痛的作用较全虫为优,但性温燥有伤阴动火之虞,故不用于阴虚风动证、热极风动证,对顽痰死血凝滞经络所致之肢体麻木不仁证有佳效。两药合用对于三叉神经痛、偏头痛、中风后肩手综合征、颈椎病等所引起的头部、颜面、肢体顽固性疼痛有较好的止痛作用。在用法上,主张以两药研末冲服可增强疗效,常配合天麻、钩藤、羚羊骨等。

九、补肝肾强筋骨对药——牛膝、杜仲

肝主筋,肾主骨,中风后所见之肢体偏瘫无力,不仅有肝肾亏虚,亦有痰湿瘀血阻塞经络,对此主张攻补兼施,或以补肝肾,强筋骨为主;或以祛瘀涤痰通络为主。经云肾苦燥,急食辛以润之,肝苦急,急食甘以缓之。杜仲性甘且辛,故能缓肝之急,润肾之燥。《神农本草经》谓其"主腰脊痛,补中益精气,坚筋骨,强志,除阴下痒湿,小便余沥"。肾藏志,故强志不忘,亦养肾之谓。"除阴下痒湿,小便余沥"者,善除肾中湿热。故能充养肝肾而不惧滞腻。牛膝走而能补,性善下行,故入肝肾。《本草经疏》谓其"主寒湿痿痹,四肢拘挛、膝痛不可屈伸者"。肾主骨生髓,脑为髓海,肾虚则髓海空虚;

腰为肾府,肾虚则腰府不充。故补肾能专治虚证之头痛腰痛。然牛膝补益之力尚不足,故配甘温归肝肾经之杜仲,增强其补肝肾之力。而杜仲主下部气分,长于补益肾气;牛膝主下部血分,偏于益血通脉,两药相须,兼顾气血,使补肝肾、强筋骨之力倍增。临证之间常两药配伍治疗肝肾不足所致诸病。然而证属肝肾不足者,病属虚,多病久,非一日可建功,有形之精不可速生也。故治虚忌急躁,当缓缓图之。

十、理血对药——桃仁、红花

中风病多因脏腑功能失调,气血逆乱,直冲犯脑,导致脑脉痹阻或脑脉破裂血溢脉外而发病,脑脉之瘀血或溢于脉外之血,均为中风之直接病因;因此,去除脉内、脉外之瘀血为中风病主要治则。可选用桃仁、红花以活血祛瘀,无论出血、缺血中风均可用之。盖桃仁味苦甘,性平,以破血散瘀为主,祛瘀之力强于红花,偏于局部有形或下腹部之瘀血,《本经逢原》谓“血瘀血闭之专药”;红花辛苦甘,性温,可活血生血,量大亦可破血行瘀,偏于散在全身经络之瘀血。且桃仁尚可润肠通便,通腑以引血下行。对中风后遗症之半身不遂属气虚血瘀者,常伍北芪、党参;风痰瘀闭阻脉络者伍天麻、法夏、全虫、蜈蚣等;出血中风急性期之痰瘀闭塞脑窍者亦可伍水蛭、益母草等药用之。

十一、凉血活血对药——丹皮、赤芍

赤芍味苦故能泻,味酸故入肝,色赤而入血,主破散,盖肝藏血,故专泻肝经血分火热而散瘀行血破症。缪希雍谓赤芍“专入肝家血分”。功擅清热凉血,活血祛瘀。牡丹皮善清血,而又活血,因而有凉血散瘀的功效,使血流畅而不留瘀,血热清而不妄行。故对血热炽盛、肝肾火旺及瘀血阻滞等症,都为要药。两药均能清血分实热,散瘀血留滞,故常相须为用。但丹皮清热凉血的作用较佳,既能清血分实热,又能治阴虚发热;而赤芍只能用于血分实热,以活血散瘀见长。两药相合,凉血活血倍增,血热清而不妄行,血流顺则不留瘀,凉血不碍祛瘀,活血不忘止血。尤其在中风病阳热证中,务须活血而惧辛温者,常予 10~15g,多可收效。

十二、清心除烦对药——丹参、郁金

《妇人明理论》以丹参一物有四物之功,以其性味平和而善治血分,去滞生新,调经顺脉,破宿血,补新血,安生胎,落死胎,止崩中滞下,不可多得。《本草汇言》谓:"补血生血,功过归、地,调血敛血,力堪芍药,逐瘀生新,性倍芎䓖。"知其治血之准。又擅凉血消痈而治热入营血、烦躁不安、心烦失眠、痈疮肿毒等症,是具温中补虚并凉血解毒,或温或凉,全凭临证配伍。郁金味辛而苦寒,辛则轻清上行,能通郁滞,顺逆气,散瘀血;苦寒则下行以降气,气降则火降,血热随之而凉,凉血活血之谓也。正如《本草经疏》之谓"郁金本入血分之气药,其治已上诸血证者,正谓血之上行,皆属于内热火炎,此药能降气,气降即是火降,而其性又入血分,故能降下火气,则血不妄行。"丹参郁金亦为活血凉血对药,而较之丹皮赤芍,更径入心经,而心主神明,故刘教授更常以此用于情志病,尤病久者,多久郁化热夹瘀,即以丹参、郁金并入心肝,以凉血清心,开郁除烦。

十三、安神对药——夜交藤、合欢皮

首乌藤、合欢皮皆性味甘平,且入心经,善安神定志,首乌之藤亦具首乌之性,补心养血;合欢皮兼入脾经,《本草从新》谓其"安五脏,和心志,令人欢乐无忧"。故常合用于神志病,但凡情志不舒所致郁证、不寐、癫证等皆可选用。其性味平和,无重镇而下行之势,亦少清凉除烦之性,故不论寒热虚实,但凡情志不遂之病皆可用之。唯临证之中,以其药性温和,恐力不及,难为君主,但可佐助,且务须大剂,刘教授常用夜交藤至 30g,合欢皮 15~25g,以为佐药。又有合欢花者,具欢皮之性,且花性轻清开郁,故气结甚者多以合欢花理气解郁。

(王立新,华荣,文灼彬)

刘茂才年谱

1937 年出生于广东省兴宁市叶南镇富祝下径村

1951—1954 年广东兴宁市叶塘中学读初中

1954—1957 年广东省兴宁市第一中学读高中

1957—1963 年广州中医学院医疗系学习

1963—1973 年广东省中医院内科住院医师,期间先后参加过战地救护、防空救护、"三防"、新针疗法治疗精神病、教师医学统计班等

1986 年参加全国中医脑病工作会议,并在"南通"工作会议上就任"头痛"组组长

1969 年加入中国共产党

1970—1971 年中山医学院附一院内科进修学习

1972—1973 年广东省中医院跟师"广东省名老中医"林夏泉先生

1973—1989 年广东省中医院内科主治医师、副主任医师,病区区长、内二科主任

1978—1979 年中山医学院附一院神经内科进修学习

1979 年带头创立广东省中医院中医脑病(中风)专科

1980—1997 年任中共广东省中医院委员会委员

1983 年任广东省医疗事故鉴定委员会委员

1984 年任省中医治疗急症协作成员痛证协作组组长

1987 年受聘为广州中医学院副主任医师

1989 年任广东省委保健领导小组被广东省卫生厅聘为广东省广州地区干部会诊医师,任广东省中医院内二科主任、内科教研室副主任

1990 年被评为广东省卫生系统白求恩式先进工作者

1990 年担任中华中医药学会内科学会首届脑病专业委员会副主任委员

1991 年任广州中医药大学第二临床医学院内科主任、内科教研室主任兼内五科主任

1991 年取得教授任职资格

1992 年为广东省中医院医疗二系中医内科学重点学科带头人

1993—1997 年任广东省中医院副院长

1993 年参加全国中医管理与信息高级研讨班学习;当选为广州市越秀区第十一届人民大会代表;获中华人民共和国国务院发放"政府特殊津贴"待遇;广东省人民政府授予"广东省名中医"称号

1994 年负责牵头组织成立广东省中医药学会第一届脑病专业委员会,担任主任委员

1995 年任广东省中医急症实验室主任;被批准为内科博士研究生导师;获广东省优秀中医药,中西医结合工作者光荣称号;任广东省中医急症重点实验室主任

1996 年参加香山科学会议探讨迈向 21 世纪的中医药学,作"中风病难点与突破口的思考发言

1996 年招收项目博士后,为广州中医药大学第一批招收博士后人员

1997 年任中国中医药学会理事会理事;"八五"期间在中医药科技工作中做出显著成绩,广东省中医管理局特授予"广东省优秀中医药科技工作"者称号;被评为广州中医药大学有突出贡献的科技工作者

1997 年任广东省中医院老年脑病研究所所长

1998 年获广东省中医院 1997 年度工作"特别贡献奖";当选为广州市越秀区第十二届人民代表大会代表;任广州中医药大学学位评定委员会第二临床医学院分委会主席;被广州中医药大学聘任为首席教授

2000 年被授予"211"工程重点学科建设优秀学科学术带头人

2001—2009年任香港东华三院广华医院—香港中文大学中医药临床研究服务中心顾问中医师;香港中文大学教授

2001年所主持完成的国家《"九五"攻关高血压性中、大量脑出血血肿清除术和中医药治疗的临床研究》被国家科技部、财政部、国家计委、经贸委评为"九五"国家重点科技攻关优秀科技成果;广东省中医院承办第七届全国中医内科脑病专业学术研讨会暨工作会议,会议上被选举为脑病专业委员会主任委员

2002年被评为2000年至2001年度"211工程"重点学科建设优秀学科学术带头人

2004年所主持"高血压性中、大量脑出血中西结合综合救治研究"获中华中医药学会科学技术奖一等奖;被授予广东省中医学会特别贡献奖、优秀学会干部、终身理事;被聘为广东省中医药学会脑病专业委员会名誉主任委员

2008年成立中华中医药学会脑病分会,并被聘为名誉主任委员

2012年被聘为中华中医药学会脑病分会终身名誉主任委员

2013年广东省中医院建院80周年之际,国家中医药局"刘茂才名老中医药专家"传承工作室成立;并成立以刘茂才为代表性传承人的脑病中心"岭南林夏泉流派工作室";荣获广东省中医院杰出贡献奖

2014年参加经国家人力资源和社会保障部,国家卫计委,国家中医药管理局组织的第二届国医大师评选,入围"国医大师候选人"116人;被中华中医药学会授予"成就奖"荣获首届邓铁涛中医医学奖

2015年岭南名医大评选活动中被评选为岭南名医,并收录至2015年版《岭南名医录》;广东省中医药学会脑病学术委员会授予"终身成就奖""突出贡献奖"

2016年荣获第二届"羊城好医生"称号

53检